Hayykitap-212
Hayat Güzeldir-28

İlaçsız Yaşam
Dr. Ümit Aktaş

Editör: Nihal Doğan

Kapak Tasarımı: Mükremin Seçim
Sayfa Tasarımı: Turgut Kasay

ISBN: 978-605-5181-18-5
1. Baskı: İstanbul, Nisan 2013
24. Baskı: İstanbul, Nisan 2020

Baskı: Yıkılmazlar Basım Yay.
Prom. ve Kağıt San. Tic. Ltd. Sti.
15 Temmuz Mah. Gülbahar Cad. No: 62/B
Güneşli - İstanbul
Sertifika No: 45464
Tel: 0212 630 64 73

Hayykitap
Zeytinoğlu Cad. Şehit Erdoğan İban Sk.
No: 36 Akatlar, Beşiktaş 34335 İstanbul
Tel: 0212 352 00 50 Faks: 0212 352 00 51
info@hayykitap.com
www.hayykitap.com
facebook.com/hayykitap
twitter.com/hayykitap
instagram.com/hayykitap
Sertifika No: 12408

İlaçsız Yaşam

Dr. Ümit Aktaş

Dr. Ümit Aktaş

Fitoterapi Uzmanı, M.Sc., PhD(C)
Akupunktur Uzmanı, M.D.
Bahçeşehir Üniversitesi Fitoterapi Eğitim Koordinatörü

1970 doğumlu olan Dr. Ümit Aktaş, Türkiye'de fitoterapi uzmanı olarak eğitim alan ilk tıp doktorlarından biridir. Tıp eğitimini Eskişehir Osmangazi Üniversitesi Tıp Fakültesi'nde, akupunktur uzmanlık eğitimini Yeditepe Üniversitesi Tıp Fakültesi'nde, fitoterapi yüksek lisans eğitimini ise Yeditepe Üniversitesi Eczacılık Fakültesi'nde tamamlamıştır.

İstanbul'da kendi kliniğinde hasta kabul eden Dr. Ümit Aktaş, halen Bahçeşehir Üniversitesi Fitoterapi Eğitim Koordinatörü olarak görev yapmaktadır.

Dr. Ümit Aktaş'ın, Hayykitap'tan yayımlanan *Bitkisel Kürlerle İlaçsız Tedavi* isimli bir kitabı daha vardır.

Yaşayacağı dünyanın bugünkünden daha sağlıklı olması umuduyla,
Kızım Ece'ye...

İçindekiler

Önsöz

2012 yılının kasım ayı sonlarına doğru konuk olarak katıldığım bir televizyon programında, canlı yayında, çok sevdiğim bir onkolog arkadaşım gerçekleri gayet net bir şekilde ifade ediverdi: *"Hastalarımız bize sürekli ne yiyeceklerini, hangi bitkileri kullanacaklarını soruyorlar. Ama doktorlar bitki bilmez, dolayısıyla hastalarımızın sorularına cevap veremiyoruz!"*

Hekim arkadaşım bu samimi itirafında çok haklıydı çünkü Türkiye'de ne tıp fakültelerinde, ne de uzmanlık eğitimi sırasında doktorlara bitkilerle tedavi hakkında hiçbir eğitim verilmiyor. Ülkemizdeki tıp fakülteleri sanki dünyada bitkilerle tedavi bilimi yokmuş gibi hareket ediyor, bu alandaki tüm gelişmelere kulak tıkıyorlar. Fitoterapi öğrenmek için istekli olan hekimler bu eğitimi alacak hiçbir yer bulamıyor. Maalesef şu anda ülkemizde fitoterapi uzmanı olan hekim sayısı 10'u bulmuyor; yüzbinin çok üzerindeki hekim içinde sadece 10 fitoterapi uzmanı nasıl yeterli olabilir?

Öte yandan dünyada durum bunun tam tersi. Bitkilerle ilgili, her geçen gün artan sayıda bilimsel yayın çıkıyor. Tedaviler, bitkisel tedavilere doğru yön değiştiriyor. Sadece Almanya'da, tedavi edilen hastaların yüzde 60'ından fazlasına bitkisel ürünler reçete ediliyor. Hastalıklardan korunmak amacı ile bitkilerden faydalanmak ve şifalı bitkileri beslenmede doğru kullanmak bugün tüm dünyada üzerinde çalışılan önemli konular.

Hastalar bitkilerle tedavi konusunda doktorlarından bilgi alamayınca aktarlara veya doktor olmayan kişilere başvuruyorlar ve maalesef bu boşluktan faydalanmak isteyen fırsatçıların eline düşüyorlar. Her gün televizyonlarda, radyolarda, internette çeşitli hastalıkları tedavi ettiği ve bitkisel, hatta zararsız olduğu iddia edilen pek çok ürünle karşılaşıyorsunuz. Bunları kullanan pek çok hasta mağdur oluyor, hatta bu sözde bitkisel ilaçların yan etkileri nedeniyle zarar görüyor, ölenlere rastlanıyor. Bu sahada tamamen bir başıboşluk, kontrolsüzlük söz konusu!

Terör nedeniyle kaç canımızı yitirdiğimizi biliyoruz, trafik nedeniyle ölenlerin, yaralananların istatistiğini tutuyoruz, peki kontrolsüz satılan sahte ürünler nedeniyle kaç kişinin öldüğünü veya hastalandığını biliyor muyuz?

Seneler önce Yeditepe Üniversitesi'nde fitoterapi yüksek lisansı yapmaya başladığımda, meslektaşlarımın çoğu, *"Ne işin var bitkilerle"* diyordu. Sanki bir doktorun bitkisel tedavilerle işi olamaz, bitki işi doktor olmayanların işidir demeye getiriyorlardı. Hani, yüzüme karşı söylemeseler de, *"Bu iş doktora yakışmaz, şifacıların işidir"* demeye getiriyorlardı.

Oysa bitkilerle tedavi tam da doktorların işidir. Tüm doktorlar bitkilerin etkilerini öğrenmeli ve bunları tedavide kullanmalıdır. Doktorlar bitkiler konusunda eğitim almadıkları için bugün bu bilim dışı uygulamalar meydana geliyor. Eğer doktorlar bilimsel fitoterapiyi öğrenir ve uygularlarsa, bugün piyasayı kaplamış olan bilimsel ahlak dışı iddiaların önüne geçebilirler. Bitkilerle tedaviyi öğrenmek ve uygulamak, doktorların sorumluluğudur. Dünyada bu kadar gelişmiş olan bir bilim dalına kulaklarınızı tıkayıp, gözlerinizi kapatamazsınız. Bu tavır, bilimsel yaklaşıma sığmaz, olsa olsa dogma olarak adlandırılabilir.

Günümüzde yaşadığımız en önemli sağlık problemlerden biri, ülkemizde tıp doktorlarının bitkilerle tedavi konusunda eğitim almamaları ve konuya sahip çıkmamalarıdır. Bilimsel fitoterapi doktorlar tarafından öğrenilip uygulandıkça, hastaların mağduriyetleri de azalacaktır. Satılan sahte ürünlerden halkı korumak için Sağlık Bakanlığımızın yapması gereken ilk iş, doktorların fitoterapi eğitimi almalarını düzenlemek olmalıdır.

Bu kitapta, bitkilerle tedavi konusunda doğruları anlatmaya ve hayatınızda uygulayabileceğiniz pratik öneriler vermeye çalıştım. Kitapta yer alan tüm öneriler bilimin ışığında süzgeçten geçirilmiştir ve tamamının bilimsel kanıtı vardır. Bilimsel kanıtı bulunmayan hiçbir öneriye yer vermedim. Her insanın merak ettiği, sağlıklı yaşamak için ne yemeliyim, bitkileri nasıl kullanmalıyım sorularına cevap oluşturmaya çalıştım. Bu kitapta yer alan öneriler, sağlığınızı korumak için geçerlidir. Eğer herhangi bir hastalığınız varsa, bitkisel tedavileri kullanmak için mutlaka bir fitoterapi uzmanı doktora başvurun. Doktor kontrolü dışında hiçbir bitkiyi tedavi amaçlı olarak kullanmayın.

Bitkiler bu dünyada insanoğlundan önce vardı. Bizden sonra da olacaklar. Bitkiler dünyanın genetik mirasını bünyelerinde taşıyor. Bitkileri doğru kullanmak, sağlıklı yaşamaktır.

Dr. Ümit Aktaş
Nisan 2013, İstanbul

Birinci Bölüm:

BAĞIŞIKLIK SİSTEMİNİ NASIL GÜÇLENDİRİRİZ?

Vücudumuzdaki en hayati sistem hangisidir?

Hangi sistem olmazsa yaşam sona erer? Dolaşım sistemi mi? Sinir sistemi mi? Solunum sistemi mi? Kalp veya beyin mi? Eğer sahip olduğumuz organ ve sistemlerden herhangi birinin vücudun 'müdürü' ya da 'yöneticisi' olduğunu düşünürsek, bu hangi sistemdir? Organlarımız arasında böyle bir seçim yapabilmemiz mümkün müdür? Peki, tüm bu sistemlerin her birinin ayrı ayrı hayati önemleri yok mu?

Solunum olmazsa yaşam durur, aynı durum dolaşım için de geçerlidir. Sinir iletimi olmazsa, bu sistemlerin koordineli bir şekilde çalışması mümkün olmaz. Hiç şüphesiz vücudumuzda bulunan organ ve sistemlerin hepsi önemli ve vazgeçilmez. Vücudun 'kralı' olan bir organ yok. Vücudumuz, aslında denge mantığı ile çalışan irili ufaklı pek çok organ ve sistemin uyumlu faaliyetleri sonucu yaşamını devam ettirir.

Uyum içinde çalışan vücudumuz kendini nasıl koruyor?

Yaşamımız boyunca pek çok zararlı etkene maruz kalıyoruz, üstelik bu zararlılar sadece dış etkenler değil, vücudun çalışması sonucu da birtakım zararlı maddeler açığa çıkıyor. Tüm bu dış ve iç zararlılar vücudumuza saldırıyor, sürekli bir yıpranma söz konusu ve vücudumuz bunların hepsiyle başa çıkıyor, hayatı devam ettiriyor.

İşte vücudumuzu zararlılara karşı koruyan muhteşem sisteme, bağışıklık sistemi adını veriyoruz. İnsanların hakkında çok şey bilmediği, sadece nezle grip olunca akıllarına gelen bağışıklık sistemi, aslında vücudun en hayati sistemlerinden bir tanesidir.

Nedense, insanların çoğu tarafından bağışıklık sistemi sadece mikroplara karşı vücudu savunan bir sistem olarak algılanıyor. Oysa durum hiç de o kadar basit değil. Hayatın temeli bağışıklık sistemidir.

Bağışıklık sistemine başka bir açıdan bakmayı deneyelim: Hayatımızı devam ettirebilme içgüdüsü, yaşam sevinci neye bağlıdır? Neden daha uzun yaşamak istiyoruz? Olayı sadece psikolojik boyuttan ele almak doğru mudur? Psikolojik ihtiyaçlarımızın yanında, yaşam sevincini körükleyen muhteşem bir fizyolojik süreçten bahsedilemez mi?

Hap Bilgi

MODERN İLAÇLARIN OLMADIĞI ZAMANLARDA NASIL YAŞIYORDUK?

Modern ilaç teknolojisinde, antibiyotiklerin bulunması bir devrim noktasıdır. İnsanlarda enfeksiyon hastalıklarına yol açan bakterileri öldüren bu ilaçlar İkinci Dünya Savaşı sırasında kullanılmaya başlandı. Enfeksiyonların kolayca tedavi edilmesi, ortalama yaşam süresinin uzamasına yol açtı. Ama bu gelişme, son 70 yıl içinde meydana geldi. Oysa insanoğlu, antibiyotikler olmadan da yüzbinlerce yıldır soyunu devam ettirmeyi başardı. İnsanoğlunun, elinde hiçbir ilaç olmadığı zamanlarda bile yaşantısını devam ettirmesini ve hastalıklarla savaşmasını sağlayan güç, sahip olduğu bağışıklık sistemiydi.
Peki, sadece 70 senedir kullanılan bu antibiyotiklerin yan etkileri ve gelecek kuşaklarda sebep olabileceği sorunlarla ilgili ne biliyoruz? Kullanılan antibiyotiklerin gelecek kuşaklarda hiçbir sorun yaratmayacağına dair bir bulgu var mı elimizde?

Vücudun 'kendi kendini tedavi edebilme' yeteneği neye bağlıdır?

İlaçlar ve ameliyatlar olmadan önceki onbinlerce yıl boyunca insanoğlu hayatını nasıl devam ettirdi? Hastalıkları yenebilmeyi nasıl becerdi? İlkel insanın migreni yok muydu? Kalp krizi geçirmez miydi? Kanser tarih boyunca görülmeyip, son yüzyılda mı hortladı?

Peki, tüm bu hayati tehditlere rağmen, nasıl oldu da onbinlerce yıl boyunca türümüzü devam ettirip, bir de üzerine gelişme gösterdik? Hem de her açıdan meydana gelen gelişmeden bahsediyoruz, daha zeki olduk, daha uzun yaşadık, hastalıklara karşı daha fazla direnç kazandık. Peki, bu direnci neye borçluyuz?

İşin sırrı bağışıklık sisteminde yatıyor. Kitabımızın bu bölümünde, insanoğlunun onbinlerce yıldır dünya üzerinde yaşamasını sağlayan bağışıklık sistemini anlatacağız. Nasıl çalışır, önemi nedir, güçlendirmek için neler yapmalıyız, hangi doğal yöntemleri uygulamalıyız, ilaç kullanmadan sağlıklı yaşamak mümkün müdür gibi soruları bu kitapta cevaplamaya çalışacağız.

İnsanoğlunun kurduğu tüm medeniyetlerin temelinde bağışıklık sisteminin yattığına inanıyorum. Eğer kuvvetli bir bağışıklık sistemine sahip olmasaydık, dünyada var olamazdık. Bugün geldiğimiz noktada, modern tıbbın bağışıklık sistemini çok fazla ihmal ettiğini düşünüyorum. Bu düşüncemde haklı olduğumu kitabı okudukça göreceksiniz. Bağışıklık sistemi ve çalışmasıyla ilgili öğrenmemiz gereken daha pek çok sır var. Gizemleri aydınlatmak için daha çok çalışma yapmamız ve klasik bilgiye güvenmeden sorgulamamız gerekiyor.

Daha uzun ve daha sağlıklı yaşamak istiyorsak, bağışıklık sistemini çok iyi öğrenmemiz ve daha çok desteklememiz gerek.

Bağışıklık sistemi nasıl çalışır?

Bağışıklık sistemi, vücudumuzu hastalıklara karşı koruyan ordumuzdur. Üstelik sanıldığı gibi sadece mikroplara karşı korumuyor, iç ve dış tüm sağlık bozucu ajanlara karşı koruyor. Evet, yanlış okumadınız, sağlığımızı bozan tüm faktörler dışarıdan maruz kaldığımız etkenler değil, aynı zamanda, vücudumuzun çalışması sonucu ortaya çıkan zararlı maddeler de sağlığımızı bozabilir.

Her gün karşılaştığımız ve vücudumuzda meydana gelen onca hastalık etkenine rağmen hastalanmadan sağlıklı yaşamamızı bağışıklık sistemimize borçluyuz. Bağışıklık sistemimiz, hastalıkları engellemek için çok çeşitli mekanizmaları kullanır. Yani, bağışıklık sistemini bir ordu olarak düşünürsek, her bir askeri birliği, ayrı bir savaş taktiğinde uzmanlaşmıştır.

Hap Bilgi

BİR GÜNDE NASIL ZEHİRLENİYORUZ VE NASIL HAYATTA KALIYORUZ?

Hiçbir zararlı alışkanlığı bulunmayan sıradan bir insanın bir gününü nasıl yaşadığını düşünelim... Yüksek gerilim hattına ve baz istasyonuna gayet yakın olan, her türlü teknolojik aletle dolu evinde sabah erkenden uyandı. Derin bir nefes alarak yatakta gerindi, aldığı nefesle hava kirliliğinden kaynaklanan zararlı gazları ciğerlerine doldurdu. Yataktan kalktı, yere bastı, yerdeki halıda ve parke cilasında bulunan kanserojen kimyasallara temas etti. Banyoya girdi, çeşitli kimyasallar içeren şampuan, köpük ve sabunlar kullandı, temizlik malzemelerinin kimyasallarına maruz kaldı. Asbestli borulardan gelen bol su ile yıkandı, güzelce kirlerinden arındı. Suyun içindeki mikroplara ve bu mikropları öldürmek için konulmuş klora temas etti, asbestten kaynaklanan kanserojen etkiye maruz kaldı. Kurulandı, en sevdiği elbisesini giydi. Doğal olmayan kumaş boyaları ve kumaşa özellik kazandırmak için kullanılan kimyasal malzemeler cildine temas etti, cildinden emildi, kanına karıştı. Parfüm ve makyaj malzemeleri kullandı, yeniden kimyasal maruziyete uğradı. Mutfağa gitti, kendine kahvaltı hazırladı, ekmek kızarttı. Ekmeğin kenarları hafifçe yandı, kanserojen hale geldi, afiyetle yedi. Severdi yanık ekmeği. Kahvaltıda yediği domates ve salatalığın üretiminde bolca tarım ilacı, suni gübre ve hormon kullanılmıştı, zeytini ağaçtan topladıktan sonra hızla olgunlaşması için kostikle kurmuşlardı, taze kaşar zaten kimyasal katkı maddeleri ile üretiliyordu, üstelik rokanın sulandığı sulara da kanalizasyon karışmıştı. Kahvaltısını bitirdi, harika köpüren bol kimyasallı bulaşık deterjanı ile tabağını çatalını güzelce yıkadı, kimyasal diş macunu ile dişlerini fırçaladı, kanserojen yapıştırıcı kullanarak üretilmiş ayakkabılarını giydi ve işe gitmek üzere evden dışarı çıktı. Asansörde komşusu ile karşılaştı, komşusu selamını hapşırarak cevapladı, grip olmuştu, virüslerini damlacıklar şeklinde ona da armağan etti. Otobüs durağına yürürken arkadaşı aradı, radyasyon yayan cep telefonunu beynine olabildiğince yaklaştırarak konuştu. Arkadaşı geçerken onu alabileceğini söyledi, sokağın köşesinde beklemeye başladı. Beklerken bol miktarda kanserojen egzoz dumanı ve ağır metal soludu, arkadaşı geldi, arabaya bindi. Yol yaklaşık 30 dakika sürdü, tiryaki olan arkadaşı bu sürede 2 sigara içti, bizimki pasif içici olarak dumanını soludu. İşyerinde evdekinin onlarca katı olan radyasyon, manyetik alan, grip olmuş 4 iş arkadaşı ve yoğun stres onu bekliyordu. Tüm gün bu stres ve saymakla tükenmeyecek zararlılar karşısına çıkmaya devam etti, bol bol mikrop, kanserojen, kimyasal madde, radyasyon ve manyetik alana maruz kaldı. Sürekli olarak zararlı maddelerin hücumuna uğraması yetmedi, bu arada gün boyunca vücudu da boş durmadı, muhtelif sayıda 'hatalı' atipik kanser hücreleri üretti. Akşam yorgun argın geldiği evinde bol tarım ilacı, hormon ve katkı maddesi içeren işlenmiş gıdalardan oluşan yemeğini yedikten sonra, radyasyon yayan televizyonu seyrederek koltukta uyuklarken, kalkıp yatağına gitti. Her türlü zararlı kumaş boyası, sentetik madde ve kimyasallar içeren yastığına huzurla başını koyup, yorganına sarılarak mutlu ve huzurlu uyudu. Rüyasında yemyeşil kırlar ve pırıl pırıl bir gökyüzü gördü. Hayat her şeye rağmen güzeldi ve devam ediyordu. Bir de yalnız olmasaydı... Peki, ama bu kadar iç ve dış etkene rağmen, nasıl oldu da sağlığı bozulmadı?

Bağışıklık sistemini genel anlamda ikiye ayırarak sınıflandırabiliriz:

DOĞAL BAĞIŞIKLIK

İnsan vücudu, kendisine zarar verebilecek her türlü etkene karşı direnç gösterme yeteneğine sahip olarak doğar. Bu sistemde kanda bulunan akyuvarlar ve makrofaj hücreleri, cildimizin direnci, mide-bağırsak sistemindeki asit ve enzim salgıları ve kanda bulunan bazı kimyasal maddeler görev yapar. Tüm bu elemanlar uyum içinde çalışarak insanı hastalıklara karşı korurlar.

KAZANILMIŞ BAĞIŞIKLIK

Yaşam boyunca karşılaşılan zararlı etkenlere karşı geliştirilen bağışıklık mekanizmalarıdır. Vücut, daha önce karşılaşmadığı zararlılarla karşılaştığı andan itibaren bağışıklık geliştirebilme yeteneğine sahiptir. Kazanılmış bağışıklıkta, antikorlar ve lenfosit hücreleri görev yapar.

Yabancı maddeler ya da toksinler, vücut tarafından tanınmalarını sağlayan antijenler taşırlar. Bu antijenler, ait oldukları maddelerin kimlik belgesi gibidir, bir nevi vücut tarafından antikor üretilmesine sebep olan jeneratörler gibi çalışırlar.

Antijenlerin tanınmasında vücuttaki çeşitli organ ve sistemler rol alır. Bu tanınma işleminde, bağırsak yoluyla giren antijenlerin tanınması son derece önemlidir.

Sistem, basitçe şöyle çalışır:

Dışarıdan alınan saldırgan zararlı maddeler öncelikle cilt bariyeri, mide asidi, solunum yolu salgıları, sindirim enzimleri gibi koruma bariyerleri sayesinde yok edilmeye çalışılır. Eğer saldırgan zararlı madde tüm bu bariyerlere rağmen emilerek vücuda girmeyi başarırsa, lenf bezleri adı verilen depolara depolanmış olan bağışıklık sistemi hücreleri harekete geçerek zararlının yok edilmesine çalışırlar.

Saldırganlar önce 'makrofaj' adı verilen hücreler tarafından kelimenin tam anlamıyla yutulup sindirilirler. Makrofajlar, sindirdikleri saldırganın antijenini (kimlik belgesini) lenf dokusuna götürüp, B ve T Lenfositlerine sunar.

B Lenfositleri, saldırgana karşı antikor (tutuklayan ajan) üreten hücrelerdir.

Fakat antikor üretimi için o saldırgan ile en az bir kere karşılaşmış ve tanımış olmaları gerekir. Bu tanışma bir kere gerçekleştikten sonra, o saldırgan vücuda ne zaman girse, B Lenfositleri inanılmayacak hızda antikor üretmeye başlar. Her bir hücreden saniyede 2.000 antikor üretilir. Müthiş bir çalışma! Ne kadar hızlı olduğunu hayal etmek mümkün bile değil. Antikorların her biri bir saldırgana özgüdür. Tanıdıkları antijen vücuda girince, antikor antijene kilitlenir. Görevleri, saldırgana verilecek bağışıklık sistemi cevabını oluşturmaktır. Saldırgana karşı bir dizi yok edici cevap bu sayede meydana gelir.

Bağışıklık sisteminin en önemli organı olan timus bezinin işleyişi de şöyledir:

Timus bezi, göğüs kafesinde, iman tahtası kemiğinin hemen arkasında bulunur. Bağışıklık sisteminin en önemli organıdır. Çünkü bağışıklık sisteminde çok büyük görevler üstlenen 'T Lenfositleri' denen hücrelerin aktiflenmesi görevini üstlenir. Timus, çocukluk çağında daha büyük ve aktifken, ergenlik dönemiyle beraber küçülmeye başlar ve erişkin insanlarda iyice küçülerek yağ dokusu ile kaplanır. Fakat yine de, T Lenfositleri oluşturmaya devam eder.

T Lenfositleri, bağışıklık sisteminin çalışmasında çok önemli görevler üstlenirler. Üç farklı tipte T Lenfosit hücresi vardır:

YARDIMCI T LENFOSİTLERİ

Diğer akyuvar hücrelerinin işlevlerine yardımcı olur. Hücre öldürücü T Lenfositleri, B Lenfositleri ve makrofaj sisteminin uyarılmasını sağlarlar.

BASKILAYICI T LENFOSİTLERİ

Diğer akyuvar hücrelerinin işlevlerini gerektiği yerde baskılar. Hem yardımcı, hem de hücre öldürücü T Lenfositlerini baskılayıcı etkileri vardır. Bağışıklık cevabının normalden fazla olmasını engelleyerek bir tür denge oluşturmakla görevlidirler. Bağışıklık sisteminin kendi dokularına saldırmasını sınırlayan, bir tür tolerans sağlayan hücrelerdir.

SİTOTOKSİK (DOĞAL HÜCRE ÖLDÜRÜCÜ) T LENFOSİTLERİ

Vücutta bulunan kanser hücrelerine, yabancı dokulara ve virüs bulaşmış hücrelere saldırarak yok eder. Özellikle de virüs bulaşmış hücrelere karşı duyarlıdır. Bu hücreler, vücudumuzu tarayan ve kanserleşen hücreleri tespit ederek yok eden bağışıklık sistemi hücreleridir. Kansere karşı vücudumuzun ilk koruma kalkanı olan doğal öldürücü hücrelerdir. Kanserli veya virüsle bulaşmış hücreleri tespit ettiklerinde, tıpkı bir arı gibi saldırarak avlarının gövdesinde delik açıp, içine 'toksik' maddeleri verir ve hemen uzaklaşırlar. Bu sayede, çok sayıda zararlı hücreyi öldürebilme yeteneğine sahiptirler. Osmanlı ordusundaki akıncı birlikleri gibidirler, vücudu korumak için düşman hücrelerle ilk savaşanlar onlardır. Kanserde bu hücrelerin sayısında ciddi miktarda azalma olduğu tespit edilmiştir. Kanserden korunmak için, bu hücreleri destekleyerek her zaman çalışmalarını sağlamak gereklidir.

Yardımcı ve baskılayıcı T hücreleri arasında belli bir 'denge' vardır. Eğer bu denge bozulur da, yardımcı T hücrelerinin oranı baskılayıcı T hücrelerine göre çok fazla yükselirse, vücutta 'otoimmün hastalık' dediğimiz hastalıklar meydana gelir. Yani bağışıklık sistemi, kendi vücut dokularına zarar vermeye başlar.

Bağışıklık sistemi hücreleri vücudumuza zarar verebilir mi?

Bağışıklık sisteminin hücreleri zararlıları tanıyıp yok ederken, vücudumuzun kendi yapılarını da tanıyıp, zarar vermeden görev yapmalıdırlar. Yoksa yaşın yanında kuru da yanar misali, vücut hücreleri de bağışıklık sisteminin saldırısına uğrayabilir. İşte bu tanımayı gerçekleştirebilmek için, bağışıklık sistemi hücreleri daha üretim aşamasında programlanır ve vücut hücreleri bağışıklık sistemi hücrelerine tanıtılarak vücuda zarar vermemeleri öğretilir. Vücut kodlarını tanıyamayan bağışıklık sistemi hücreleri daha üretim aşamasında yok edilir ve böylece vücut korunur. Fakat kimi zaman bağışıklık sisteminin bu kontrol mekanizması bozulur, bağışıklık hücrelerinin faaliyetleri artar ve bağışıklık sistemi vücuttaki bazı dokuları yabancı madde gibi algılamaya başlar. Bu yanlış algılama meydana geldiğinde, bağışıklık sistemi hücreleri yabancı olarak algılanan vücut dokularına saldırır. Bu saldırılar, 'otoimmün hastalık' adını verdiğimiz hastalıkları meydana getirir. Gerçekleşen olay, bir yanlış bağışıklık cevabıdır ve bağışıklık sisteminin gereğinden fazla hassas ve çalışkan olmasından kaynaklanır. Vücut, kendi dokularını yemeye başlar.

Az çalışması da, çok çalışması da hastalıklara sebep oluyor!

Yine aynı noktaya geldik! Vücut bir denge üzerine kuruludur ve bu dengeyi bozan her durum hastalıklara neden olur. Bağışıklık sistemi, bir denge sistemidir. Vücudun dış ortam ile dengeli ve uyumlu bir yaşam sürdürmesini sağlar. Yaşadığımız ortam ile uyumlu olabildiğimiz ölçüde sağlıklı yaşarız.

Bağışıklık sistemi sadece mikroplara karşı değil, tüm zararlı saldırganlara karşı vücudumuzu koruyor. Hatta kanser hücrelerine karşı bile bağışıklık sistemi bizi koruyor. Bağışıklık sistemimiz zayıflarsa vücudumuzda kanser meydana geliyor.

Fakat bağışıklık sistemi her zaman başarılı olamıyor ve biz hastalanıyoruz. Öyleyse, bağışıklık sisteminin daha güçlü ve dengeli çalışması için birtakım takviyeler yapmamız gerekir.

Peki bağışıklık dengemizi korumaya yardımcı olacak bitkiler veya besinler hangileridir? Bunları nasıl kullanmalıyız? Konuyu iyi anlamak için önce hangi durumların bağışıklık sistemini zayıflattığını açıklamamız gerekiyor. Sonra da bağışıklığı destekleyici besinleri anlatalım.

Bağışıklık sisteminin dengesini bozan 10 önemli sebep

SİGARA

Sigara, bana göre dünyadaki en önemli zararlılardan bir tanesi. Kanserlere sebep olması ve pek çok hastalığa davetiye çıkarmasının yanında, doğal öldürücü hücrelerin aktivitesini azalttığı gösterilmiştir. Sağlıklı yaşamak ve dengeli çalışan bir bağışıklık sisteminiz olmasını istiyorsanız, sigara içmeyin ve yanınızda da içirmeyin. Unutmayın, pasif içici olmak da en az aktif içici olmak kadar sağlığa zarar veriyor.

YETERSİZ BESLENME

Bağışıklık sisteminin direncini düşüren en yaygın neden, yetersiz beslenmedir. Vücudun ihtiyacı olan temel maddelerin yetersiz miktarda alınması bağışıklığı zayıflatır ve hastalıklara zemin oluşturur.

ŞEKER TÜKETİMİ

Aşırı miktarda şeker ve şekerli gıda tüketiminin bağışıklık sistemini zayıflattığı gösterilmiştir. Şeker ağızdan içeri girdikten sonraki 30 dakika içinde olumsuz etkileri başlar ve 5 saat boyunca devam eder. Akyuvarların yabancı maddeleri parçalama yeteneklerini yarı yarıya azaltır. Düzenli bir şekilde şeker tüketilmesi, bağışıklık sisteminin kronik olarak baskılanmasına yol açar. Şeker kullanmanızı hiç önermiyorum, hayatınızdan çıkarın ve çocuklarınızı da şekere alıştırmayın. Çocuklarınıza gazlı içecekler ve gazozlar içirmeyin. İlla meyve suyu içecekseniz, evde kendiniz taze mevsim meyvesinden sıkın ama benim size tavsiyem suyunu değil, meyvenin kendisini tüketin.

Dünyada şeker üretimi yirminci yüzyılda hızla arttı. Onsekizinci yüzyılda İngiltere'de kişi başına şeker tüketimi yılda 5-6 gram (kilogram değil, gram) iken, 2011 yılında Avrupa'da ortalama şeker tüketimi 37 kilograma çıktı. Dünyada en fazla şeker tüketen ülke İsrail, kişi başına yılda 70 kilogram şeker tüketiyorlar. Türkiye'de 2011 yılında kişi başına yıllık şeker tüketimi, 29,61 kilogram olarak gerçekleşti.[1] Bu kadar fazla şeker tüketimi, tarihin hiçbir döneminde görülmedi. Binlerce yıl boyunca insanoğlu şeker olmadan yaşadı. Şekerin aşırı tüketiminin bağışıklık sistemi cevabını bozduğunu ve obeziteye sebep olduğunu biliyoruz. Üstelik kanser hücreleri de şekerle besleniyor.

Şekerin vücudunuz için hiçbir faydası yok. Şeker yiyerek vücudun hiçbir temel ihtiyacını karşılamıyorsunuz. Üstelik bir de sağlığınızı bozuyor. Şeker tüketmeye devam etmeniz, sadece şeker üreticilerine fayda sağlıyor, bol bol para kazanıyorlar. Sağlığınızı korumak için rafine şekerden, şekerli yiyecek ve içeceklerden uzak durun.

YETERSİZ TAZE SEBZE MEYVE TÜKETMEK

Düzenli ve yeterli miktarlarda taze sebze ve meyve tüketmemek bağışıklık sistemini zayıflatır. Vitamin ve mineral yönünden zengin, yüksek lifli sebze ve meyve tüketimi bağışıklık sistemini destekler, hasta olma ihtimalini de azaltır. Her sebze ve meyveyi, mevsiminde doğal olarak tüketmenizi tavsiye ediyorum; yazın domates, kışın pırasa yiyin. Mevsimi dışında sebze ve meyve tüketimi hastalıklara ve kansere davetiye çıkarmaktır.

OBEZİTE

Tıpkı yetersiz beslenmek gibi, aşırı kilolu olmak da bağışıklık sisteminin dengesini bozuyor. Sık sık hastalanmak istemiyorsanız, fazla kilolarınızdan kurtulun.

ALKOL TÜKETİMİ

Alkol tüketenlerde, doza bağlı olarak bağışıklık sistemi hücrelerinin işlevlerinde azalma olduğu gösterilmiştir. Yani ne kadar fazla içerseniz, bağışıklık sisteminiz o kadar fazla baskılanır. Alkolden uzak durun.

OLUMSUZ VE KARAMSAR DÜŞÜNCE VE DUYGU YAPISI

Duygusal durumunun bağışıklık sistemini direkt olarak etkilediği gösterilmiştir. Mutlu ve olumlu bir tutum ve ruh haline sahip olanlarda bağışıklık sistemi çok daha iyi çalışır. Tam tersi bir durum, yani depresif ve mutsuz bir ruh hali ise bağışıklığın zayıflamasına neden olur. Mutsuz ve karamsar olduğumuz zamanlarda daha kolay hastalanırken, mutlu, huzurlu ve olumlu olduğumuz zamanlarda kolay kolay hastalanmayız.

---

[1] FO Licht, World Sugar Balances, 01.11.2011.

STRES

Stres durumu, vücutta stres hormonu adı verilen, 'adrenalin' ve 'kortizol' gibi birtakım hormonların salgılanmasını artırır. Bu hormonlar, timus bezinin gerilemesine yol açar ve bağışıklık sistemini baskılarlar. Sonuçta kişinin kanser ve diğer hastalıklara yakalanma olasılığı artar. Bu nedenden dolayı, kanser hastalarının strese girmemeleri, mutlu, huzurlu ve umutlu olmaları iyileşme ihtimallerini artırır.

AZ SU İÇMEK

Yeteri kadar su tüketmeyenlerde bağışıklık sisteminin baskılandığı gösterilmiştir. Normal kilodaki yetişkin bir insanın günde 2 ile 3 litre arasında su tüketmesi gereklidir. Unutmayın, dünyadaki her madde gibi su da zehirleyebilir, çok aşırı su içmekten kaçının, dengeli tüketin.

YALNIZ YAŞAMAK

Yalnız bir hayat süren insanların, kalabalık yaşayan insanlara göre daha fazla hastalandıkları gösterilmiştir. Yalnız kalmayın, hayatınızı zenginleştirin, etrafınızı sevdiklerinizle donatın.

Bağışıklık sistemimizi güçlendirmeye gerek olup olmadığını nasıl anlarız?

Şöyle bir test size yol gösterebilir. Lütfen aşağıdaki soruları 'evet' veya 'hayır' şeklinde cevaplayınız.

BAĞIŞIKLIK SİSTEMİ TESTİ

	EVET	HAYIR
Sigara içiyorum		
Haftada 2 günden daha sık alkol alıyorum		
Vejetaryenim, hiç et yemem		
Sadece etle besleniyorum, sebze yemem		
Şekersiz yapamam, tatlıya bayılırım		
Yılda ikiden fazla soğuk algınlığına yakalanırım		
Kronik bir enfeksiyonum var		
Sık sık uçuk çıkarırım		
Hayatım boyunca en az bir kez kansere yakalandım		
Lenf bezlerimde bazen şişlik ve ağrı olur		

Yukarıdaki sorulardan en az iki ve daha fazlasına 'evet' cevabı vermişseniz, bağışıklık sisteminizin desteklenmesine ihtiyacınız var demektir.

Hap Bilgi

BAĞIŞIKLIK SİSTEMİNİ GÜÇLENDİRMEK İÇİN 10 ALTIN YÖNTEM

1. Sigara içmeyin ve içilen ortamlardan uzak durun!
2. Stresten uzak ve mutlu bir hayat yaşayın.
3. Günde en az 3 porsiyon yeşil sebze tüketin.
4. Günde en az 1 porsiyon probiyotik yoğurt yiyin.
5. Günde en az 2 litre su için.
6. Öğün atlamayın, yemeklerinizi düzenli yiyin.
7. Fazla kilolarınızı verin. Obezite bağışıklık sistemini zayıflatır.
8. Gecede en az 7 saat uyuyun.
9. Haftada en az 3 gün, günde 1 saat egzersiz yapın. Hareketli yaşayın.
10. Yalnız kalmayın, sevdiklerinizi arayıp hatırlarını sorun. Sizin kadar şanslı olmayanlara yardımcı olun.

Bağışıklık sisteminin minik savaşçıları: Probiyotikler

Peki, nedir bu probiyotikler, vücudumuzun neresinde savaşa hazırlanıyorlar?

Yıllar boyunca bağırsaklarımız hep ihmal edildi, sadece dışkı üretmeye yaradıkları düşünüldü. Bundan 20-30 yıl öncesine kadar, hâlâ bağırsakların boş bir boru olduğu düşüncesine sahip olanlara rastlamak mümkündü.

Çok şükür artık bunun böyle olmadığını biliyoruz ve bağırsaklara iade-i itibar yapıldı. Hatta o kadar önem verilmeye başlandı ki, artık 'ikinci beyin' tabiri kullanılıyor bağırsaklarımız hakkında.

Yetişkin bir insan vücudunda bulunan bağırsakları açıp tek kat olarak sermek mümkün olsaydı, 4 oda 1 salon evden daha geniş bir yüzey elde ederdik. Her birimiz 300 m^2'den daha geniş bağırsaklara sahibiz! Yaşadığınız evden daha geniş bir yüzeye sahip bir organı, vücudunuzda taşıdığınıza inanabiliyor musunuz? Üstelik bu geniş yüzeye sahip organda, vücudumuzdaki hücrelerin 10 katı sayıda faydalı bakteri yaşıyor, bunlara probiyotikler diyoruz. Yani bağırsaklarımız, evimizden daha geniş ve daha kalabalık!

Probiyotik, 'yaşam için' anlamına gelen Yunanca bir kelimedir.

Probiyotik bakteriler, bizim bağırsaklarımızda yerleşik halde bulunan sağlığımıza faydalı bakterilerdir. Çok işe yararlar ve çok kalabalıktırlar;[2,3] bağır-

---

[2] Yuan Kun Lee and Seppo Salminen, *Handbook of Probiotics and Prebiotics*, second edition. A Jon Wiley and Sons pub. 2009 in New Jersey and Canada.

[3] World gastroenterology practice guideline. Probiotics and prebiotics. May 2008.

saklarımızda, vücudumuzdaki toplam hücre sayısının tam 10 katı kadar probiyotik bakteri taşıyoruz; yaklaşık olarak 100 trilyon (10^{14}) bakteri bulunuyor bağırsaklarımızda! Bu probiyotikler, 500'ün üzerinde ayrı türdeki bakteriden oluşuyor. Vücut ağırlığınızın 1 kilosundan fazlasını probiyotik bakteriler oluşturuyor. Düşünebiliyor musunuz? Şu anda bağırsaklarınızda 1 kilodan fazla faydalı bakteri taşıyorsunuz![4]

Probiyotikler ne iş yapar?

- Probiyotik bakteriler, bağışıklık sisteminin dengelenmesinde rol oynarlar. Ayrıca, vücut için zararlı olan mikropların vücuda girmesini engellemeye yardımcı olurlar.
- Probiyotikler direkt olarak bağışıklık cevabını düzenleyerek, bağırsak yüzeyindeki bariyer fonksiyonunu güçlendirerek ve hastalık yapıcı mikrobiyal ajanların büyümesini baskılayarak bağışıklık dengesinin devamını sağlarlar.[5,6,7,8]
- Probiyotik bakterilerdeki değişikliklerin iltihabi hastalıklara, alerjilere ve otoimmün hastalık denilen bağışıklık sistemi hastalıklarına sebep olduğu bilimsel çalışmalarla gösterilmiştir. Romatoid artrit gibi otoimmün hastalıklarda ve alerjilerde, probiyotik bakterilerin normal yapılarının bozulduğu gösterilmiştir.[9,10,11] Bu nedenle, romatizmal hastalıkların tedavisinde probiyotikler kullanılmaktadır.
- Probiyotik bakteriler bizi kanserden korur. Kanser yapan maddelerin toksik etkilerini önler ve kanserli hücrelerin intiharına sebep olurlar.[12,13]
- Tüm iltihabi hastalıklara karşı koruyucudurlar. Enfeksiyonların hem sıklığını azaltırlar, hem de tedavi edici etki gösterirler.

---

[4] 2010 by the American Academy of Pediatrics. Clinical Report, Probiotics and Prebiotics in Pediatrics.

[5] 2010 by the American Academy of Pediatrics. Clinical Report, Probiotics and Prebiotics in Pediatrics Review article. *Jornal de Pediatria*, Vol.87, No 4, 2011.

[6] Inflamm Bowel Dis. 2008 Nov;14(11):1585-96.

[7] *Am J Clin Nutr* 2008;87: 1365-73. American Society for Nutrition.

[8] Isolauri E. The role of probiotics in pediatrics, *Curr Pediatr*; 24:104-109, 2004.

[9] Van der Aa LB, Heymans HS, van Alderen WM, Sprikkelman AB. Reviewof the theorotical background and clinical evidencec, Pediatr Allergy Immunol 2010;21:e355-67.

[10] Schmidt EG, Claesson MH, Jensen SS, Ravn P, Kristensen NN. Antigen-presenting cells exposedto Lactobacillus acidophillus NCFM, Bifidobacterium bifidum BI-98, and BI-504 reduce regulatory T-cell activity. Inflamm Bowel Dis 2010; 16:390-400.

[11] Majamaa H, Isoulari E. Probiotics:a novel approach in the management of food allergy. *J Allergy Clin Immunol*, 1997; 99:179-185.

[12] Rafter J., Probiotics and colon cancer. *Best Pract Res Clin Gastroenterol* 2003; 17: 849-59.

[13] Wollowski I, Rechkemmer G, Pool-Zobel BL. Protective role of probiotics in colon Cancer. *Am J Clin Nutr* 2001;73:451-5.

- Vücudumuz için önemli vitaminlerin üretimini yaparlar; K ve H vitaminleri probiyotikler tarafından üretilir.
- Probiyotikler, alerjik hastalıklara karşı sadece koruyucu değil, aynı zamanda tedavi edicidirler. Doktor kontrolünde probiyotik kullanımı ile alerjik hastalıklar ve egzamaların tedavi edilebildiği çalışmalarla gösterilmiştir.[14]
- Özellikle 'atopik dermatit' adı verilen, temasa bağlı alerjilerin probiyotiklerin kullanımıyla başarıyla tedavi edildiği pek çok yayınla ispatlanmıştır.[14]
- Besin alerjileri ve besin tahammülsüzlüklerinde tedavi edici etkileri tıbbi çalışmalarla gösterilmiştir.[14]
- Grip, nezle, sinüzit, orta kulak iltihabı gibi üst solunum yolu enfeksiyonlarının tedavisinde başarılı olduğu ve bu hastalıklara karşı koruyucu etkisi olduğu gösterilmiştir.[14]
- Zatürree, bronşit gibi alt solunum yolu enfeksiyonlarının tedavisinde probiyotikler kullanılmış ve oldukça başarılı sonuçlar alınmıştır. Aynı zamanda bu hastalıklara yakalanma ihtimalini azalttığı ve koruyucu etki gösterdiği ispatlanmıştır.[15,16]
- Otistik çocukların bağırsaklarındaki probiyotik yapının bozuk olduğu gösterilmiştir. Probiyotik takviyesinin, otizmli çocuklarda faydalı olacağı düşünülmektedir.[17]
- Bağırsaklarımızda bulunan faydalı bakteriler beslenmemiz açısından son derece önemli rol oynuyorlar; obeziteyi önlüyorlar ve insülin direnci ile diyabet hastalığı gelişmesi riskini azaltıyorlar.[18]

Probiyotikler nasıl oluşur?

Doğum anında, bebeğin bağırsaklarında bir tane bile bakteri bulunmaz, sterildir. Bebeğin doğum kanalından geçtiği andan itibaren annenin doğum kanalından aldığı bakteriler ile bağırsaklarda probiyotikler oluşmaya başlar.

---

[14] 2010 by the American Academy of Pediatrics. Clinical Report, Probiotics and Prebiotics in Pediatrics Review article. *Journal de Pediatria*, Vol.87, No 4, 2011.

[15] Evridiki K, Vouloumanoua, Gregory C Makrisa, Drosos E., Matthew E., *International Journal of Antimicrobial Agents*, 2009; 34:197.

[16] Morrow LE, Kollef MH, Casale TB, Probiotic prophylaxis of ventilaor-associated pneumonia; A blinded, randomized, controlled trial. *American Journal of Respiratory and Critical Care Medicine*, 2010; 8:1058-64.

[17] Shaw W, Kassen E, Chaves E. Increased Urinary Excretion of Krebs cycle metabolites and arabinose in two brothers with autistic features, *Clin Chem* 1995; 41: 1094-104.

[18] Sanz Y, Santacruz A, Gauffin P. Gut microbiota in pbesity and metabolic disorders. *Proc Nutr Soc*, 2010; 69: 434-41.

Bu nedenle, normal doğum ile doğan bebekler ile sezaryen ile doğan bebekler arasında probiyotik bakteriler açısından farklılıklar vardır. Normal doğum ile doğanlarda probiyotikler daha erken ve daha zengin olarak meydana geldiği için, daha dirençli bebekler olurlar.

Aynı şekilde, anne sütü almak da faydalı probiyotikleri artırır. Anne sütü 'prebiyotik'tir, yani probiyotik bakterilerin gelişimi ve çoğalması için uygun ortam hazırlar. Emzirmek, çocuğunuzun sadece karnını doyurmak için gerekli değildir, aynı zamanda daha sağlıklı olmasını sağlayacaktır.

Yani bağırsaklarınızdaki faydalı mikropların oluşması için, öncelikle sizin o mikroplarla temas etmeniz, tabiri caizse biraz 'kirlenmeniz' gerekiyor!

Bağırsaklarda bulunan faydalı bakterilerin büyük çoğunluğu, yenidoğan döneminde bağırsaklara yerleşir. Dolayısıyla, yenidoğan döneminde bebeği emzirmek ve süt veren annenin doğal gıdalarla beslenmesi, faydalı bakterilerin sağlıklı gelişimi açısından son derece önemlidir.

Hayat boyunca kullanılan antibiyotikler, bağırsaklardaki probiyotik bakterilerin sayısını ve çeşitliliğini etkiler, dengesini bozar. Yerli yersiz ve doktor kontrolü olmadan antibiyotik kullanımı, probiyotik kayıplarına yol açar.

Aynı şekilde, beslenme yetersizlikleri de probiyotikleri olumsuz yönde etkiler. Vitamin ve mineral açısından zayıf, lif oranı düşük besinler tüketmek, yeteri kadar protein almamak, probiyotiklerin sayılarını azaltır.

Hap Bilgi

HALK TIBBINDA ŞİFACILARIN TÜKÜRÜK UYGULAMALARI, PROBİYOTİK BİR AŞILAMA YÖNTEMİ Mİ?

Anadolu'da hasta tedavi etme gücü olduğuna inanılan 'ocaklar', şifa için gelen hastaya önce dua okurlar, sonra da ağzının içine tükürürler. Bu uygulama, Orta Asya şaman kültüründe de yaygındır. Anneler, çocuklarının topluma faydalı ve başarılı bir insan olmasını sağlamak için, toplumda başarıya ulaşmış kişilerin çocuklarının ağzına tükürmesini isterler. Modern insan tarafından tiksindirici bir eylem olarak algılanan bu uygulama, acaba halk tıbbındaki bir probiyotik aşılama yöntemi olabilir mi? Atalarımız hasta kişilerin iyileşmesini sağlamak için, sağlıklı kişilerden hastalara probiyotik takviyesi mi yapıyorlardı? Hani, 'tükürük şifadır' derler ya halk arasında...
(Aman sakın, bu yazdığım örneği 'tükürük iyileştirir' şeklinde algılamayın! Sakın öyle bir şey yapmayın!)

Bağışıklığı güçlendirmenin yolu 'ikinci beynimiz' bağırsaklardan geçiyor!

Bağırsaklarımız, bağışıklık sistemimizin çok önemli bir organıdır. Genel kanaatin aksine, tek fonksiyonları sindirim ve dışkı üretmek değildir, bağışıklık cevabının oluşmasında ve vücudun hastalıklardan korunmasında çok önemli görevler üstlenirler. Bağışıklık hücrelerinin en önemlileri olan B Lenfositlerinin yüzde 80'i ve T Lenfositlerinin yüzde 60'ı bağırsaklarımızda barınır. Aslında bağırsaklarımız, vücudumuzda bulunan en büyük bağışıklık sistemi organıdır. Geçmişte boş bir boru olduğu düşünülen bağırsaklarımızın, bugün artık 'ikinci beyin' olduğu söylenmektedir. Bağışıklık sistemimizin dengeli ve uyumlu çalışmasını sağlayan en önemli organımız, bağırsaklarımızdır.

Bağırsaklarımızı ikinci beyin haline getiren çok önemli bir özellik mevcut; bağırsaklarımız, beynimizden bağımsız olarak çalışan, tamamen kendine özgü, 'enterik sinir sistemi' adı verilen orijinal bir sinir sistemi ağına sahiptir.

Enterik sinir sistemi, 500 milyon sinir hücresinden oluşuyor ve tam 9 metre uzunluğunda, yemek borusundan makata kadar tüm sindirim sistemini ağ gibi kaplar. En önemli görevi sindirimi düzenlemektir. Fakat tek görevi sindirimi düzenlemek değildir; bağışıklık sistemi ile birlikte çalışır ve sindirim yoluyla alınan zararlı maddelerin vücuttan uzaklaştırılmasını organize eder. Bağırsaklardaki tüm fiziksel ve kimyasal süreçleri kontrol ederek düzenler. Enterik sinir sistemi, beyinden bağımsız çalışır. Beyin ile arasındaki sinir bağlantısının kopması durumunda bile çalışmaya devam ettiği gösterilmiştir.

Enterik sinir sistemi, psikolojik durumdan etkilenir. Beyin tarafından yönetilen duyguların sonucu oluşturulan cevaba katkıda bulunur. Aşırı üzüntü veya sevinç halinin mide ve bağırsaklarımızı etkilediğini hepimiz biliriz. Enterik sinir sistemi, bağırsaklarda strese karşı cevabın oluşturulmasından sorumludur.

Probiyotikler, enterik sinir sistemi ile beraber bağırsaklarda bulunan koruma bariyerini sağlamlaştırırlar ve uygun şekilde doğal bağışıklık cevabını güçlendirerek bağışıklık sistemini düzenleyici (immünregülatör) rol oynarlar. Sürekli vurguladığımız gibi, bağışıklık sistemini güçlendirici değil, 'dengeleyici' görev üstlenirler.

Probiyotiklerin normal yapısını neler bozar?

DENGESİZ BESLENME

Alınması gereken temel gıda maddeleri, vitamin ve minerallerin alınmaması, probiyotik dengesini bozar. Probiyotiklerinizi aç bırakmayın.

BESLEYİCİ ÖZELLİĞİNİ YİTİRMİŞ İŞLENMİŞ BESİNLER

'Ne yerseniz siz osunuz!' Örneğin özellikle pastörize edilmiş hazır sütler ve homojenize yoğurtlar, pastörize edilirken yüksek basınç altında ısı uygulandığı için besleyici özelliklerini yitirirler. Vücut için hiçbir besleyici değeri olmayan faydasız besinlere dönüşürler. Probiyotiklerinizi korumak için kendi yoğurdunuzu evde kendinizin yapmasını tavsiye ediyorum.

Unutmayın, beslenirken sadece kendi vücudunuzu değil, aynı zamanda bağırsaklarınızda bulunan probiyotik bakterileri de besliyorsunuz. Onlara iyi bakmalısınız, onlar sizin vücudunuzu koruyan savaşçı askerleriniz.

HİJYEN TAKINTISI

Yediğimiz sebze ve meyveler mikroptan arındırılmış değildir ve doğru olanı da budur. Yediğimiz gıdalar ile vücudumuza faydalı bakterileri de alırız ve bu faydalı bakteriler, zararlı mikropların vücuttan uzaklaştırılması için çalışırlar. Fakat modern Batı toplumunun hijyen takıntısı nedeniyle, yenilen her gıdanın mikroptan arındırmak için işlemden geçirilmesi, probiyotiklerin sayısında azalmaya sebep olmuştur. Aşırı hijyen takıntısının alerjileri artırdığı tıbbi çalışmalarla gösterilmiştir.

GENETİK MÜDAHALE

GDO'lu (genetiği değiştirilmiş organizmalı) besinler elde edilirken, eğer bitkinin genetik yapısı değiştiriliyorsa, acaba onları yediğimde benim genetik yapıma nasıl etki ediyor? Bitkinin doğal, besleyici yapısı bozulduğu için probiyotik bakterilerimin dengesini bozduğu kesin!

AŞIRI VE GEREKSİZ ANTİBİYOTİK KULLANIMI

Kullanılmaya başlanalı henüz 70 sene olmasına rağmen, kontrolsüz ve yersiz kullanılan antibiyotikler probiyotik dengesini altüst etti. Antibiyotiklerin gereksiz kullanılmaması, doktor reçetesi olmadan verilmemesi ve doktorların da antibiyotikleri kolayca yazmaması gerekiyor.

AŞIRI VE GEREKSİZ MİDE İLAÇLARI KULLANIMI

Mide asidindeki dengesizlikler, sindirimi ve probiyotik dengesini bozar. En ufak bir şikâyette bile hemen mide asidi üzerine etkili ilaçlara başvurulması, probiyotiklerle ilgili problemlere yol açar. Hemen ilaç almayın, bunun yerine doğal yöntemlere başvurun, sağlığınızı korumak için yapın bunu.

Hap Bilgi

POTTENGER KEDİ DENEYLERİ[19]

1940'lı yıllarda, Dr. Francis Pottenger, işlenmiş ve doğal gıdaların arasındaki farkı gözlemleyebilmek amacı ile önemli bir deney düzenledi. 900 kedi aldı. Bu kedileri 5 gruba ayırdı. İki grubu, kedilerin yediği doğal besinlere uygun, çiğ süt ve etle besledi. Diğer üç grup, kedilerin yediği doğal besinlere uymayan, işlenmiş, pastörize edilmiş ve yoğunlaştırılmış gıdalarla beslendi. Kediler dört kuşak boyunca izlendi.
Sonuçlar ilginçti: Doğal beslenmelerine uygun şekilde çiğ gıdalar ile beslenen kediler ve yavruları normal yaşam süreçlerini devam ettirdiler. Beklenenin dışında problem yaşamadılar. Doğal beslenmelerine uygun olmayan işlenmiş gıdalar ile beslenen kedilerin ilk kuşağında yaşamın ileri dönemlerinde; ikinci kuşağında yaşamın orta dönemlerinde; üçüncü kuşağın da ise yaşamının ilk dönemlerinde kronik hastalıklar görüldü. Doğal beslenmelerine uygun olmayan gıdalar alan kediler, bu kronik hastalıklara bağlı olarak yaşamlarını yitirdiler. Bu grupta 4. kuşak izlenemedi, çünkü 3. kuşağın tamamı genç dönemde hayatlarını kaybetmiş ve yavru doğuracak kadar büyümemişti.
Pottenger'in deneyinde önemli olan çiğ ya da pişmiş gıda verilmesi değil. Bu noktaya takılmayın. Burada vurgulanması gereken konu, kedilerin doğal beslenme şekillerine uygun ve uygun olmayan şekilde 2 ayrı tarzda beslenmeleridir.
Kedilerin neslini 4 kuşakta mahveden doğal olmayan beslenme, acaba insanların yaşamına neler yapıyor? Biz kaç kuşak sonra göreceğiz işlenmiş gıdaların zararlarını?

Bizim ne yapmamız gerekiyor?

Günümüzde probiyotiklerin ne kadar önemli olduğu anlaşılsa da, henüz haklarında öğrenmemiz gereken çok şey var. Her geçen gün yapılan yeni çalışmalar, probiyotikler hakkında yeni bilgiler edinmemizi sağlıyor.

Emin olduğumuz bir konu var ki, probiyotik bakterilerdeki eksilmeler ve dengesizlikler, bağışıklık sistemi bozukluklarına neden oluyor.

[19] Pottenger's Cats: A Study in Nutrition.

Sağlıklı yaşayabilmek için, bağırsaklarımızda bizim için çalışan minik bakterilerimize çok iyi bakmamız gerekiyor.

Örneğin günümüzde kullanılan gıda teknolojileri ile üretilen homojenize yoğurtların uzun ömürlü olması için uygulanan işlemler, yoğurtların insan vücudu için faydasız haline gelmesine yol açmıştır. Yoğurdun doğal hali bir bakteri kültürü olduğu halde, marketlerde satılan yoğurtlar, buzdolabı dışında açıkta bırakılsa bile bozulmamaktadır!

Probiyotiklerin nasıl meydana geldiğini ve nasıl korunduğunu uzun uzun anlattık. Anne karnındaki bebekte probiyotik yok. Normal doğum esnasında annenin doğum kanalından geçerken oluşan bulaşma sonucu bebeğin bağırsaklarında probiyotikler yerleşmeye başlıyor. Yaşam boyunca da bu probiyotikleri gerek besinlerle, gerekse ağız yoluyla aldığımız faydalı bakteriler ile beslemek ve takviye etmek zorundayız. Yoksa alerjilerden tutun da, romatizmal hastalıklara kadar pek çok hastalık meydana geliyor.

Yani beslenirken, sadece kendi vücudumuzu beslemiyoruz. Bağırsaklarımızdaki probiyotik bakterileri de besliyoruz. Sadece kendimize karşı değil, aynı zamanda sağlığımızı korumak için savaşan probiyotiklere karşı da sorumluyuz.

Probiyotikleri desteklemek söz konusu olduğunda en faydalı gıdalardan birisi de yoğurt. Ancak modern zamanlarda yediğimiz, market raflarında satılan, ekşimeyen yoğurtlardan bahsetmiyorum. Bir yoğurt belli bir süre sonunda ekşimiyorsa, bilin ki o yoğurdun sizin probiyotiklerinize bir faydası yoktur.

Çözüm doğal sütten yoğurt yapmak

Doğal yoğurt, probiyotik bakterileri içeriyor. Doğal yoğurdun içeriğinde bulunan *Lactobacillus acidophillus* adlı bakterinin, kadınlarda vajinal mantar enfeksiyonlarını engellediği ispatlandı.

Bu bağlamda, mantar şikâyeti olan kadınların her gün en az bir porsiyon doğal yoğurt yemeleri faydalı olacaktır.

Aynı şekilde, günde bir porsiyon doğal yoğurt yemenin bağışıklık sistemini güçlendirerek soğuk algınlığı ve alerjileri azalttığı da gösterildi.

Tabii burada doğal yoğurt derken, fabrikasyon olarak üretilen ve ambalajının üzerinde 'doğal' yazan yoğurttan değil, evde mayalanan doğal yoğurttan bahsediyorum.

Siz de annenizin veya büyükannelerinizin yaptığı gibi yoğurdunuzu evde yapın. Özellikle çocuklarınıza hazır yoğurtları değil, ev yoğurdunuzu yedirin. Evlatlarınıza bırakacağınız en büyük miras, sağlıklı yaşamdır.

Hap Bilgi

EVDE PROBİYOTİK YOĞURT YAPIMI

Malzeme:

- 1 litre süt
- 1 yemek kaşığı yoğurt mayası

Eğer bulabiliyorsanız pastörize edilmemiş taze süt alın. Taze süt, insan sağlığına zararlı mikroplar içerebileceği için muhakkak 15 dakika karıştırarak kaynatın. Taze süt bulamıyorsanız, marketlerde satılan günlük sütleri kullanabilirsiniz. Bunları 15 dakika kaynatmanıza gerek yok, bir taşım kaynatın, yeter. UHT ile pastörize edilmiş sütleri boşuna kullanmayın, yoğurdunuz tutmaz. Yüksek basınç altında pastörize edilirken besleyici değerlerini de yitirdikleri için bunlarla yoğurt yapamazsınız.

Anneniz yoğurt mayasını nereden bulurdu? Bir önceki mayaladığı yoğurttan 1 kaşık ayırırdı. Eğer siz de yoğurt mayalıyorsanız, problem yok. Ama eğer mayalamıyorsanız, işte size probiyotik yoğurt yapmanın kolay yolu; doktorunuzdan rica edin, reçetenize tüm eczanelerde bulunabilen probiyotik kapsüllerinden ya da küçük poşet ambalajda satılan tozlarından birini yazsın. Bu probiyotik takviyeler insan vücudundaki probiyotikleri takviye etmek için üretilmişlerdir ve harika yoğurt mayası olurlar. 1 litre süt için 1 kapsül ya da 1 poşet yeterlidir.

Hazırlama:

Kaynamış sütünüzü kapaklı bir cam kavanoz ya da kâseye doldurun, soğumaya bırakın. Dışarıdan kavanoza dokunarak kontrol edin, elinizin yanmayacağı ısıya gelince mayalayabilirsiniz. Hazırda bulunan yoğurt mayanızı ya da toz probiyotik mayanızı bir yemek kaşığına koyun, kaşığı sütün içine daldırın, dipten hafifçe sütün içine yayın. Fazla çalkalamadan kavanozun kapağını kapatın, bir battaniyeye sarın, evinizin sıcak bir köşesinde akşamdan uykuya yatırın. Sabah battaniyesini açın, buzdolabına koyun, akşamına mis gibi probiyotik yoğurdunuzu yiyin.

Kendinize ve ailenize ilaç şifalı gibi bir probiyotik yoğurt yaptınız. Artık bundan sonra yoğurtlarınızı bu yoğurttan elde ettiğiniz mayayla mayalayabilirsiniz. Afiyet olsun...

Eğer mayalı bir gıda olan yoğurt bu kadar faydalıysa, ekmek de iyi bir probiyotik destek midir?

Günümüzde kullanılan endüstriyel gıda üretim teknikleri, kitlelerin gıdaya ulaşmasını kolaylaştırmak adına pek çok geleneksel olmayan, yeni teknoloji ürünü yöntemi kullanmaya başladı. Süt ve yoğurt yapımından bahsettik, tabii ki şimdi sıra sofralarımızdan eksik olmayan ekmekte.

Ekmek mevzuunda en önemli konu kullanılan buğdaydır. Bugün buğday tarımının %99'undan fazlası genetiği değiştirilmiş buğdaydır. Genetiği değiştirilmiş buğday, başta Çölyak hastalığı ve Diyabet olmak üzere pek çok hastalığa sebep olmaktadır. Bu nedenle, Çölyak hastaları, Diyabet hastaları ve otoimmün hastalığı olan hastalar, kesinlikle buğday ürünleri tüketmemelidir. Sağlıklı insanlar kontrollü miktarda buğday ürünleri tüketebilir, ancak tükettiğiniz tüm buğday ürünlerinin genetiği değiştirilmemiş buğdaydan üretildiğine emin olmalısınız. Öncelikle vurgulamak istiyorum, en sağlıklı ekmeği dahi üretseniz, sınırlı miktarda tüketmelisiniz. Ekmeği fazla tüketmek kilo aldırır ve diyabet hastalığına sebep olabilir! Günlük ekmek tüketiminiz, avuç içiniz büyüklüğündeki ekmek dilimlerinden 3 dilimi geçmemelidir.

İnsanoğlu, tahılları, yüzyıllar boyu taş değirmenlerde öğüttü ve tam un elde etti. Tahılların sahip oldukları vitaminler ve lifler kabuğundadır. Tam un, insan sağlığına faydalı bir takım maddeler içerir. Zaman içinde beyaz un ve beyaz ekmeğe olan aşırı ilgiye cevap verecek teknolojilerin gelişmesiyle üretilen gelişmiş değirmenler, tahılların kabuğunu ayırmaya, rafine un öğütmeye başladılar. Ne için? Sadece ekmeğin rengi beyaz olsun diye...

Bugün yaygın olarak tüketilen, rafine undan üretilmiş beyaz ekmeklerin, bizi şişmanlatmak dışında vücudumuza hiçbir faydaları yok. Tahılın içindeki rüşeym ve kepek tamamen uzaklaştırılmıştır, yararsızdır, sadece kilo aldırır. Yani ekmek yerken vücudumuza faydalı maddeler almak istiyorsak, tam tahıl unları kullanmamız gerekir. En basit hamur formülü 'un, su, tuz ve maya'dan oluşur. Undan kısaca bahsettik. Ekmeğin faydasından bahsettiğimizde, en az un kadar önemli olan faktör, mayadır.

Günümüz fırınlarında, endüstriyel mayalar kullanılır. Bunlar, 'fırıncı mayası' olarak adlandırılır. Bu maya, '*Saccharomyces cervisiae*' isimli bakteriden oluşur. Yüksek miktarlarda üretim için uygundur. Çünkü çok az miktarı ile hamur mayalanıp kabartılabilir, verimli kullanım sağlar. Fakat fırıncı mayasında önemli bir problem var! Bu mayanın hazırlandığı bakteri türü ısıya dayanıksızdır ve ekmek pişirilirken tamamen ölür. Yani bu maya ile pişirilen ekmeğin içinde probiyotik bakteriler bulunmaz, probiyotik özelliği yoktur.

Peki, atalarımızın yıllarca kullandığı ekşi maya?

Aslında fırıncı mayasına alternatif olarak harika bir mayaya, 'ekşi maya'ya sahibiz. Üstelik fırıncı mayası gibi son yüzyılın icadı değil, binlerce yıldır kullanılıyor ve etkileri konusunda oldukça geniş bir bilgi birikimine de sahibiz.

Ekşi maya, sadece un ve su ile yapılır. Basitçe tarif edersek, belli oranlarda karıştırılan un ve suyun birkaç gün süreyle bekletilmesiyle oluşur. Yapımında belli ölçeklerde malzeme kullanılır ve bir usul takip edilir, ancak bir kere öğrenince son derece kolay üretilen bir mayadır. Evinizde kendiniz kolayca üretebilirsiniz. Ekşi maya yapımını nereden öğrenebilirim, diyenlere, Sayın Emine Şahin'in Hayykitap'tan yayımlanan *Gerçek Ekmek* kitabını tavsiye ediyorum. Emine Hanım, hem ekşi maya yapımını çok güzel anlatıyor, hem de gerçek ekmeğin nasıl yapılacağını dünyadan örnekler vererek tarif ediyor. Okuyun ve kendi ekşi mayanızı yapın lütfen.

Ekşi mayanın fırıncı mayasından farkı ne? Neden hazır satılan ucuz mayalar varken bu maya için günlerce uğraşalım?

Ekşi maya, probiyotiktir. Aynı zamanda yapısı itibarı ile prebiyotiktir. Yani probiyotiklerin gelişimi için uygun ortam yaratır. Sadece un ve sudan meydana gelmesi sebebiyle, içinde yine sadece un ve suyun barındırdığı bakterileri bulundurur. Doğal bileşim neyse, ekşi mayada da o vardır. Ekşi maya ile pişirilen ekmek, probiyotik ekmek haline gelir. Yani bağırsaklarımızdaki probiyotikleri destekler, sağlığımıza katkıda bulunur. Tam tahıl unundan yapılmış bir ekşi maya ekmeği, artık bizi sadece şişmanlatan bir karbonhidrat deposu değildir. Probiyotiktir, bolca lif içerir, vitamin yönünden zengindir. Üstelik ekşi maya ekmeği, fırıncı mayasıyla pişen ekmek kadar şişmanlatmaz. Çünkü glisemik indeksi daha düşüktür. Yapılan çalışmalarda, ekşi maya ekmeğinin glisemik indeksi, fırıncı mayasıyla üretilen ekmeğe göre yüzde 32 daha düşük bulunmuştur. İsveç'te yapılmış bir araştırmada, ekşi mayanın kan şekerini daha az yükselttiği görülmüştür.[20] Ekşi maya, probiyotik olduğu için, zararlı bakterilerin çoğalmasını engeller. Dolayısıyla ekmeğin raf ömrünü uzatır. Tabii en önemlisini en sona sakladım; ekşi maya, ekmekte oluşan 'beta-glukan'ın korunmasını sağlar, pişirilirken parçalanmasını engeller.

Beta-glukan nedir?

Beta-glukan, bağışıklık sistemimizi destekleyen çok önemli bir maddedir.

---

[20] (Katina K, Arendt E, Liukkonen H, Auito K, Flander l, Poutanen K. Potential of sourdough for healthier cereal product. Trends in Food Science & Technology; 2005; 16:104-112)

Bir polisakkarittir. Son yıllarda bağışıklık sistemi düzenleyicisi olarak üzerinde en çok çalışma yapılan maddelerden bir tanesidir. Bilimsel yayınlarda, son 10 yıl içinde, beta-glukan ile ilgili 500'ün üzerinde çalışma yayınlanmıştır.

Beta-glukan insanlarda ve hayvanlarda bulunmaz. En önemli doğal kaynaklarından birisi tahıllar ve ekmek mayasıdır; ekmek mayasının hücre duvarının yapısal bileşeni olarak bulunur. Özellikle yulaf, çavdar, arpa ve benzerleri, beta-glukan deposudur. Ayrıca, bazı mantarlarda, deniz bitkilerinde, bazı küf ve bakterilerde de beta-glukan bulunur. Özellikle 'kırmızı reishi mantarı' olarak bilinen ve son zamanlarda dünyada çok tanınan mantar türünde bol miktarda vardır.

Fırıncı mayası olarak bilinen '*Saccharomyces cervisiae*' bakterisi, iyi bir beta-glukan kaynağıdır. Ancak, bu bakteri ısıya dayanıksız olduğu için ekmek üretimi sırasında canlı olarak kalamaz ve bu yüzden fırıncı mayasıyla üretilen ekmeklerde beta-glukan oranı düşüktür!

Beta-glukan'ın etkileri nelerdir?

Beta-glukan'ın bağışıklık sistemini güçlendirici özelliği vardır. Bağışıklık cevabını güçlendirir, bakteri, virüs ve mantarlara karşı vücudu korur. Bunu yaparken, bağışıklık sisteminin aşırı çalışmasına sebep olmaz, yani dengeleyici etki gösterir (immünmodülatör). Bunun yanında, kanser, mikrobik enfeksiyonlar, şeker hastalığı ve damar sertliği üzerinde olumlu etkileri olduğuna dair çok sayıda bilimsel çalışma bulunmaktadır. Kansere karşı olan etkisini, doğrudan bağışıklık sistemi hücrelerini kuvvetlendirip aktive ederek gösterir. Yani kemoterapi gibi bir hücre öldürücü (sitotoksik) etkisi yoktur. Tümör gelişimini durdurduğu bilimsel yayınlarda gösterilmiştir. Kan şekerini düşürücü etkisi vardır. Amerikan Gıda ve İlaç Dairesi (FDA), sağlığın korunması için beta-glukan içeren ürünler kullanılmasını önermektedir. Amerikan Kalp Birliği, Amerikan Gıda ve İlaç Dairesi (FDA) ve Avrupa Birliği Gıda Güvenliği Dairesi (EFSA), kolesterol düşürücü etkisini onaylamıştır. Japonya'da, bir beta-glukan ürünü, mide ve kalınbağırsak kanserlerinin tedavisinde kullanılmak üzere lisans almıştır.

Kırmızı reishi (*Ganoderma lucidum*) mantarı, uzun yıllardır kanser tedavisinde kullanılmaktadır ve etkili ana bileşeni beta-glukan'dır.

Önerim:

Daha fazla 'beta-glukan' almak ve probiyotik bakterilerinizi desteklemek için ekşi maya ile hazırlanmış tam tahıl ekmekleri yiyin. Günde 3 dilimden fazla tüketmezseniz sizi şişmanlatmaz ve sağlığınızı korur. Dikkat! Ekmeğiniz genetiği değiştirilmemiş, ilkel buğday unundan yapılmalıdır.

Probiyotik sirke

Sirke, yapısı itibariyle en iyi probiyotik kaynaklarından biridir. Salatalarınıza katacağınız veya turşu kurmakta kullanacağınız sirke, probiyotiklerinizi destekler ve bağışıklık sisteminizi güçlendirir.

Ama hangi sirke? Tabii ki evde kolayca kuracağınız doğal sirke. Artık bu sirke maalesef unutuldu, kimse evinde sirke kurmuyor, herkes marketten hazır alıyor ve gerçek sirkenin tadını, kokusunu unuttuğu için sirkeden hoşlanmıyor. Oysa çok kolay kuracağınız ev sirkesiyle ailenizin sağlığını koruyabilirsiniz.

Editörüm Nihal Doğan, kendini geleneksel sirke kültürünü korumaya ve yaşatmaya adamış bir sağlık gönüllüsü. Probiyotiklerini desteklemek için evde kendi sirkesini kuruyor ve tariflerini de paylaşmaktan çekinmiyor. İşte onlardan biri.

Hap Bilgi

ÜZÜM SİRKESİ

Geleneksel fermentasyon usulü/sonbaharda yapılabilir

Malzeme:

- 2 kg kokulu kırmızıüzüm
- 2-3 yemek kaşığı bal (çiçek balı)
- 3 litrelik cam kavanoz

Hazırlama:

Üzümleri iyice yıkayın ve derin bir cam kâse içinde ezin. Ezdiğiniz üzümleri cam kavanoza koyun (kavanozun üst kısmında bir karış kadar taşma payı kalmasına dikkat edin), üzerine balı ilave edip karıştırın.

Daha sonra kavanozun ağzı hava alacak şekilde üzerine tülbent bir bez örtüp, kenarlarından bağlayın (sinek, toz girmemesi için). Güneş alan bir pencere varsa cam kenarına yoksa ılık ve loş bir ortama koyun.

İlk haftalarda 2-3 günde bir kavanozun ağzını açıp tahta bir kaşıkla karıştırın ve tekrar tülbentle kapatın.

4-6 hafta kadar zaman geçince sirkenin üzerinde denizanası şeklinde bir maya ve kavanozun ağız kısmında da sirke bakterileri dediğimiz minik kurtçuklar oluşur. Bu, sirke fermantasyonunun başladığının işaretidir. Bu aşamada üzüm suyunu posasından ayırmak için temiz bir tülbentten

ya da ince delikli bir kevgirden ilk süzme işlemini yapın. 8-10 hafta sonra dibinde tortular oluşacaktır. Tekrar temiz bir tülbent bezden süzün. 4-6 hafta daha dinlendirin. 14-16 hafta sonra süzme işlemini tekrar edin. Bu işlem sirkenin tadı damak tadınıza uygun olacak şekilde 3-6 ay boyunca devam edebilir. Normal lezzette bir üzüm sirkesi ortalama 4-6 ayda olur.
En son süzme işleminden sonra şişelere boşaltın ve şişelerin ağzını hava almayacak şekilde sıkıca kapatarak, serin bir yerde muhafaza edin.

Not:
Üzüm alırken, tarım ilacı sıkılmadan, doğal olarak, egzoz gazı olmayan yol kenarlarından uzak bölgede yetiştirilmiş olup olmadığını mutlaka sorgulayın.
Üzüm sirkesini kurarken su katmadığımız için asit derecesi yüksek, sert bir sirke olacaktır. Bunu yumuşatmak isteyenler, sirke olduktan sonra içerisine 1-2 su bardağı su ilave ederek 2-3 hafta daha bekletebilirler.
Üzüm sirkesini, bal ilave etmeden daha uzun sure bekleyerek fermente etmeniz mümkündür.
Sirkenizi kesinlikle plastik kaplara kurmayın, fermente bir ürün olduğu için mayalanma sırasında plastikteki zararlı kimyasallar sirkenize geçebilir! Cam veya ahşap fıçı kullanabilirsiniz.

Bağışıklık sistemimiz bizi kanserden nasıl koruyor?

Bilinmesi gereken çok önemli bir gerçek var; biz insanlar, aslında yaşadığımız her gün kanser oluyoruz! Vücudumuzda her gün atipik kanser hücreleri meydana geliyor. Fakat bu kanser hücrelerinin meydana gelmesi, bizim kanser hastası olduğumuz anlamına gelmiyor. Akıllı ve tetikte bekleyen bağışıklık sistemi hücrelerimiz, her gün oluşan bu kanser hücrelerini anında fark ederek yakalıyor ve hastalık oluşturmadan yok ediyor. Yani kanserden korkmayın, bağışıklık sisteminizin dengesinin bozulmasından korkun!

Kanserli hücreler, bağışıklık sistemini harekete geçiren 'antijen'lere sahiptir. Daha önce bahsetmiştik, bu antijenler, hücrelerin kimlik kartı gibidir. Vücuda yabancı bir hücre girdiğinde, bağışıklık sistemi hemen bir kimlik kontrolü yapar;

hücrenin antijenini analiz eder. Eğer antijen vücut için yabancıysa, bağışıklık sistemi anında alarma geçer, hücreyi yok etmek için gereken her şeyi yapar.

İşte kanser hücreleri meydana geldiğinde de aynı mekanizma çalışır. Bağışıklık sistemi kanser hücrelerinin antijenlerini tanıdığı anda hemen harekete geçer ve kanser hücresini yok eder.

Kanser hücresine karşı saldıran hücreler, bölüm başında anlattığımız doğal bağışıklık hücreleridir. Yani insanoğlu, doğduğu günden itibaren kansere karşı bağışıklığa sahiptir.

Kansere karşı savaşan bağışıklık sistemi, kanserli hücre karşısında tıpkı diğer zararlı saldırganlara muamele ettiği gibi çalışır. Kanser hücresi tanındıktan sonra, bölgeye gönderilen 'makrofaj' hücreleri kanser hücresini yutup sindirirler. Sindirilen kanser hücresinin antijeni (kimlik belgesi), B ve T Lenfositlerine sunulur. Lenfosit hücreleri ileri seviye bağışıklık mekanizmalarını çalıştırır.

Bu hücrelerden sitotoksik (hücre öldürücü) T Lenfositleri, özellikle virüsle bulaşmış hücrelere karşı duyarlıdır. Bazı kanser türlerinin virüsler nedeniyle meydana geldiği ispatlanmıştır. İşte virüs nedeniyle meydana gelen bu kanser türlerinde, sitotoksik (hücre öldürücü) T Lenfositleri, virüsle bulaşmış kanser hücrelerini algıladığı anda harekete geçer. Şiddetli bir saldırı yaparak, kanser hücresini yok ederler.

Vücudumuzun kanserli hücrelere karşı ilk savunmasını yapan hücreler, bu doğal öldürücü (natural killer) hücrelerdir. Doğal öldürücü hücreler, vücutta sürekli olarak devriye gezen hücrelerdir. Tüm vücudu tararlar, bu esnada yakaladıkları kanser hücrelerine ölümcül şekilde saldırırlar. Bu tarama işlemi her gün binlerce kez tekrarlanır. Kanserli hücreyi buldukları anda hemen saldırır ve kanser hücresinin içine öldürücü zehirlerini verirler. Tıpkı bir arının iğnesiyle sokarak zehrini vermesi misali, doğal öldürücü hücreler de kanser hücresini aynı şekilde 'iğneleyerek' öldürürler. Bu hücrelerin en büyük avantajı, daha önceden kanser hücresinin antijenini tanımasına gerek kalmadan, yani kimlik tespiti yapmadan, gördüğü anda tanıyarak saldırmasıdır. Bu özelliği sayesinde, makrofaj hücreleri ve T lenfositlerinin elinden kurtulmayı başarmış kanser hücrelerini de yakalayarak öldürebilirler. Yani, vücudumuz kansere karşı savunmasız değil. Sahip olduğumuz mucize bağışıklık sistemi kanserli hücreyi yakaladığı yerde yok ediyor.

O zaman sözün özü: KANSERDEN KORKMA, BAĞIŞIKLIK SİSTEMİNİN ZAYIFLAMASINDAN KORK!

Bağışıklık sistemi bizi alerjik hastalıklardan nasıl koruyor?

Alerjiler, bağışıklık sisteminin aşırı reaksiyonlarıdır. Bağışıklık sistemi, vücut için zararlı kabul ettiği maddeye karşı aşırı bir reaksiyon vererek alerjik yanıtları meydana getirir. Bu alerjik yanıtlar basit cilt lezyonlarından ürtikere, saman nezlesinden astıma kadar çeşitli tiplerde ortaya çıkabilir. Kimi zaman basit bir cilt döküntüsü ve kaşıntıyla ortaya çıkabildiği gibi, ölümle sonuçlanan astım atakları veya anaflaktik şok denilen tablolar da görülebilir.

Alerjiler nasıl meydana geliyor?

Neden herkesin değil de bazı kişilerin alerjisi var? Yerdeki halıda bulunan toz neden Ahmet'te, Ayşe'de değil de mesela Deniz'de alerji yapıyor? Tüm bu soruların cevabı bağışıklık sisteminde gizli!

Alerjilerin nedenlerini anlamak için bağışıklık sisteminin nasıl çalıştığını iyi anlamalı ve Ortodoks tıbbın söylediklerinin ötesine geçebilmeliyiz.

Ortodoks tıp, alerjilerin ve aşırı duyarlılık reaksiyonlarının alerjiye eğilimli olan kişilerde geliştiğini söyler. Peki, ama neden bazı kişilerin alerjiye eğilimi vardır? Daha da ötesi, hiçbir alerjik reaksiyonu olmayan kişilerin hayatlarının belli bir döneminde alerjik reaksiyonlar verdiğini sık sık görürüz. Bu kişiler o zamana kadar alerjiye eğilimli değildi de, bir anda eğilimli hale mi geldiler?

Sanırım artık alerjilerle ilgili yeni bulguları açıklamakta ve bu hastalıklara taze bir bakış açısı getirmekte fayda var.

Modern tıbbın elinde alerjileri tamamen geçirecek bir ilaç yok. Kullanılan ilaçların tümü, bağışıklık cevabını baskılamaya yönelik 'antihistaminik' ilaçlar ve kortizon türevleri. Bu ilaçlar alerjik hastalığı tamamen tedavi etmiyor, sadece alerjik reaksiyonu baskılayarak sakinleştiriyor. Üstelik çok fazla yan etkiye sahipler. Ani gelişen alerjik reaksiyonlarda hastanın hayatını kurtarmak için acil müdahale yaparken bu ilaçları kullanmaya zorunluyuz ve bugüne kadar milyonlarca insanın hayatı bu ilaçlar sayesinde kurtulmuştur.

Ancak, kronik olarak devam eden alerjik reaksiyonlarda, hayatı boyunca sıkıntı yaşayan hastaya uzun süreli olarak bu ilaçları vermek, hasta açısından ciddi yan etkileri de davet etmek anlamına gelir. Üstelik tekrar üzerine basarak vurgulayacağım, kortizonlar ve antihistaminikler alerjik hastalıkları tedavi etmiyor, sadece baskılıyor!

Hap Bilgi

ÖNEMLİ OLAN, HASTAYA ZARAR VERMEDEN HASTALIĞINI TEDAVİ ETMEK!

Ortodoks tıp ve modern ilaç endüstrisinin 'yaygın tıp ekolü' haline gelmesi, yirminci yüzyılda gerçekleşti. Karşımızda, kendi koyduğu kurallar haricinde hiçbir bilgiyi kabul etmeyen ve onbinlerce yıldır var olan geleneksel tıp bilgisini yok sayan bir hekimler topluluğu var. Modern tıp ve ilaç sektörünün insan sağlığına yaptığı katkıları reddetmek tabii ki mümkün değil, zaten hiçbirimizin de böyle bir iddiası yok. Fakat modern tıp ekolünün geleneksel tıbbı ve onbinlerce yıl boyunca biriken bilgiyi yok saymasına ne demeli? Dünyada başka hiçbir bilimsel disiplin, zaman içinde birikmiş bilgiyi reddedip sadece kendisinin koyduğu kuralları doğru kabul etme yoluna gitmiyor. Bilimsel yaklaşım, zaman içinde oluşmuş bilgi birikimini alıp, gelişen bilimsel teknoloji yardımıyla doğruluğunu test edip, mevcut bilgiyi geliştirmeye uğraşır. Siz hiç, 'geleneksel fizik' ya da 'modern fizik' diye bir ayrım duydunuz mu? Oysa Ortodoks tıp bu ayrımı yapmaya pek hevesli.
Bilimsel çalışma konusunda bu tarz ayrımlara düşmeden ve bağnaz düşüncelere kapılmadan araştırmamız gerek. Özellikle tıp doktorlarının insan sağlığı ile ilgili konularda at gözlüğü takmalarını kabul edemiyorum. İnsan vücudunun işleyişi ile ilgili olarak bildiklerimiz henüz devede kulak bile değil, öyleyse, sadece benim bildiğim doğrudur diyerek tek bir şarkı tutturmak ve söylenen diğer tüm sözlere kulak tıkamak niye?
Önemli olan, hastaya zarar vermeden hastalığını tedavi etmek! Bu uğurda çalışan her doktor kutsal bir meslek icra ediyor, çünkü kutsal olan yaşama hakkını korumaya çalışıyor.

İlaçların yan etkileri! Kırk katır mı, kırk satır mı?

Alerjik hastalıklarda, bağırsaklardaki probiyotiklerin normal yapılarında bozulma meydana gelir. Bu bozulmayı tedavi etmek üzere probiyotik takviye kullanıldığında, alerjik hastalıklarda kalıcı olarak iyileşme sağlamanın mümkün olduğu gösterildi.[21,22,23,24] Egzama (atopik dermatit), alerjik rinit ve alerjik astım hastalıklarının tedavisinde probiyotiklerin başarılı olduğuna dair pek çok tıbbi çalışma yayınlandı. Probiyotikler, bağırsak mukozasında bariyer oluşturmak ve bağışıklık sistemi cevaplarını düzenlemek konusunda son derece önemli görevler üstlenirler. Bağırsaklar, vücudun en büyük bağışıklık sistemi organıdır. Vücuttaki bağışıklık sistemi hücrelerinin neredeyse yüzde 80'i bağırsaklarda bulunur.

Probiyotikler direkt olarak bağışıklık cevabını düzenleyerek, bağırsaklardaki 'epitelyal bariyer' fonksiyonunu güçlendirerek ve zararlı mikropların çoğalmasını engelleyerek bağışıklık dengesinin devamını sağlar.

Amerikan Pediatri Akademisi[24], ilk 6 ayda alerjik bünyeli çocuklarda probiyotiklerin tedavi amaçlı olarak kullanımını destekliyor. Egzama tedavisinde probiyotiklerin kullanımı bu hastalığı önlüyor, yani probiyotikler egzamaya karşı koruyucu. Aynı zamanda oluşmuş egzama lezyonlarını da tedavi ediyor.

Alerjilere meyilli olan çocuklarda egzama gelişmesini önlemek amacıyla koruyucu olarak probiyotik takviye kullanılması egzama riskini azaltıyor. 2001 yılından bu yana, probiyotiklerin alerjilerden koruyucu etkisini araştıran 9 ciddi tıbbi çalışma yayınladı. Bu çalışmalarda alerjiye eğilimli çocuklar uzun süreli olarak takip edildi. 9 çalışmanın 6'sında, probiyotik kullanan çocukların kullanmayanlara göre daha az alerjik hastalıklara yakalandığı gösterildi.

Özellikle çocukluk çağında, bağışıklık sisteminin olgunlaşmasında ve bağışıklık tepkileri verme becerisinin gelişmesinde probiyotikler anahtar rol oynar.

Bu bilgiyle hareket eden araştırmacılar, alerjik reaksiyonların tedavisinde probiyotik kullanmanın etkilerini araştırdılar. Bu amaçla yapılan 8 çalışmanın 6'sında, probiyotik kullanımının alerjilerin tedavisinde faydalı olduğunu gösterdiler.

Klasik alerji tedavilerinin başarısız olduğu ve pek çok yan etkisi olduğu ortada. Probiyotiklerin, yan etkileri olmadan alerjileri tedavi ettiğine dair pek çok kanıt mevcut. Artık alerji tedavisinde kortizon ve antihistaminik ilaçlar tek seçenek değil, meslektaşlarımın bu gerçeği görerek probiyotikleri daha iyi tanıyıp, hastalarına reçete etmelerinde fayda var.

Sözün özü: KAŞINMAK İSTEMİYORSANIZ, BAĞIRSAKLARINIZDAKİ FAYDALI BAKTERİLERE İYİ BAKIN!

---

[21] Van der Aa LB, Heymans HS, van Aalderen WM, Sprikkelman AB. Reviewof the theorotical background and clinical evidencec *Pediatr Allergy Immunol*, 2010;21:e355-67.

[22] Schmidt EG, Claesson MH, Jensen SS, Ravn P, Kristensen NN. Antigen-presenting cells exposedto Lactobacillus acidophillus NCFM, Bifidobacterium bifidum BI-98, and BI-504 reduce regulatory T-cell activity. Inflamm Bowel Dis 2010; 16:390-400.

[23] Majamaa H, Isoulari E. Probiotics:a novel approach in the management of food allergy. J Allergy Clin Immunol 1997; 99:179-185.

[24] 2010 by the American Academy of Pediatrics. Clinical Report- Probiotics and Prebiotics in Pediatrics Review article. *Jornal de Pediatria,* Vol.87, No 4, 2011.

Otoimmün hastalıkları bağışıklığı güçlendirerek önlemek ve tedavi etmek mümkün

Otoimmün hastalıklar, bağışıklık sisteminin gereğinden fazla hassas ve aşırı çalışması sonucu ortaya çıkan hastalıklardır. Bu hastalıkların ortaya çıktığı hastalarda, bağışıklık sisteminin zayıflığı söz konusu değildir, tam tersine; sistem o kadar aşırı çalışmaktadır ki, dengesi bozularak vücudun birtakım dokularını yabancı doku gibi algılamaktadır. Bu yanlış algı sonucu, yabancı madde olarak algılanan dokuyla savaşmak için bağışıklık sistemi sürekli antikor üretir.

Genellikle hastaların yaşamının erken evrelerinde bu tarz bir problemleri yoktur. İlerleyen yaşla birlikte daha sık olarak otoimmün hastalıklar görülür.

Otoimmün hastalıklar nelerdir?

Listesi aşağıda, ne kadar çok hastalık olduğunu görünce şaşıracaksınız!

- Romatoid artrit
- Fibromyalji
- Osteoartrit, Juvenil kronik artrit
- Multipl skleroz (MS)
- Myastenia gravis
- Sistemik lupus eritematosus (SLE/Lupus)
- Sedef hastalığı (Psöriasis)
- Hashimato hastalığı
- Graves hastalığı
- Skleroderma
- Ankilozan spondilit
- İdiopatik trombositopenik purpura
- Dermatomyozit
- Juvenil diabetes mellitus (Tip-1 şeker hastalığı)
- Crohn hastalığı
- Ülseratif kolit
- Pemfigus vulgaris
- Vaskülitler (Poliarteritis nodosa, Temporal arterit, Takayasu arteriti, Henoch-schönlein purpurası, Kawasaki hastalığı, Behçet sendromu)

Görüldüğü gibi pek çok hastalık bağışıklık sisteminin yanlış çalışması sonucu meydana geliyor. Bunlarda dışarıdan müdahale eden bir hastalık faktöründen çok, vücudun kendi mekanizmalarının hastalık yapması söz konusudur.

Hastalıklara sebep olan nedir? Neden yaşam için gerekli olan bağışıklık sistemi, düzenli ve etkin çalışırken birden karar değiştirip vücudun kendi öz dokularına saldırmaya kalkıyor?

Yardımcı ve baskılayıcı T hücreleri arasında belli bir denge vardır. Eğer bu denge bozulur da, yardımcı T hücrelerinin oranı baskılayıcı T hücrelerine göre çok fazla yükselirse, vücutta 'otoimmün hastalık' dediğimiz hastalıklar meydana gelir. Yani bağışıklık sistemi, kendi vücut dokularına zarar vermeye başlar.

Bu dengeyi neyin bozduğunu tam olarak bilemiyoruz. Fakat bildiğimiz birtakım etken faktörler var.

En önemli faktörlerden bir tanesi probiyotikler. Bağırsaklarımızda yaşayan faydalı bakteriler, tıpkı alerjilerde ve diğer aşırı duyarlılık reaksiyonlarında olduğu gibi, otoimmün hastalıkların gelişiminde de önemli rol oynuyor.

Otoimmün hastalıklarda, bağırsaklardaki probiyotiklerin yerleşim ve yapılarında bozulmalar meydana geliyor. Bu durum hafife alınacak basit bir problem değil! Son derece önemli ve tedavide muhakkak düzeltilmesi gereken bir bozulmadır.

Otoimmün hastalıklar için tıp hangi ilaçları öneriyor?

Bol bol kortizon ve bağışıklık sistemini baskılayıcı ilaçlar. Oysa hep söylüyorum, bir kez daha tekrarlayayım:

Bağışıklık sisteminin yanlış ve aşırı çalışmasından kaynaklanan hastalıkların tedavisi, bağışıklık sisteminin baskılanması değildir, dengeye oturtulmasıdır. Bağışıklık sistemini baskılama çabası, modern tıbbın en büyük hatasıdır. Bu yaklaşım hastalığı tedavi etmez, sadece üzerini örter, gölgeler. Hasta, ömrü boyunca tedavi olamaz, sık sık tekrarlamalar ve ataklar yaşar. Bu başarısızlık, üzerinde durulup düşünülmesi gereken önemli bir problemdir.

Hastanın hastalığı tedavi edilemiyorsa, neden bu kadar fazla yan etki riski altına sokuluyor? Bu kadar kuvvetli ilaçlar tedaviye yaramıyorsa, neye yarıyor?

Maalesef modern tıbbın tedavi anlayışı bu! Bu tedavi anlayışında hastaya ilaç vermeden göndermek yok! Temel problem halledilmemiş, hastalık tedavi edilmemiş olabilir. Hastanın belirtilerini baskılamak yeterli görülüyor. Hatta belirtileri baskılamak için, kullanılan bu ilaçların bir ton yan etkisi de görmezden geliniyor.

Otoimmün hastalıklarda yan etkiye maruz bırakmadan hastayı tedavi etme şansı yok mu?

Aslında bu hastalıklarda alternatif tedaviler de uygulanabiliyor.

Otoimmün hastalıklarda alternatif tedaviler ve etkiler şunlardır:

OZONTERAPİ
Bağışıklık sistemini dengeye oturtan bir tedavidir. Ayrıca, dokulardaki oksijen doygunluğunu ve kanlanmayı artırdığı için, tedaviye yardımcıdır. Kuvvetli antienflamatuar (iltihap giderici) etki gösterir.

AKUPUNKTUR
Beyindeki 'limbik sistem'i dengeleyerek vücudun hastalıklara karşı cevabını düzenler, kendi kendini iyileştirme gücünü artırır. Antienflamatuar (iltihap giderici) etkisi vardır.

BİTKİLERLE TEDAVİ
Bağışıklık sistemini dengeleyen ve antienflamatuar (iltihap giderici) etkisi olan bitkiler otoimmün hastalıkların tedavisinde kullanılır.
Bitkilerle tedavi için lütfen konunun uzmanı bir hekime danışın. Doktorunuzun onayı olmadan aktar tavsiyesiyle ya da internetten-televizyondan reklamını gördüğünüz bitkileri kullanmayın.

Bağışıklık sitemini dengeleyen çay

- 1 tatlı kaşığı ıhlamur
- 1 tatlı kaşığı yeşil çay
- 1 tatlı kaşığı meyan kökü
- 1 limonun suyu ve kabuğu (limonun mumlanmamış, ilaçsız yetişmiş olmasına dikkat edin, kabuğunu kullanacağınız zaman organik limon alabilirsiniz)
- 250 cc kaynar su

Tüm malzemeyi bir porselen fincana koyarak üzerine kaynar su ekleyin. Ağzını kapatarak 10 dakika demlenmesini sağlayın, kaynatmayın!
Bu çaydan günde 4-5 fincan içebilirsiniz.

Selenyum, otoimmün hastalıklarda bağışıklık sistemini dengeliyor

Selenyum, minerallerin kraliçesidir. Bağışıklık sistemi üzerinde son derece önemli görevler üstlenir; bağışıklık sistemini destekler, özellikle otoimmün hastalık yaşayanlarda bağışıklığı düzenleyici (immünmodülatör) süreçlerde görev alır.

Otoimmün hastalıklardan şikâyetçi olan kişilere selenyumdan zengin gıdalar tüketmelerini tavsiye ediyorum. Soğan, sarımsak, domates, tahılların kabukları ve brokoli bol selenyum içerir. Bu besinlerin yanında selenyum takviyesi almak için doktorunuza başvurunuz. Selenyumun etkisini güçlendirmek için E vitamini ile birlikte kullanılması gerekir.

Stres nedir, bağışıklık sistemini etkiler mi?

Stres çağımızın en büyük problemi! Herkes stresten şikâyet ediyor, hiç stressiz olan yok sanki... İnsanlarla konuştuğunuz zaman, hepsinin stresli olmaktan yakındıklarını görüyorsunuz.

Modern çağın insanı artık fazlaca tatminsiz. Sürekli olarak daha fazlasını istiyor, sahip olduklarıyla yetinmiyor. Hep daha fazla, hep daha iyi, hep daha güzel, hep daha zengin olmanın peşinde koşuyor. Daha da kötüsü elindekilerin kıymetini bilmiyor. Sade anlatımıyla, sahip olduklarına şükretmiyor. Sürekli daha fazlasını isteme hırsı, kişinin üzerinde baskı yaratıyor ve sürekli bir stres haline yol açıyor. Günlük hayatın akışı içinde karşılaştığımız olayların tamamı stres kaynağı değildir. Eğer bir olayın varlığından haberdarsanız, o olay sizin için artık programlanması ve kontrol edilmesi mümkün olan bir durumdur. Bu durum sizin için stres kaynağı olmamalıdır.

Örneğin, İstanbul'da trafik problemi olması bir gerçekliktir. İstanbul'da yaşayan biz çilekeşler, hayatımızı buna göre programlamalıyız. Randevularımıza yetişebilmek için daha erken çıkmalı, trafiğe takılmamak için alternatif yolları ve ulaşım imkânlarını kullanmalıyız. Var olduğunu bildiğimiz ve her gün yaşadığımız trafik bizim için stres kaynağı olmamalıdır. Bu sadece günlük hayatın akışı içinde doğal olarak yaşanan bir problemdir.

Stres yaratacak olan olay, her gün maruz kaldığımız trafiğin ortasında köprüyü geçerken arabamızın lastiğinin patlamasıdır!

Öngöremediğiniz ve programlayamadığınız olaylar stres kaynağıdır.

Öngörülebilen olayları yönetmeyi ve stresle baş edebilmeyi öğrenmeniz önemlidir, çünkü stres, bağışıklık sisteminizin dengesini bozuyor!

Stres, bağışıklık sisteminizin dengesini nasıl bozuyor?

Stres, böbreküstü bezinden 'adrenalin' ve 'kortizol' gibi hormonların salgılanmasına sebep olur. Bunlara stres hormonları diyoruz. Bu hormonlar bağışıklık sistemini baskılar. Kişinin iltihabi hastalıklara, kansere ve kalp hastalıklarına yakalanma ihtimalini artırır. Ayrıca iştahı bozar, yağ yapımını artırır ve vücutta su tutulmasına sebep olur. Strese giren insanların 'şiştim' demesi boşuna değildir. Stres, mutsuz ve karamsar bir ruh hali oluşmasına sebep olur. Duygusal durumun bağışıklık sistemini direkt olarak etkilediği gösterilmiştir.

Mutsuz ve huzursuz kişiler daha kolay hastalanırlar. Biz çocukken pek meşhur olan şarkıdaki gibi; "NEŞELİ OL Kİ, GENÇ KALASIN..."

Beslenmede nelere dikkat edilmeli?

Bağışıklık sistemini dengelemek için ilk adım, şüphesiz doğru ve dengeli beslenme. Sindirim sistemi bağışıklık üzerinde son derece önemli bir rol oynuyor ve bağırsaklar da bağışıklık sisteminin en büyük organı. Bağırsaklarda yer alan faydalı probiyotik bakterilerin bağışıklık sistemindeki rollerini uzun uzun anlattık. Eğer doğru beslenirsek, bağışıklık sistemimizin dengeli çalışmasını sağlayabiliriz ve pek çok hastalıktan korunabiliriz.

Şu temel kuralları hiçbir zaman unutmayacağız:

MEVSİMİNDE BOL TAZE SEBZE VE MEYVE TÜKETİN

Bir numaralı kuralımız mevsiminde beslenme. Domatesi yazın, pırasayı kışın yemeliyiz. Her sebze ve meyve doğal olarak yetiştiği mevsimde tüketilmelidir. Artık yılın 12 ayı her türlü sebze ve meyveyi bulmak mümkün. Ancak unutmayın, mevsim dışı tarım yapıldığında, yüksek verim elde edebilmek için bol miktarda hormon ve tarım ilacı kullanılmaktadır. Bu yabancı maddeler, bağışıklık sisteminizin ve probiyotiklerinizin dengesini bozar.

Hap Bilgi

TARIM İLAÇLARI KANSERE YOL AÇIYOR

2004 yılında Kanada'da yayınlanan bir araştırma tarım ilaçlarının kontrolsüz kullanımının ne gibi sağlık riskleri yarattığını ortaya koydu.[25]

[25] Dr. Margaret Sanbord ve arkadaşları, *Tarım İlaçları Değerlendirmesi*, Ontario Aile Hekimleri Akademisi, 2004.

Bilim adamları 1990-2003 yılları arasında yayınlanan 12.500 çalışmayı inceleyerek, sonuçlarını yorumladılar. Tüm bu çalışmalar sonucunda, tarım ilaçlarına maruz kalmanın, kişilerde sağlık tehditlerine yol açtığına dair kuvvetli ve açık deliller bulduklarını açıkladılar. Beyin kanseri ve lösemi dâhil pek çok sağlık sorununa dair kanıtlar bulmuşlardı. Ayrıca anne karnında bebeğin gelişimini engellediğini ve bebek ölümlerine kadar uzanan etkiler yarattığını gösterdiler.

İŞLENMİŞ GIDALARDAN UZAK DURUN

İşlenmiş gıdalar sağlığınızı bozmak için birebirdir. Katkı maddesi içeren, doğal olmayan endüstriyel yöntemlerle hazırlanan gıdalardan mümkün olduğu kadar uzak durun. Hepsinin bir alternatifi var, merak etmeyin. Örneğin riviera zeytinyağı almayın, işlemden geçmiş yağdır, sağlığa hiçbir faydası yoktur. Onun yerine saf sızma zeytinyağı kullanın, sadece zeytinin sıkılmasıyla elde edilir, binlerce yıldır öyle yapılıyor, bol miktarda antioksidan içerir, yani vücudun 'paslanmasını' engeller.

TURŞU KURUN, KONSERVE YAPIN, BİBER KURUTUN

Annenizin yöntemleri doğru yöntemlerdir. Binlerce yıl boyunca denendi, bu yöntemler ile nesiller yetişti. Son yıllarda çıkan işlenmiş endüstriyel ürünlere kanmayın, evinize zehir sokmayın, yılda birkaç gününüzü de bu işlere ayırın; turşu kurun, konserve yapın, biber kurutun hatta salça kaynatın. Ağzınız daha tatlı, eviniz daha sağlıklı olacak.

YOĞURDUNUZU KENDİNİZ YAPIN

Probiyotiklerinizi desteklemenin ve sağlıklı bir yapıda kalmalarını sağlamanın yolu yoğurttan geçer. Modern tıp, sadece yoğurdun protein ve mineral içeriğinden bahseder. Oysaki yoğurt çok daha önemli bir özelliğe sahiptir. Doğal yoğurt, probiyotik bakterileri içeriyor; içerdiği bakteriler sayesinde vücudumuzdaki faydalı bakterileri destekliyor ve bağışıklık sistemimizi kuvvetlendiriyor. Günde bir porsiyon yoğurt tüketenlerin, yemeyenlere oranla daha az soğuk algınlığı ve alerji yaşadıkları gösterildi. Sağlıklı yoğurt için, evde probiyotik yoğurt tarifimizi uygulayın.

ŞEKERLİ VE ASİTLİ İÇECEKLERDEN UZAK DURUN

Bunların yerine, evde doğal sıkılmış meyve suları ve ayran tüketebilirsiniz.

Endüstriyel hazırlanmış her içecek işlenmiş gıda sınıfına girer ve sağlığınız için zararlıdır. En doğal ve sağlıklı içecek sudur, meyvelerin suyunu sıkmak yerine mevsiminde meyve olarak tüketmenizi tavsiye ediyorum. Böylece içerdiği kıymetli maddeleri ve lifini de almış olursunuz.

ALKOLDEN UZAK DURUN

Alkol, karaciğerinizi olumsuz etkiler ve bağışıklık sisteminizi zayıflatır. Glisemik indeksi çok yüksektir ve kilo almanıza sebep olur. Obeziteye yol açar, bağışıklığı olumsuz etkiler.

ŞEKERİ HAYATINIZDAN ÇIKARTIN

Şeker, probiyotikleri olumsuz etkiler, fazla kilo almanıza sebep olur ve bağışıklık sisteminizin dengesini bozar. Şekersiz hayat, tatlı hayattır.

BEYAZ UNU HAYATINIZDAN ÇIKARTIN

Beyaz un, hiçbir faydalı madde içermediği gibi, bağırsakların çalışma sistemini bozar ve kabızlığa yol açar; kilo almanıza sebep olur ve kilolu olmak hastalıklara direnci düşürür. Tüketebileceğiniz un, sadece tam buğday unu şeklindeki lifli ve kepekli unlardır, onları da çok az tüketmelisiniz. En fazla kendi avuç içiniz kadar ekmek diliminden günde 3 dilim tüketebilirsiniz, daha fazla değil! Dikkat! Ekmeğiniz genetiği değiştirilmemiş, ilkel buğday unundan yapılmalıdır.

DENGELİ BESLENİN, ÖĞÜN ATLAMAYIN

Uzun süreli açlıklar, vücudun dengesini bozar ve hastalıklara karşı direnci düşürür. Öğünlerinizi kaçırmayın, sağlıklı ve dengeli beslenin. Probiyotiklerinizi aç bırakmayın.

FAZLA KİLOLARINIZI VERİN

Obezite, bugün dünyadaki en önemli sağlık problemidir ve bağışıklık sistemini bozar. Dünya Sağlık Örgütü verilerine göre, 1970 ile 2000 yılları arasında çocuklardaki obezite oranı 10 kat arttı. Obezite, kalp-damar hastalıklarından kansere kadar pek çok hastalığa sebep oluyor ve bağışıklık cevabının azalmasına yol açıyor. Mutlaka doktor kontrolünde sağlıklı bir diyet ile fazla kilolarınızı verin.

Omega-3 bağışıklık sistemini destekliyor

Omega-3 yağları, insan sağlığı üzerinde pek çok faydalı etkisi bulunan çoklu doymamış yağlardır. Sağlığımız için son derece faydalıdır, fakat vücudumuzda Omega-3 sentezlenmez, mutlaka dışarıdan almamız gerekir.

Omega-3 yağlarının faydaları:

- Bağışıklık sistemini destekliyor.
- LDL kolesterolün oksidasyonunu engelleyerek damar duvarında oluşabilecek hasarı önlüyor. Kalp ve damar hastalıklarına karşı koruyor.
- Kansere karşı koruyor.
- İltihabi reaksiyonu azaltarak antienflamatuar etki gösteriyor.
- Romatoid artrit ve benzeri romatizmal hastalıkların başarılı şeklide tedavi edilmesini destekliyor.
- İnme riskini azaltıyor.

Her ne kadar balıkların Omega-3 içerdiğine dair yaygın bir kanaat olsa da, her balık Omega-3 içermez. Çünkü balıklar da tıpkı insanlar gibi Omega-3'ü vücutlarında üretemezler, yedikleri deniz planktonlarından alırlar. Ancak doğal soğuk deniz balıkları Omega-3 içerir. Bizim balıklarımızdan sardalya ve hamsi Omega-3 bakımından zengindir. En iyi Omega-3 kaynağı olan besinler semizotu, ceviz ve ketentohumudur. Eğer Omega-3 takviyesi alıyorsanız, içindeki EPA ve DHA yağlarının oranına dikkat edin. Her Omega-3 kapsülü, uygun oranda EPA/DHA içermez ve sonuç olarak da sağlığınıza faydası olmaz. Faydalı olabilmesi için EPA/DHA oranının, 3/2 olması ideal orandır.

Bağışıklık sistemini destekleyen diyet

Aşağıdaki diyet, normal kilodaki yetişkinler için, bağışıklık sistemini desteklemek üzere hazırlanmıştır. Kilo verme diyeti değildir. Herhangi bir sağlık problemi olanlar, doktorlarına danışarak uygulamalıdır.

KAHVALTI

- Haftada 3 gün 1 adet yumurta
- 4 parmak genişliğinde bir parça peynir (80 gr.)
- 8-10 adet zeytin (yeşil veya siyah fark etmez, 1 tatlı kaşığı sızma zeytinyağı eklenebilir)
- Domates, salatalık, biber, yeşillik (mevsim sebzelerinden, dilediğiniz kadar yiyebilirsiniz)
- 3 adet ceviz içi ve 3 adet kuru kayısı (doğal kurutulmuş)

ARA ÖĞÜN

- 10-12 adet kavrulmamış badem

ÖĞLE YEMEĞİ

- 1 porsiyon et yemeği (avuç içiniz büyüklüğünde ortalama 120-150 gr. et yiyebilirsiniz)
- Kırmızı et, tavuk ya da balık tercih edebilirsiniz. Izgara, haşlama ya da buğulama olarak hazırlayabilirsiniz. Pişirirken içine yağ koymamalısınız. Döner, kebap vb yağlı et yemeklerinden uzak durunuz.
- Salata sınırsız. Her türlü çiğ sebze salatasını yiyebilirsiniz. Mevsim sebzelerinden hazırlamaya dikkat edin. İçine mısır konulmamalı! Sosuna 1 tatlı kaşığı zeytinyağı olabilir, sirke/limon/balsamik sirke/nar ekşisi ekleyebilirsiniz. Nar ekşili sos değil, doğal nar ekşisi kullanın. Etiketinde 'nar ekşili sos' yazan ürünler, glikoz şurubu içerir, evinize sokmayın. Salatanın üzerinde balık/köfte/tavuk vb olmayacak. Salatanıza 1 limonun kabuklarını rendeleyin. Limon kabuğu hastalıklara karşı direncinizi artıran maddeler içerir.
- Yoğurt sınırsız, dilediğiniz kadar yiyebilirsiniz. Kendi yoğurdunuzu tarif ettiğimiz gibi evde kendiniz yapın. Meyveli yoğurtlardan uzak durun!

ARA ÖĞÜN

- 1 porsiyon meyve (mevsim meyvelerinden istediğinizi yiyebilirsiniz, iyice yıkayın, kabuğuyla yemeyi tercih edin)

AKŞAM YEMEĞİ

- 1 kâse çorba (kremasız ev çorbası, 1 yemek kaşığı sızma zeytinyağı ile hazırlanmış)
- 1 porsiyon sebze yemeği veya 1 porsiyon kuru baklagil yemeği
- Her türlü mevsim sebzesini yiyebilirsiniz, sebzenizin içinde et, kıyma vb olmayacak. Çiğden koyarak kendi suyuyla veya buharda pişirme usulü ile pişirebilirsiniz. Her türlü baharat, taze otlar vb serbest. 1 yemek kaşığı zeytinyağı kullanabilirsiniz.
- Arzu ederseniz sebze yemeği yerine kuru fasulye, barbunya, nohut, mercimek vb yiyebilirsiniz. Pişirirken 1 yemek kaşığı zeytinyağı kullanabilirsiniz.
- Tüm yemeklerinizin yanında öğlen yemeğinde belirttiğimiz özelliklerde sınırsız salata ve yoğurt yiyebilirsiniz.

NOTLAR

- Öğle ve akşam öğünlerinizi değiştirebilirsiniz.
- Her gün 2,5 - 3 lt su içmelisiniz (10-12 bardak kadar). Su içmek, bağışıklık sisteminizi kuvvetlendirir.
- Yüksek tansiyon hastası olan kişiler hariç, her gün 2 şişe doğal maden suyu içiniz. Aromalı maden sularından uzak durunuz.

- Günde 1 bardak süt içebilirsiniz. (Yalnız sütün kaymağını içmeyin)
- Tarifini verdiğimiz 'bağışıklık sistemi çayı'ndan her gün 4 fincan içiniz (şekersiz olmak kaydıyla).
- Diyet listenizde bulunmayan hiçbir gıdayı tüketmeyiniz.
- Akşam 21.00'dan itibaren hiçbir şey yemeyiniz.
- Haftada 4 gün, günde 1 saat tempolu yürüyüş veya spor yapmanız, bağışıklık sisteminizi desteklemek için gereklidir.
- Günlük hayatınızı hareketli yaşayınız, yürüyerek gidebileceğiniz her yere yürüyerek gidiniz, asansör değil, merdiven kullanınız.
- Uykunuza dikkat edin, günde en az 7 saat uyumaya gayret gösterin. Dinlenmemiş bir beden hastalıklara açıktır.
- Mutlaka karanlıkta uyuyun, karanlık uykusu vücutta 'melatonin' denen bir hormon salgılanmasına sebep olur ki, melatonin vücudun direncini artıran ve depresyonu engelleyen bir hormondur.
- Yalnız yaşamayın, etrafınızda hep sevdikleriniz olsun. Hayatınızı kalabalıklaştırmak için elinizden geleni yapın. Stresten uzak yaşayın, mutlu olmak için her fırsatı değerlendirin.
- Unutmayın, hayata ağlayarak geldik ağlayarak gideceğiz, yaşadığımız sürece gülmenin hırsızı olmalıyız!

Bağışıklık sistemini destekleyen 10 bitki

ELMA

Evinize doktor girmesini istemiyorsanız, her gün bir elma yiyin! Elma, bol miktarda 'flavonoit' içerir. Flavonoitler vücudumuzu 'paslanmaktan' koruyan kuvvetli antioksidan maddelerdir, bizi kanserden korurlar. Kuvvetli bir antioksidan olan 'quersetin' maddesi elmada bol miktarda bulunur ve bizi kanserden korur. Elma ayrıca bol bol lif içerir, sindirimi düzenler, probiyotikler için faydalıdır. Kalp hastalıklarına karşı koruyucudur. Kan şekerini düşürmeye yardımcı olur. Üstelik tüm bunları yaparken son derece düşük kalorilidir. Ortalama büyüklükte bir elma sadece 80 kalori içerir, kilo almanızı engeller.

Önerim:

Her gün an az bir elma tüketin. Elmanızı kabuğuyla yiyin!

LİMON

Limon, bol miktarda C vitamini içerir. C vitamini, gripten kansere kadar her hastalığa karşı koruyucudur. Enfeksiyonlara karşı savaşmaya yardımcı olur. Günde bir limon yemek, sigara içmeyen yetişkinlerin günlük C vitamini ihtiyacının yarısını karşılar. Limon flavonoitler açısından da zengindir. Yani, vücudumuzun 'paslanmasını' engeller. Fakat limonda öyle bir mucize var ki, içerdiği diğer tüm maddeleri gölgede bırakıyor; D-Limonen. Üstelik bu madde limonun hep atılan kısmında yer akıyor, kabuğunda. D-Limonen maddesinin kanserleri durdurduğu kanıtlandı.[26,27,28] Limon kabuğuna mis gibi kokusunu veren uçucu yağın yüzde 90'ını D-Limonen oluşturuyor. Bu madde, aynı zamanda kanserlere karşı koruyucu etki de gösteriyor.

Önerim:

Her gün en az 2 limon tüketin ve limonun kabuğunu ziyan etmeyin. Rendelenmiş limon kabuğu hem salatalarınıza lezzet ve aroma katacak, hem de kanserden korunmanıza yardımcı olacaktır.

BAMYA

Bazı insanların bamyadan nefret etmesine hep hayret ederim. Çocukluğumdan beri annemin yaptığı bamyaya bayılırım. Bugün de kızım annesinin yaptığı bamyaya bayılıyor. Allah'ın sevgili kulu olmalıyım ki, şimdi de eşimin pişirdiği bol limonlu harika bamya yemeklerini yiyorum. Bamya, 'müsilaj' adı verilen maddeler açısından zengindir. Bu maddeler sayesinde kendine özgü 'sümüksü' yapıya sahiptir. Müsilaj maddesi, sindirim sisteminin iç yüzeyini sanki bir sıva gibi tamamen kaplayarak kanserojen maddelerden ve tahriş edici zararlılardan korur. Bu sayede bamyanın sindirim sistemi kanserlerine karşı koruyucu olduğu gösterilmiştir.[29] Ayrıca en iyi bitkisel lif kaynaklarından biridir. Bir porsiyon bamyada yaklaşık 8 gram lif vardır. Bağırsakları çalıştırır, kabızlığın önüne geçer. Probiyotikleri destekler, bağışıklık sisteminin düzenlenmesine yardımcı olur.

Bamyanın mucize etkileri bu kadar da değil; vücudumuzdaki en önemli antioksidan maddelerden birisi olan 'glutatyon', bamyada bolca bulunuyor. Glutatyon, hücrelerimizdeki DNA yapısına saldıran iç ve dış saldırganlara karşı savunmamızı güçlendirir, kansere karşı korunmamızı sağlar. Serbest oksijen radikallerinin sebep olduğu hasarın önüne geçer, antiaging etkisi vardır, yaşlanmamızı geciktirir. Genç kalmak için, bamya tüketin!

---

[26] Chen X, Yano Y, Hasuma T. et.al.; Inhibition of farnesyl protein transferase and P21 ras membrane assocation by d-limonene in human pancreas tumor cells in vitro, *Chin Med Sci J*, 14(3): 138-44 (1999).

[27] Crowell P.L, Gould M.N, Chemoprevention and therapy of Cancer by d-limonene, *Crit Rev Oncog*, 5(1):1-22 (1994).

[28] Crowell P.L, Siar Ayoubi A, Burke Y.D. Antitumorigenic effects of limonene and peryllil alcohol against pancreatic and breast cancer, *Adv Exp Med Biol*, 401:131-6 (1996).

[29] Antiproliferative and proapoptotic actions of okra pectin on B16F10 melanoma cells. Vayssade M, Sengkhamparn N, Verhoef R, Delaigue C, Goundiam O, Vigneron P, Voragen AG, Schols HA, Nagel MD. Phytother Res. 2010 Jul;24(7):982-9. doi: 10.1002/ptr.3040.

Önerim:

Haftada en az 2 gün bol limonlu bamya yemeği yiyin. Bamyanızı mevsiminde, pazardaki köylülerden alın. Derin dondurucuya koyun, bütün bir yıl yemeye devam edin.

ÇÖREKOTU

Tarih boyunca ilgi görmüştür çörekotu. Peygamber Efendimizin Hadisi bile var çörekotu hakkında: *"Çörekotuna kıymet verin, zira o ölüm dışında her derde devadır."* Gerçekten de öyledir, çünkü çörekotu, kuvvetli antioksidan maddeler içerir. Çörekotunda bulunan 'timokinon' maddesi, kansere karşı savaşır ve kanser hücrelerinin intihar etmesini sağlar. Aynı zamanda iltihap giderici etkisi de vardır.[30,31,32] Çörekotu, bağışıklık sistemini güçlendirir, doğal öldürücü hücreler ile makrofaj hücrelerinin sayısını ve aktivitesini artırır. Böylece vücudun kansere ve diğer hastalıklara karşı savunma gücünü artırır. Gerçekten de her derde devaymış, değil mi?

Önerim:

Her gün bir tatlı kaşığı çörekotu tüketin. Çörekotunu bir havanda döverek yağını çıkartın, sonra salata veya yoğurdunuza karıştırarak yiyin.

SOĞAN

Sizin kokusundan şikâyet ettiğiniz soğan, ABD Ulusal Kanser Enstitüsü tarafından kanserle savaşan özellikleri açısından incelenen bitkilerden bir tanesi.

Soğan flavonoitler açısından çok zengin. Tıpkı elmada olduğu gibi yüksek miktarda 'quercetin' içeriyor. Quercetin, vücudumuzu kanserden koruyan önemli bir antioksidan madde, üstelik kanserli hücreler ile savaşırken doğal hücrelere zarar vermiyor, seçici etkiye sahip. Bu maddeyi en fazla içeren soğan tipi ise arpacık soğan! Soğan çok sayıda sülfür bileşikleri içerir. Bunlar sayesinde kolesterol üzerinde olumlu bir etki gösteriyor. HDL'yi yükseltiyor, LDL'yi düşürüyor. Ayrıca kan şekerini de düşürücü etkisi var. Bağışıklık sistemini destekleyen polisakkaritler yönünden zengin, enfeksiyonlardan korunmaya yardımcı.

Önerim:

Soğanın etkilerinden faydalanmak için çiğ tüketin, pişirdiğiniz zaman için-

---

[30] Thymoquinone: potential cure for inflammatory disorders and cancer. Woo CC, Kumar AP, Sethi G, Tan KH. Biochem Pharmacol. 2012 Feb 15;83(4):443-51. doi: 10.1016/j.bcp.2011.09.029. Epub 2011 Oct 10. Review

[31] Antitumor promoting potential of selected phytochemicals derived from spices: a review. Rajput S, Mandal M. *Eur J Cancer Prev*, 2012 Mar;21(2):205-15. doi: 10.1097/CEJ.0b013e32834a7f0c. Review.

[32] Anti-cancer properties of Nigella spp. essential oils and their major constituents, thymoquinoneand beta-elemene. Edris AE. *Curr Clin Pharmacol*, 2009 Jan;4(1):43-6. Review.

deki bileşikler bozuluyor, faydasız hale geliyor. Kokusundan kurtulmak için ardından birkaç yaprak maydanoz çiğnemek yararlı olacaktır.

ISIRGAN

İlkokul 3. sınıf öğrencisiydim, yaz tatilinde annemin Tokat Reşadiye'deki köyüne gittik. Köydeki ilk gün etrafı keşfetmek için amcamın evinden dışarı çıktım; orman köyüydü Tavara, her taraf yemyeşil, sanki bir cennet. Ankara'dan kalkıp gitmiş bir şehir çocuğu olarak yeşillikten sarhoş olmuş vaziyette bahçede dolaşmaya başladım, bir yandan da yol kenarındaki koyu yeşil yapraklı bitkileri okşayarak. İşte ısırgan bitkisiyle orada tanıştım. Bayağı acı bir tanışma oldu benim için, kabaran ellerimin acısından gözyaşları içinde ağlarken öğrendim o koyu yeşil yapraklı bitkinin ısırgan olduğunu. Yengem acımı dindirmek için bir elmayı ortadan ikiye bölüp avuç içlerimi elmayla ovdu, bir süre sonra rahatladım zaten. Büyük aşklar büyük nefretlerden doğarmış, çocuk yaşımda canımı yakıp beni ağlatan ısırgan otu, bugün fitoterapi uzmanı bir doktor olarak benim en sevdiğim şifalı bitki haline geldi. Nasıl sevmeyeyim ısırganı? Bağışıklık sistemini kuvvetlendiriyor, hastalıklara karşı savaşıyor. Romatizmal hastalıkların iyileşmesine yardımcı oluyor. Almanya'da binlerce hasta üzerinde yapılan takiplerde, en az romatizmada kullanılan antienflamatuar (iltihapla savaşan, ağrı kesici, ateş düşürücü) ilaçlar kadar etkili olduğu gösterildi. Üstelik o ilaçlar gibi yan etkiler de yapmıyor. Hatta tam tersi, mide dostu; mideyi rahatlatıyor, gaz şikâyetlerini gideriyor, fazla asit salgısını dengeliyor. Tam bir detoks yapıyor, kanı temizleyerek zehirlerin atılımına yardımcı oluyor. Kökü ayrı bir mucize, iyi huylu prostat büyümelerini engelliyor. Yani yaprakları ayrı, kökü ayrı etkiye sahip. Siz olsanız, sevmez misiniz ısırganı?

Önerim:

Isırganı taze tüketin. Salatasını ve çorbasını yapın, haşlayarak veya kısık ateşte kavurarak yemeğini yapın, sofranızdan eksik etmeyin. Bir miktarını ayırıp kurutun, mevsimi dışında çayını yaparak tüketin. Ancak bol miktarda silisyum içerdiği için, böbrek taşı olanlarda önermiyorum!

MEYAN KÖKÜ

Tarihin ilk çağlarından beri şifalı bitki olarak kullanılır. Anadolu'da meyan şerbeti oldukça yaygın olarak tüketilir. Sıcak yaz aylarında, sırtlarında özel güğümleri ile meyan şerbeti satan şerbetçilere Gaziantep, Diyarbakır ve Adana sokaklarında sıkça rastlanır. Meyan kökünün kuvvetli bir iltihap giderici olduğu ispatlandı. Neredeyse kortizon ilaçlarına benzer bir etkiye sahip, ancak kortizonun yan etkilerini göstermiyor.

Avrupa'da uzun yıllar boyunca mide ülserine karşı kullanıldı. Ülserin sebebi olan *Helicobakter pylori* isimli mikrobun mide yüzeyine tutunmasını engelliyor. Hepatit tedavisinde etkinliği gösterildi. Karaciğer enzimlerini normale döndürdüğü ve karaciğer koruyucu etkisi olduğu ortaya konuldu.

Kansere karşı koruyucu olduğuna dair pek çok delil var. 2010 yılında ABD'de yayınlanan bir çalışmada, özellikle lösemi ve kalınbağırsak kanserlerine karşı koruyucu etkisi olduğu gösterildi.[33,34,35,36] Bununla birlikte prostat, deri ve karaciğer kanserlerine karşı da koruyucu olduğuna dair pek çok çalışma mevcut. Meyan kökü bağışıklık sistemini kuvvetlendiriyor ve hastalıklara karşı direnci artırıyor.

Önerim:

Yüksek tansiyon hastası olanlar, şeker hastaları ve böbrek üstü beziyle ilgili hastalığı olanlar meyan kökünden uzak durmalı. 'Şifalı bitkidir, yan etkisi yoktur' mantığıyla herkesin her türlü bitkiyi tüketmesi yanlıştır. Bir bitkiyi kullanmaya başlamadan önce, fitoterapi uzmanı olan bir doktora danışınız.

SARIMSAK

Tarih boyunca hastalıklardan korunmak için sarımsak kullanılmasının kökeninde ne yatar? İnsanoğlu sadece vebadan korunmak için değil, vampirlerden korunmak için de boyunlarına sarımsak kolyeleri yapıp astı geçmişte. Sarımsağın o kadar çok faydası var ki, bana göre bugün bile boynumuza kolye olarak takıp dolaşsak yeridir. Amerikan Kanser Enstitüsü'nün kansere karşı etkilerini araştırdığı sebzelerin başında sarımsak geliyor. Sarımsağa kokusunu veren 'alliin' maddesinin kansere karşı koruyucu ve tedavi edici etkileri olduğuna dair bulgular var.

Önemli bir nokta var ki, sarımsağın içindeki alliin dövüldüğü zaman 'allicin' maddesine dönüşüyor. Sarımsağın etkili olabilmesi için bu dönüşüm şart. Yani, sarımsağı önce dövün, sonra yiyin.Sarımsak, virüs ve bakterileri öldüren maddeler içerir. Bir tür 'doğal antibiyotik' gibi hareket eder. Antiviral ve antibakteriyeldir. Üstelik binlerce yıldır kullanılmasına rağmen, mikroplar sarımsağa direnç falan geliştirememişlerdir. Oysa 70 yıldır kullanılan antibiyotiklere karşı habire direnç geliştiriyorlar. Kan şekerini dengelemeye yardımcıdır. Şeker hastalarında tedaviye

---

[33] Licorice and cancer. Wang ZY, Nixon DW. *Nutr Cancer*, 2001;39(1):1-11.

[34] The Inhibitory Effect of Roasted Licorice Extract on Human Metastatic Breast Cancer Cell-Induced Bone Destruction. Lee SK, Park KK, Park JH, Lim SS, Chung WY. Phytother Res. 2013 Feb 11. doi: 10.1002/ptr.4930.

[35] Glycyrrhizic acid induces apoptosis in WEHI-3 mouse leukemia cells through the caspase- and mitochondria-dependent pathways. Chueh FS, Hsiao YT, Chang SJ, Wu PP, Yang JS, Lin JJ, Chung JG, Lai TY. Oncol Rep. 2012 Dec;28(6):2069-76.

[36] The Anti-Angiogenic Activities of Glycyrrhizic Acid in Tumor Progression. Kim KJ, Choi JS, Kim KW, Jeong JW. Phytother Res. 2012 Aug 16. doi: 10.1002/ptr.4800.

yardımcı olur. Kan yağlarını düşürdüğü, kolesterol ve trigliserit değerlerini normale getirmeye yardımcı olduğu gösterilmiştir. Böylece kalp hastalıklarından koruyucu etki gösteriyor. Üstelik bunu, kolesterol düşürücü ilaçların yan etkilerini göstermeden yapıyor. İçinde bulunan etken maddelerin güçlü kanserojen maddeleri etkisiz hale getirdiği, böylece kansere karşı koruyucu olduğu bulundu.

Önerim:

Sarımsağı önce dövün, sonra yiyin. Her gün birkaç diş çiğ sarımsak tüketmek, sağlığınız için koruyucudur. Ancak, sahip olduğunuz bir hastalığın tedavisi için kullanacaksanız, doktorunuza danışın. Size, mide asidinden etkilenmeyen, bağırsakta çözünen sarımsak kapsülleri önerecektir. Çünkü mide asidi, sarımsağın içindeki etken maddeleri büyük oranda yok eder.

YEŞİL ÇAY

Japon araştırmacılar, 2006'da yaptıkları bir çalışmada şöyle bir sonuca vardılar: *"Yeşil çay tüketmek tüm ölüm sebeplerinde riski azaltıyor!"*

Aslında yeşil çay ile siyah çay aynı bitki. Bitkinin bir fermantasyon işleminden geçirilmesiyle siyah çay elde ediliyor, yeşil çay ise bitkinin fermantasyondan geçirilmemiş hali. Yeşil çayın içinde 'epigallokateşin gallat' (EGCG / kateşin) adı verilen bir etken madde var. Çay bitkisi fermente edilip siyah çaya dönüşünce bu madde yok oluyor. Dolayısıyla da siyah çay, yeşil çayın etkilerini göstermiyor.

Yeşil çayın içerdiği 'kateşin' çok kuvvetli bir antioksidan. Yani daha önce de belirttiğimiz gibi vücudumuzun paslanmasını engelliyor. Sinir hücrelerini hasarlara karşı koruduğu gösterildi. Bağışıklık sistemini destekliyor. Kanser oluşum riskini azaltıyor. Yeşil çay, ağızdan kalınbağırsağa kadar tüm sindirim sistemi kanserlerine karşı koruyucu! Ayrıca meme, prostat, akciğer ve cilt kanserlerine karşı da kuvvetli koruyucu etkisi var.[37,38,39]

Kaliforniya Üniversitesi'nin yaptığı bir araştırmada, yeşil çayın diş çürüklerine

---

[37] Advance in anticancer studies on catechins and their derivatives. Zhou J, Gong ZL, Zhang K, Ding YP. *Zhongguo Zhong Yao Za Zhi*, 2012 Sep;37(17):2510-8.

[38] Strategy of research for cancer--chemoprevention. Ito N, Imaida K. *Teratog Carcinog Mutagen*, 1992;12(2):79-95. Review.

[39] Intake estimation of total and individual flavan-3-ols, proanthocyanidins and theaflavins, their food sources and determinants in the European Prospective Investigation into Cancer and Nutrition (EPIC) study. Knaze V, Zamora-Ros R, Luján-Barroso L, Romieu I, Scalbert A, Slimani N, Riboli E, van Rossum CT, Bueno-de-Mesquita HB, Trichopoulou A, Dilis V, Tsiotas K, Skeie G, Engeset D, Quirós JR, Molina E, Huerta JM, Crowe F, Wirfäl E, Ericson U, Peeters PH, Kaaks R, Teucher B, Johansson G, Johansson I, Tumino R, Boeing H, Drogan D, Amiano P, Mattiello A, Khaw KT, Luben R, Krogh V, Ardanáz E, Sacerdote C, Salvini S, Overvad K, Tjønneland A, Olsen A, Boutron-Ruault MC, Fagherazzi G, Perquier F, González CA. *Br J Nutr*, 2012 Sep 28;108(6):1095-108.

neden olan bakterileri öldürdüğü gösterildi. Yemek sonrasında bir fincan yeşil çay içmek dişlerinizi çürümekten koruyabilir.[40] Yapılan çok sayıda çalışmada, yeşil çayın metabolizmayı hızlandırdığı ve yağ yakıcı etkisi olduğu da ispatlandı.[41] Zayıflamak isteyenlere yardımcı oluyor. Ancak bu kadar olumlu etkiye rağmen yüksek tansiyon ve kalp hastalığı olanlar dikkatli tüketmeli, çünkü yeşil çay çok yüksek miktarda 'kafein' içeriyor. Çarpıntı ve tansiyonda yükselme yapabilir.

Önerim:

Eğer yüksek tansiyon veya kalp hastası değilseniz, günde 3-4 fincan yeşil çay için. Bu sizi kanserlere karşı koruyacak, metabolizmanızı hızlandıracak ve bağışıklık sisteminizi destekleyecektir.

DOMATES

Burun kıvırıp ciddiye almadığınız domates aslında bağışıklık sistemini destekleyen en önemli sebzelerden birisi. İçinde 'likopen' isminde çok kıymetli bir etken madde barındırıyor. Likopen çok kuvvetli bir flavonoid. Antioksidan etki gösteriyor. Kansere karşı koruyucu; özellikle prostat, cilt, mide ve akciğer kanserlerinin görülme sıklığını belirgin şekilde azalttığı gösterildi.[42,43,44,45,46]

Domates bol miktarda C vitamini de içeriyor. 3 adet orta boy domates (tabii mevsiminde doğal olarak tarlada yetişmiş, hormonsuz ve GDO'suz domates) sigara içmeyen yetişkinlerin günlük C vitamini ihtiyaçlarını karşılamak için yeterli. Likopen kalp hastalıklarından korunmada son derece etkili. Kalp hastalığı için risk taşıyanlar bol bol domates tüketmeli.[47]

Likopen maddesi yağda çözünen bir madde. Az miktarda zeytinyağı ile kısa süre pişirmek, domatesin içindeki likopen maddesinin açığa çıkmasını sağlıyor. Domatesi pişirirken lütfen kabuklarını soymayın, kabuklarıyla birlikte tüketin.

---

[40] Overview of antibacterial, antitoxin, antiviral, and antifungal activities of tea flavonoids and teas. Friedman M. *Mol Nutr Food Res*, 2007 Jan;51(1):116-34. Review.

[41] The potential role of green tea catechins in the prevention of the metabolic syndrome - a review. Thielecke F, Boschmann M. *Phytochemistry*, 2009 Jan;70(1):11-2.

[42] Implications of cancer stem cell theory for cancer chemoprevention by natural dietary compounds. Li Y, Wicha MS, Schwartz SJ, Sun D. *J Nutr Biochem*, 2011 Sep;22(9):799-806.

[43] Role of lycopene in the control of ROS-mediated cell growth: implications in cancer prevention. Palozza P, Parrone N, Simone R, Catalano A. *Curr Med Chem*, 2011;18(12):1846-60. Review.

[44] Lycopene: features and potential significance in the oral cancer and precancerous lesions. Lu R, Dan H, Wu R, Meng W, Liu N, Jin X, Zhou M, Zeng X, Zhou G, Chen Q.*J Oral Pathol Med*, 2011 May;40(5):361-8.

[45] Tomato lycopene and inflammatory cascade: basic interactions and clinical implications. Palozza P, Parrone N, Catalano A, Simone R. *Curr Med Chem*, 2010;17(23):2547-63. Review.

[46] Phytochemicals in hepatocellular cancer prevention. Nishino H. *Nutr Cancer*, 2009;61(6):789-91.

[47] Lycopene and cardiovascular diseases: an update. Mordente A, Guantario B, Meucci E, Silvestrini A, Lombardi E, Martorana GE, Giardina B, Böhm V. *Curr Med Chem*, 2011;18(8):1146-63. Review.

Önerim:

Dikkat etmeniz gereken en önemli nokta, domatesi mevsiminde tüketmek olmalıdır. Kışın domatesten mahrum kalmak istemiyorsanız, yaz aylarında mis gibi domateslerden konserve hazırlayın, kış geldiğinde hazırladığınız bu katkısız domates konservelerini tüketin.

Kansere karşı koruyucu domates kürü

- 1 tatlı kaşığı saf sızma zeytinyağı
- 2 adet domates (hormonsuz, mevsiminde doğal yetişmiş)
- 1 diş sarımsak

Domatesleri kabuklarıyla birlikte mutfak robotunda parçalayın. Sarımsağı havanda güzelce dövün. Tavada zeytinyağı ile birlikte 2-3 dakika çevirin. Bu kürü, domates mevsiminde günde bir kere tüketebilirsiniz.

İkinci Bölüm:

99 İLAÇ BESİN

"İlacınız besininiz, besininiz ilacınız olsun!"

- Hipokrat'ın ünlü sözü ile başladığımız bu bölümde size sağlığınızı destekleyen ve hastalanmadan yaşamanıza destek olan 99 mucize besini anlatacağım.
- Bu besinler ilaç değildir, tedavi önerisi yerine geçmez. Fakat insan sağlığı üzerinde pek çok olumlu etkileri vardır. Bu etkiler her biri için ayrı ayrı anlatılmıştır. Sağlığınızı korumak için besinlerin tıbbi faydalarını öğrenmeniz amacıyla bu bölüm yazılmıştır.
- Eğer herhangi bir hastalığınız varsa, bu besinlerden hangisini yiyip, hangisini yiyemeyeceğinizi doktorunuza danışınız.
- Bu kitapta anlatılan bitkilerin sağlık üzerine etkileri, arkası boş iddialar değildir. Bahsedilen etkilerin tamamı bilimsel yayınlarla ispatlanmış etkilerdir. Her bitki için ayrı ayrı bilimsel literatürün taranıp değerlendirilmesi ile yazılmıştır. Bilimsel olarak ispatlanmamış iddialara yer verilmemiştir.
- Özellikle kansere karşı etkili olduğu ispatlanan ve bağışıklık sistemini destekleyen bitkilere ağırlık verdim. Bağışıklık sistemini kitabın birinci bölümünde uzun uzun anlattım, desteklememiz son derece önemli.
- Bağışıklık sistemini desteklemenin ilk yolu, doğru beslenmedir. Kanser, çağımızın en kötü hastalığı! Dolayısıyla hastalarımdan kanser hakkında çok fazla soru alıyorum. En fazla sorulan iki soru var: *"Kanserden korunmak için nasıl beslenmeliyim?", "Kanser hastasıyım, hastalığı yenebilmek için nasıl beslenmeliyim?"* Bu sebeple besinlerin insan sağlığına katkılarını anlatarak bu sorulara da cevap oluşturmak istedim.
- Kanserden korunmanın en iyi yolu, öncelikle, bilinen kanserojen maddelerden uzak durmaktır. Amerikan Kanser Birliği, "Yaşam tarzınızı ve beslenmenizi değiştirirseniz tüm kanserlerin üçte ikisinden korunabilirsiniz" açıklamasını yapıyor. Temel amacımız, size sağlığınız için faydalı olan yiyecekleri öğretmek. Biz bunlara 'ilaç yiyecekler' diyoruz. İlaç yiyecekler, sağlığınızı koruyup hastalık riskini azaltan yiyeceklerdir. Eğer beslenmenizdeki zararlı yiyecekleri çıkarıp yerine bu ilaç yiyecekleri koyarsanız, daha sağlıklı yaşayacaksınız.
- Besinlerinizi geleneksel tohumlarla, tarımsal ilaç kullanılmadan yetiştirilmiş doğal veya organik üretilen besinlerden seçmeye özen gösteriniz.
- Taze sebze meyveleri her zaman mevsiminde tüketiniz. Mevsim dışında tüketmek için geleneksel saklama yöntemlerinden uygun olanı seçiniz (konserve, turşu, kurutma, derin dondurucuda dondurma vb).
- Mevsimi dışında taze sebze meyve tüketmek, kansere davetiye çıkarmak demektir. Kanserden korunacağım derken, kanser olmayınız.

- İşlenmiş gıdalardan mümkün olduğu kadar uzak durunuz.
- Sadece burada anlattığımız besinlerle beslenmek sağlıklı yaşamak için yeterli değildir, sağlıklı yaşamın sadece bir bölümüdür. Bunların yanında, zararlı maddelerden uzak durunuz, haftada en az üç gün egzersiz yapınız, düzenli olarak (şikâyetiniz olmasa bile) doktor kontrollerine gidiniz?
- Eğer hayatınızın geri kalanını sağlıksız yaşıyorsanız, sadece bu bölümdeki önerilerle sağlığınıza kavuşmanız mümkün değildir! Örneğin, sigara içen ve fazla kiloları olan bir kişinin, bu bölümde tarifi verilen kalp hastalıklarından koruyucu çayı içerek kalp hastalığı riskini düşürmesi mümkün değildir. Mutlaka sigarayı bırakması ve fazla kilolarını vermesi gerekir.
- Son yüzyılda dünya nüfusunun tarih boyunca görülmemiş bir hızla artması, bu kalabalığı doyurabilmek adına birtakım tarım politikaları geliştirilmesi sonucunu beraberinde getirdi; genetiği değiştirilmiş organizmalar (GDO), tarım ilaçları, hormonlar, hibrit tohumlar... Tüm bu tarım politikaları sonucu, yerel üretimler yok olmaya başladı. Kendinizi vahşi kapitalizmin kollarına bırakmayınız, yerel üreticileri, yerel tohumları ve yerel tarım ürünlerini destekleyiniz. Birey olarak tavrınızı sergilemenin en iyi yolu, yerel tarım ürünlerini satın almaktır. Eğer bir ürüne talep varsa, o ürünün yetiştiği tohum yok olmaz.
- Geleneksel gıda hazırlama yöntemlerini terk etmeyiniz. Turşu kurun, konserve yapın, salça kaynatın, yoğurdunuzu kendiniz yapın.
- Bu bölümde anlatacağımız besinlerin tamamı insan sağlığına faydalı besinler. Ancak, sadece sağlığa faydalı diye bu besinleri aşırı tüketmeniz size fayda değil zarar verecektir. Unutmayın, her şeyin fazlası zarardır, su bile insanı zehirleyebilir. Dengeyi korumayı biliniz, insan vücudu bir denge sistemi ile çalışır.
- Kalori dengesini korumak adına zararlı yiyecekleri hayatınızdan çıkarınız, onların yerine, bahsedeceğimiz ilaç yiyecekleri ekleyiniz. Örneğin bal, çok yüksek kalori içerir ama öte yandan sağlığımıza inanılmaz katkıları vardır (bu bölümde okuyacaksınız). Fakat fazla kilolardan kurtulmak için şeker ve hamur işleri tüketmekten tamamen vazgeçip onların yerine ölçülü miktarda bal tüketebilirsiniz. Böylece fazla kalori alımını engellemiş olur ve vücudunuza şeker gibi bir zararlıyı sokmak yerine bal gibi bir şifayı alırsınız.
- GDO'lu ürünler ve işlenmiş gıdaların insan sağlığı ve bağışıklık sistemi üzerindeki etkileri hakkında pek çok çalışma yapılmaya devam ediyor. Ancak hâlâ bunların etkileri hakkında kesin kanıtlarımız yok. Temel soru şu: Bitkilerin genetik yapısını değiştiren müdahaleler, acaba benim genetik yapıma ne yapıyor? Bu soru cevabını alana kadar GDO'lu ürünler

hakkında kesin bir yargıda bulunabilmek mümkün değil. Ama siz bu sorunun cevabı olumsuz olacakmış gibi hareket etmeli ve kötü ihtimalleri düşünerek, GDO'lu gıdaları evinize sokmamalısınız.

- İlk biyoteknoloji (GDO) patenti 1980'de verilmiştir. Firmalar GDO deneme üretimlerine 1986'da başlamıştır. GDO'lu ürünlerin ticari olarak ilk üretimleri ve pazarlanması ise 1996 yılında başlamıştır. Yani GDO'lu ürünler sadece 17 yıldır hayatımızda.
- Henüz GDO'lu ürünleri yemeye başlamamızın üzerinden bir nesil bile geçmedi. Genetik biliminin sonuçları değerlendirebilmesi için nesiller geçmesi gerek. Gelecekte ne olacak?
- Dünyada GDO'lu tarım üretiminin yüzde 99'u Amerika kıtasında yapılmaktadır. Tüm dünya GDO'lu tarımının yüzde 63'ü ABD tarafından yapılır.
- Ülkemizde GDO'lu ürün tarımı yapılmamakta ama öte yandan Türkiye'ye ithal edilen yabancı tarım ürünlerinin neredeyse tamamı GDO'ludur.
- GDO'nun üretiminde yaygın olarak kullanıldığı mısır 700, soya da 900 ayrı işlenmiş gıdada 'bileşen' olarak yer almaktadır.
- GDO, sadece bitkiler için söz konusu değil. Örneğin, somon için GDO patenti alındı ve üretimine başlandı bile. Çünkü GDO'lu somon vahşi somondan iki kat daha hızlı büyüyor.

İşte mucize etkili besinler

1. ADAÇAYI

Uzun yaşamak istiyorsanız, adaçayını evinizden eksik etmeyin! Tarih boyunca her derde deva olduğuna inanılmıştır.

Bol miktarda uçucu yağ içerir. Mis gibi kokusunu uçucu yağlarına borçludur. Antimikrobiyal etkinliği vardır. Özellikle üst solunum yolları, ağız içi ve boğaz iltihaplarına neden olan mikroplar üzerinde etkilidir. Gerek çayları, gerekse gargaraları bu hastalıkların tedavisinde kullanılabilir. Uçuk yapan virüsler üzerinde, antiviral ilaçlar kadar etkili olduğunu gösteren yayınlar mevcuttur.

Mide şikâyetlerinde rahatlatıcı etkisi nedeniyle sık sık kullanılır. Hazımsızlık çeken hastalarda mide bağırsak sistemini yatıştırır, sindirimi kolaylaştırır.

Adaçayı tüketerek elde edilebilecek faydalar:

- Üst solunum yolları, ağız içi ve boğaz enfeksiyonlarında, dudaklardaki uçuklarda koruyucu ve tedavi edici etkisi vardır.
- Antibakteriyel ve antiviraldir.
- Hazımsızlığı giderir, sindirimi kolaylaştırır, mideyi rahatlatır.

Öneri:

- Üst solunum yolları, boğaz ve ağız içi enfeksiyonlarına yakalandığınızda adaçayı gargarası kullanabilirsiniz.

Dikkat!

- Türkiye'de 80'den fazla adaçayı türü vardır. En fazla bulunan türü, *Salvia triloba* denilen üç yapraklı tipidir. Oldukça değerli bir adaçayı türüdür. Öte yandan, kalan adaçayı türlerinin hepsi farklı oranlarda etken madde içerir. Tıbbi adaçayı olarak bilinen *Salvia officinalis* türü ise ülkemizde yetişmez. Bu nedenle, açık adaçayı almak yerine, üzerinde etken bitkinin yazılı olduğu, *Salvia officinalis* içeren güvenilir markaların poşet adaçaylarını tercih ediniz.

Adaçayı gargarası

- 3 adet adaçayı poşeti
- 250 cc kaynar su

Adaçaylarını porselen veya cam bir bardağa koyunuz. Üzerine kaynar suyu ekleyiniz. Bardağın kapağını kapayınız. Su soğuyana kadar bekleyiniz, kapağını açıp poşetleri çıkarıp sıkınız. Elde ettiğiniz sıvı, 'antibakteriyel' ve 'antiviral' özellikleri bulunan adaçayı gargarasıdır. Her gün taze olarak hazırlayıp, günde 6-8 kez gargara yapmak için kullanabilirsiniz.

Püf noktası:

Uçucu yağ içeren tüm bitkilerin çaylarını ve gargaralarını hazırlarken kapağı kapalı hazırlayınız. Eğer kapatmazsanız, bitkinin içerdiği uçucu yağı uçar gider ve etkisinden faydalanamazsınız.

2. AHUDUDU

Diyet yapan insanların tatlı isteğini tatmin edecek kadar tatlı, fakat bir o kadar da kalorisi düşük bir meyvedir. Bir avucunuzun içini dolduracak kadar miktardaki ahududu sadece 100 kalori içerir. Bol miktarda C vitamini içerir. Aynı zamanda yüksek seviyede lif kaynağıdır. Orta derecede 'potasyum' deposudur. Bol miktarda 'antosiyanin' içerir, kalp ve damar sağlığı için koruyucudur. Ayrıca ahududu bitkisinin yaprakları, halk tıbbında doğumu kolaylaştırmak ve adet sancılarını rahatlatmak için kullanılır.

Ahududu tüketerek elde edilebilecek faydalar:

- Yüksek miktardaki C vitamini ve antosiyanin içeriği nedeniyle antioksidandır, kansere ve kalp hastalıklarına karşı korur, bağışıklık sistemini kuvvetlendirir.

- Lif içeriği sayesinde bağırsakları çalıştırır, probiyotikleri destekler.Düşük kalorilidir, şişmanlatmaz, zayıflama hastalarının tatlı ihtiyacını tatmin eder.

Öneri:

- Zayıflamaya çalışıyorsanız, ama sizi engelleyen bir tatlı iştahınız ve kabızlığınız varsa, diyetinize günde bir porsiyon ahududu ekleyin, faydasını göreceksiniz.
- Âdet döneminde şiddetli sancı çeken bayanlar, ahududu yaprağı çayı içebilirler. Sancılı dönemlerini atlatmalarına yardımcı olacaktır.

Dikkat!

- Hamilelik döneminizde, doktorunuza danışmadan hiçbir bitki kullanmayınız.

Âdet sancıları için çay

- 1 tatlı kaşığı ahududu yaprağı
- 250 cc kaynar su

Ahududu yaprakları bir bardağa veya demliğe konularak üzerine kaynar su eklenir. Kapağı kapatılarak 5 dakika kadar demlenmesi beklenir. Sıcak sıcak içilir. Günde 3-4 fincan içmek, sancılarınızın azalmasına yardımcı olacaktır

3. ALIÇ

Çocukluğum Ankara'da geçti. Yaz aylarında, ipe dizilmiş alıçları boyunlarına kolye gibi takan satıcılar sokaklarda alıç satarlardı. Üç kuruş paraya aldığımız alıçları bahçe duvarlarının üzerine oturup yerdik. Damağımdaki mayhoş alıç lezzetini hâlâ özlüyorum. Uzun zamandır alıç kolyeleri takmış satıcıları görmüyorum, ama arada sırada köylü pazarlarını dolaştığımda rastlıyorum alıç satıcılarına. Yine de, o eski mayhoş tadı bulabilmem mümkün değil damağımda, büyümenin kötü yanlarından biri de, çocukluk lezzetlerini bir daha bulamamak galiba...

Alıç meyveleri ve yaprakları tam bir kalp dostudur. Avrupa ülkeleri ve Amerika Birleşik Devletleri'nde kalp yetmezliği tedavisinde yaygın olarak kullanılıyor. Üstelik kalp yetmezliğini tedavi ederken oldukça güvenli, çalışmalarda bildirilen ciddi bir yan etkisi yok![48] [49]

Bugüne kadar 1.000'in üzerinde hastanın takip edildiği 14 ayrı çalışmada alıç

---

[48] A review of the chemistry of the genus Crataegus. Edwards JE, Brown PN, Talent N, Dickinson TA, Shipley PR. *Phytochemistry*, 2012 Jul;79:5-26.

[49] Health effects of hawthorn. Dahmer S, Scott E. *Am Fam Physician*, 2010 Feb 15;81(4):465-8. Review.

özütünün kalp yetmezliği tedavisini destekleyerek yararlı olduğu gösterildi.[50] Amerikan Kardiyoloji Birliği, birinci ve ikinci derece kalp yetmezliğinde alıç kullanımını öneriyor. İçinde bulunan etken maddeler kuvvetli antioksidan etki gösterir, yani daha önce de belirtti ğimiz gibi vücudun paslanmasını engeller, hücrelerimize zarar veren serbest oksijen radikalleri ile savaşarak DNA hasarının önüne geçerler.[51]

Alıç tüketerek elde edilebilecek faydalar:

- Kalp sağlığınızı korur.
- Kalp yetmezliği gelişmiş hastaların tedavilerini olumlu yönde destekler.
- Antioksidan etkisi sebebiyle yaşlanmayı geciktirici etki gösterir, bağışıklığı destekler.

Öneri:

- Alıcı mevsiminde meyve olarak bol bol tüketin. Mevsimi dışında da yiyebilmek için zamanında aldığınız birkaç kilo alıcı güzelce yıkayıp derin dondurucuya atın. Daha sağlıklı ve daha genç olacaksınız.
- Kalp yetmezliği hastası olanlar, tedavilerine destek olması için alıç özütü kullanıp kullanamayacaklarını doktorlarına danışsınlar.

4. ANANAS

Tıpkı ahududu gibi, zayıflamak isteyenlerin en önemli yardımcılarından bir tanesi de ananas.

Ben çocukken memlekette ananas sadece zenginlerin yurt dışı seyahatlerinde yiyebilecekleri bir meyveydi. Bugün İstanbul Tahtakale sokaklarındaki el arabalarında bile ananas satılıyor, bu durum da beni çok mutlu ediyor. Ananas, 'bromelain' adlı çok önemli bir etken madde içerir. Bromelain, ananastan elde edilen bir enzimdir. İnsan sağlığı için çok önemlidir, çünkü vücuttaki iltihabi reaksiyonu engeller. Bromelain, özellikle romatizmal hastalıklarda ve artritlerde tedaviye yardımcı çok önemli bir maddedir; kortizon ilaçları kadar etkili olduğunu gösteren karşılaştırmalı çalışmalar mevcuttur.[52,53]

---

[50] Standardized extracts from hawthorn leaves and flowers in the treatment of cardiovascular disorders--preclinical and clinical studies. Koch E, Malek FA. *Planta Med*, 2011 Jul;77(11):1123-8

[51] Free radical-scavenging activities of Crataegus monogyna extracts. Bernatoniene J, Masteikova R, Majiene D, Savickas A, Kevelaitis E, Bernatoniene R, Dvoráckvá K, Civinskiene G, Lekas R, Vitkevicius K, Peciūra R. *Medicina Kaunas*. 2008;44(9):706-12.

[52] Reducing pain by oral enzyme therapy in rheumatic diseases. Klein G, Kullich W. *Wien Med Wochenschr*, 1999;149(21-22):577-80. Review.

[53] Bromelain reduces mild acute knee pain and improves well-being in a dose-dependent fashion in an open study of otherwise healthy adults. Walker AF, Bundy R, Hicks SM, Middleton RW. *Phytomedicine*, 2002 Dec;9(8):681-6.

Üstelik kortizonların yan etkilerine de sahip değildir.

Yara ve berelerin iyileşmesine yardımcıdır. Profesyonel sporcular, spor yaralanmalarında ve çürüklerin tedavisi için bromelain kullanırlar.

Bromelain, aynı zamanda bir mide dostu ve sindirim kolaylaştırıcısıdır. Proteinlerin vücutta sindirimine yardımcı olur, hazımsızlığı giderir ve zayıflamaya yardım eder. Yüksek oranda lif kaynağıdır ve bağırsakların çalışmasına yardımcı olur.

Ananas tüketerek elde edilebilecek faydalar:

- Eklem iltihaplarında, romatizmal hastalıklarda görülen iltihaplanmayı ve ağrıyı azaltır.
- Sindirime yardım eder, hazımsızlığı giderir.
- Zayıflamaya yardımcıdır.
- Yara berelerin hızla iyileşmesine yardım eder.

Öneri:

- Romatizmal hastalığı olanlar, sindirim problemi yaşayanlar ve zayıflamak isteyenler, günlük diyetlerine bir porsiyon ananas ekleyerek hem lezzetli bir meyve yemiş olurlar, hem de hastalıklarının tedavisine bir destek sağlarlar.

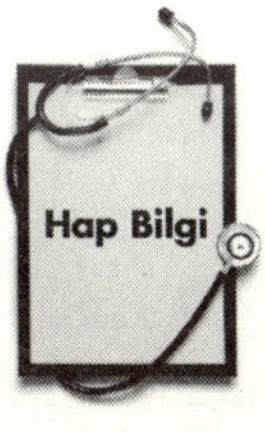

NİÇİN, KORTİZON İLAÇLARI YERİNE 'ANANAS ÖZÜ' KULLANILMIYOR?

Günümüzde tüm hastalıkların kökeninde yatan temel reaksiyonun iltihabi cevap olduğunu biliyoruz. Eğer biz bu iltihabi cevabı kontrol altına alabilirsek, tüm hastalıkların tedavisinde başarılı olma şansımız artar. Öte yandan, modern tıbbın iltihabi cevaba karşı kullandığı kortizon gibi 'kortikosteroid' türü ilaçlar ve 'non-steroid antienflamatuar' denilen iltihap giderici ve ağrı kesici ilaçlar çok ciddi yan etkilere sahiptir.

O zaman neden iltihaba karşı başarıyla savaşan ve bu modern ilaçların etkisini taşımayan ananas özlerini başlangıç tedavisinde kullanmıyoruz? Hastaya zarar vermeden tedavi etmeye çalışmak en doğrusu değil mi?

5. ANASON

Gaz şikâyeti olan herkesin tanıdığı bir bitkidir. Kendine has muhteşem kokusunu, içerdiği uçucu yağlara borçludur. Halk tıbbında, iştah açıcı ve gaz giderici etkilerinden faydalanılır. Mide dostudur. Ayrıca balgam söktürücü etkisinden de faydalanılır.

Anason tüketerek elde edilebilecek faydalar:

- İştah açıcıdır.
- Gaz gidericidir.

Öneri:

- Sindirim ve gaz problemleri yaşayanlara anason çayı tavsiye ediyorum.

Gaz giderici bitkisel çay

- 1 tatlı kaşığı anason
- 1 tatlı kaşığı nane
- 250 cc kaynar su

Anason, bir bardağa veya demliğe konularak üzerine kaynar su eklenir. Kapağı kapatılarak 5 dakika kadar demlenmesi beklenir. Sıcak sıcak içilir. Günde 3-4 fincan içmek, gaz şikâyetlerinizin azalmasına yardımcı olacaktır.

6. ARISÜTÜ
7. ARI POLENİ
8. BAL
9. PROPOLİS

Bu arılar ne kadar enteresan? Hep silahlı dolaşıyorlar, iğneleri her zaman hazır, öte yandan ağızlarından bal akıyor, herkese şifa oluyorlar. Balın kendisi bir mucize, ama polen, arı sütü ve propolis baldan daha üstün, hepsi arıların ürünü olduğu için faydalarını bir arada anlatacağız.

Arısütü

İşçi arılar, kraliçe arıları beslemek için özel olarak çok önemli bir salgı üretiyorlar ve bunu başlarının iki yanında bulunan bezlerden salgılıyorlar. İşçi arılar sadece 2-3 hafta yaşayabiliyor ve döl veremiyor. Oysa kraliçe arıların ömrü 7 yıla kadar uzayabiliyor. Üstelik kraliçe arılar genetik olarak farklı değil, işçi arı olarak doğuyorlar, fakat polen ve arısütü ile beslenen işçi arılar, kraliçe arıya dönüşüyor. Yani olay genetik değil, tamamen beslenmeyle ilgili. Arısütü ve poleni sayesinde ömürleri uzuyor ve üreyebilir hale geliyorlar. İşçi arılar üreyemezken, kraliçe arılar üreme yeteneğine sahip oluyor ve kovanın devamlılığını onlar sağlıyor.

Bu gerçeği keşfeden bilim adamları, *"Acaba arıların ömrünü uzatan ve üreme yeteneğini artıran arısütü insanlarda da yaşamı uzatabilir mi?"* diye düşünerek araştırmalar yaptılar. Japonya'da yapılan çalışmalarda, işçi arıları kraliçe arıya dönüştüren molekül tespit edildi. Araştırmacılar, bu moleküle 'royalaktin' adını verdiler.[54]

Acaba, arısütünün içinde bulunan royalaktin maddesi insanların da ömrünü uzatabilir mi? Araştırmacılar çalışadursun, siz onların araştırmalarını sonuçlandırmalarını beklemeyin, her gün sabah arı sütünü yemeye devam edin. Kendi araştırmanızı yapın, ömrünüzü uzatın.

Arı poleni

Arıların kraliçe arıyı beslemek üzere topladıkları çiçek polenlerinin, arıların enzimleri ile işlenmesi sonucu oluşur. Arılar bu polenleri ayaklarında taşıyarak kovana getirirler. Arı poleni vitamin, mineral ve enzim deposudur. B vitaminleri yönünden, diğer hiçbir besinde olmadığı kadar zengindir. Çok kuvvetli bir antioksidandır. Vücutta oluşan hücre hasarını engeller. Vücudun yaşlanmasını geciktirir (antiaging). Arı poleninin kanser hücrelerine karşı öldürücü etki gösterdiği gösterilmiştir. Kanser hücrelerini intihara (apopitosis) sürükler.

Bal

Arıların bitki çiçeklerindeki nektarları toplayıp peteklere depo ettikten sonra, burada olgunlaştırarak yaptıkları bir üründür. Besleyici özelliği ve tıbbi yararları açısından üstün olan balın kimyasal bileşimi arının yaşına, nektar aldığı bitkilere, iklim koşullarına ve başka faktörlere göre değişebilir. Dolayısıyla tüm ballar aynı değerde değildir. Rengi, kokusu, tadı, görünüşü ve etki derecesi farklı olabilir.

Balın içinde neredeyse 200 ayrı çeşit madde vardır. Temelde, ağırlıklı olarak meyve şekerleri bulunur. Bunun yanında, bol miktarda enzimler, flavonoit, vitaminler (B, C, E, K), potasyum, kalsiyum, magnezyum, selenyum, fosfor, fenolik bileşikler ve organik asitler bulunur. İnsan vücudunda sentezlenemeyen esansiyel aminoasitlerin tamamı balda mevcuttur.

Bal, mikropları öldürücü (antimikrobiyal) etkiye sahiptir. Zararlı mikropların gelişimini engelleyerek enfeksiyon hastalıklarının önüne geçer.

Antioksidan etki gösterir, serbest oksijen radikallerinin yarattığı hücre hasarını engeller. Hastalıklara karşı vücudun korunmasına yardım eder.

Propolis

Arıların kovanlarını korumak ve peteklerin gözlerini sıvazlamak için ürettikleri maddedir. Bitkilerin tomurcuk ve salgılarının arıların enzimleri ile karışması sonu-

[54] Royalactin induces queen differentiation in honeybees. Kamakura M. Seikagaku. 2012 Dec;84(12):994-1003.

cu oluşturulan reçineli bir karışımdır. Arının tomurcuk aldığı bitkiye göre değişmekle birlikte, rengi yeşilden kırmızıya veya koyu kahverengiye kadar değişebilir.

Propolis, bağışıklık sistemini destekler. Hastalıklara karşı vücut direncini artırır. Hastalık etkenlerine saldıran makrofaj hücrelerinin etkinliğini de artırır.[55]

Mikrop öldürücü etkiye sahiptir. İltihabı giderici özellik gösterir. Ayrıca, tümör hücrelerini öldüren doğal öldürücü (natural killer) hücrelerinin aktivitesini artırdığı gösterilmiştir. Tümör hücrelerinin çoğalmasını engeller, intihar etmelerini sağlar.[56,57]

Propolisin mide ülseri yapan *Helicobacter pylori* mikrobunu öldürdüğü de klinik çalışmalarla gösterilmiştir. Ülsere karşı tedavi edici etkinliği vardır.

Arısütü, arı poleni, bal ve propolis tüketerek elde edilebilecek faydalar:

- Bağışıklık sistemini destekler, hastalıklara karşı korur.
- Kansere karşı savaşır.
- Kuvvetli antioksidandır, hücresel hasarı engeller.
- Yaşlanmayı geciktirir, antiaging etkisi vardır.
- Ömrü uzattığı düşünülmektedir.

Öneri:

- Gerçek doğal bal tüketiniz. Son yıllarda televizyonlarda ve internette satılan ne olduğu belirsiz ucuz ballara itibar etmeyiniz. Propolis, arı poleni ve arısütü ile karışım haline getirilmiş güvenilir firmaların balları tercih edebilirsiniz.
- Yüksek ısı, balın içeriğindeki etken maddelerin bozulmasına yol açar. Balınızı oda ısısında saklayın, hiçbir zaman ısıtmayın, çok sıcak içeceklere karıştırmadan önce içeceğin soğumasını bekleyin.

Dikkat!

- 1 yaşından küçük çocuklara bal yedirmeyin! Alerjileri olabilir.

10. ARMUT

Akıllı insanlar, armudun iyisini kendileri yerler, ayılara bırakmazlar!

Armut harika bir lif kaynağıdır, içinde pektin isminde çok önemli bir lif bulundurur ve bağırsakları mükemmel çalıştırır. Kabızlık şikâyeti olanların bir numaralı yardımcısıdır. Aynı zamanda, bağırsak kanserlerine karşı da koruyucudur.

---

[55] Propolis and the immune system: a review. Sforcin JM. *J Ethnopharmacol*, 2007 Aug 15;113(1):1-14.

[56] The anticancer activity of propolis. Sawicka D, Car H, Borawska MH, Nikliński J. Folia *Histochem Cytobiol*, 2012 Apr 24;50(1):25-37.

[57] Cytotoxic constituents of propolis inducing anticancer effects: a review. Watanabe MA, Amarante MK, Conti BJ, Sforcin JM. *J Pharm Pharmacol*, 2011 Nov;63(11):1378-86.

İyi bir potasyum kaynağıdır. İçinde ayrıca, kalsiyum, magnezyum ve C vitamini bulundurur. Asit oranı en düşük meyvelerden biridir, alkali yapıdadır. Asidik yapıdaki besinlerin vücuda vereceği zararlardan korur, alkali beslenmeye yardımcı olur.

İçinde iyot bulunan ender meyvelerdendir. Tiroit bezinin çalışmasına yardımcı olur. Güçlü antioksidan kapasite gösterir, yani bağışıklık sistemini destekler. İçerdiği potasyum nedeniyle, tansiyonu dengelemeye yardımcıdır ve yüksek tansiyon hastalarının armut tüketmelerinde fayda vardır.

Armut tüketerek elde edilebilecek faydalar:

- Kabızlığı önler, bağırsakları çalıştırır.
- Tansiyonu dengelemeye yardımcıdır.
- Besinlerin asidik yapılarını nötralize eder, vücut için çok önemli olan alkali ortamı oluşturmaya yardımcı olur.

Öneri:

- Kabızlık problemi olanlar ve hemoroit hastalarının günde bir armut tüketmelerinde fayda var.
- Yüksek tansiyon hastalarının öğünlerine armut eklemeleri, tansiyonlarını dengelemeye yardımcı olur.

11. AVOKADO

Bu meyve tıpkı bakanı kendine hayran bırakan dünya güzellerine benzer. Allah bu meyveyi överek yaratmış. İçine insanoğlunun ömrünü uzatacak hazineler koymuş. Avokado yemek, sağlığınız için açtığınız banka hesabına para yatırmaya benzer. İçinde şifa barındırır.

Çok önemli tekli doymamış yağlar içerir. Bunlardan en önemlisi oleik asittir. Bu doymamış yağlar, damar tıkanıklığına sebep olan damar çevresindeki yağların oksitlenmesini engelleyerek tıkayıcı damar hastalıklarından korurlar.

Vitaminlerin çoğu vücutta sentezlenmez ve dışarıdan alınmalıdır. Avokadonun içinde sağlığımız için çok önemli olan A, C, E ve B6 vitaminlerinden bolca bulunur. Bu vitaminler hayati fonksiyonları destekler. E vitamini ve C vitamini, birlikte çok kuvvetli antioksidan etki gösterirler, yani vücudun paslanmasını engellerler.

Avokado, ayrıca 'glutatyon' adlı çok güçlü bir antioksidan daha içeriyor. Glutatyon, vücudu her türlü saldırıya karşı koruyan maddedir. Hücrelerimizin yaşlanmasını engeller. Serbest oksijen radikalleri adı verilen ve vücudun kendi çalışması sonucu ortaya çıkan zararlı maddelerin hücrelere verdiği zararın önüne geçer. Parkinson ve demans (bunama) hastalığını engelleyebildiğini gösteren çalışmalar vardır. Avokado aynı zamanda kansere karşı koruyucudur. Bol miktarda karoten içerir. Hem de karotenin her türünü. Karoten, bizi kanserlere karşı koruyan en önemli maddelerden bir tanesidir.

Avokado, kanser hücrelerinin intihar etmesine (apopitosis) yol açıyor. Böylece kanser oluşumuna karşı savaşıyor.

Avokado tüketerek elde edilebilecek faydalar:

- Kalp ve damar hastalıklarına karşı koruyucudur.
- Kansere karşı koruyucudur.
- Yaşlanmamızı geciktirir, antiaging etkisi vardır.
- Kuvvetli antioksidan özellik gösterir, glutatyon gibi kıymetli bir antioksidan içerir.
- Cilt üzerinde de antioksidan etkileri vardır, güneşin zararlarına karşı korur, sıkılaştırır.

Öneri:

- Her gün yarım avokado yiyen sağlıklı bir insanın ayrıca vitamin takviyesi almasına gerek yoktur, hemen her türlü ihtiyacı karşılanır. Ülkemizde Akdeniz yöresinde bolca yetiştirilen avokadoyu sofranızdan eksik etmeyin!

12. AYVA

Ayva bir potasyum deposudur. Yüksek tansiyon hastalarının, tansiyonlarının dengelenmesine yardımcıdır. Ayvada bulunan tanenler, bakır ve C vitamini içerir, bağışıklığı destekler.

Yüksek lif deposu olması nedeniyle bağırsakların çalışmasını düzenler, probiyotiklerin normal yapılarını korumalarına yardımcı olur. Çekirdeklerinde 'siyanogenetik glikozitler' denilen maddeler bulunur. Bunlar, yatıştırıcı etkiye sahiptir. Fakat aynı zamanda zehirli maddelerdir, fazla miktarda tüketilmemelidir.

Ayva tüketerek elde edilebilecek faydalar:

- Yüksek tansiyon hastalarının tansiyonlarının düzenlenmesine yardımcıdır.
- Bağırsakların çalışmasını düzenler, ishal durumunda yenebilir.
- Bağışıklık sistemini destekler.

Öneri:

- Mevsiminde bol bol ayva tüketiniz.
- Kompostosunu yaparken şeker kullanmayınız.

Dikkat!

- Ayva çekirdeklerini kullanırken parçalamayınız. İçindeki zehirli siyanogenetik glikozitlerin açığa çıkmasına sebep olarak zehirlenebilirsiniz.

Sakinleşmek ve günün stresinden kurtulmak için çay

- 6-7 adet ayva çekirdeği (bütün olarak, parçalanmamış)
- 1 tatlı kaşığı ıhlamur çiçeği
- 1 dilim ayva
- 250 cc kaynar su

Tüm malzeme porselen ya da cam bir bardağa konulur. Üzerine kaynar su eklenir. Ağzı kapatılarak 10 dakika demlendikten sonra içilir.

Aynı çay, üst solunum yolu enfeksiyonlarında boğazı yumuşatmak için de tüketilebilir.

13. BADEM

İçinde çok yüksek oranda yağ var, yediğiniz bir avuç bademin neredeyse yarısı yağ. Fakat yüksek yağ içeriğine rağmen, hatta yüksek yağ içeriği sayesinde kalbinizi koruyor!

Tam bir çelişki gibi görünüyor değil mi? Hem bol yağlı bir besin, hem de kalbe faydalı? Oysa işin aslı şu ki, badem, kalp damar sağlığı için gerekli olan tekli doymamış yağ asitlerinden bol bol içeriyor. Tekli doymamış yağ asitleri kalp damar hastalıklarına karşı korur.

ABD Tarım Bakanlığı, LDL kolesterolü düşürmek amacıyla badem tüketilmesini önermektedir (2010).

Bademde ayrıca başka bir kalp koruyucusu daha var; E vitamini, güçlü bir antioksidandır ve kalp krizine neden olan plakların oluşumunu engeller. Bir porsiyon bademde, erişkin bir insanın günlük ihtiyacının yarısı kadar E vitamini bulunur. Aynı zamanda kalsiyum açısından da oldukça zengindir. Bol miktarda lif içerir. Çözünmeyen lif içeriği yüksek olduğu için, bağırsakların çalışmasına yardımcı olur ve tokluk hissinin uzun süre devam etmesini sağlar. Kan şekerini dengelemeye yardımcıdır.

Badem tüketerek elde edilebilecek faydalar:

- Damar duvarına yerleşen plakların oluşumunu önler. Kalp hastalıklarına karşı koruyucudur.
- Yüksek lif içerir, bağırsakların çalışmasını düzenler.
- Uzun süre tok tutar ve kan şekerini düzenlemeye yardım eder, zayıflamaya yardımcı olur.

Öneri:

- Günde 1-15 adet bademi tüketmek (tabii ki Datça bademi), kalp hastalıklarından korunmanıza yardımcı olur. Çok miktarda badem tüketmeniz fazla kalori almanıza neden olacaktır, lütfen porsiyonlara dikkat edin.
- Bademinizi kavrulmamış olarak tüketin.

14. BAKLA

İşte Parkinson hastalarının dostu! Bol bol dopamin içerir, Parkinson hastaları bakla yiyince titremeleri iyileşir. O kadar etkilidir ki, Parkinson hastaları doktorlarına danışmadan bakla tüketmemelidir, ilaç dozlarını ayarlamak gerekebilir.

Bakla bol lifli bir sebzedir. Bitkisel protein, demir, fosfor, kalsiyum, potasyum, A, B1, B2, B6 ve C vitaminleri içerir. Çok düşük kalorilidir, 100 gram taze bakla, sadece 48 kalori vardır. Vücutta yağ tabakasının azalmasına yardımcı olur. Yağların bağırsaklardan emilimini önler. Kan şekerinin hızlı yükselişini engeller, şeker hastaları için faydalıdır. Kuvvetli antioksidan etki gösterir.

Bakla tüketerek elde edilebilecek faydalar:

- Parkinson hastalarının tedavisine yardımcıdır.
- Kan yağlarını dengelemeye yardımcıdır.
- Antioksidan etki gösterir, hastalıklara ve yaşlanmaya karşı vücut direncini artırır.
- Kan şekerini dengeler, düşük kalorilidir, fazla kiloları vermeye yardım eder.

Öneri:

- Mevsiminde tüketeceğiniz bakla, kan yağlarınızı dengelemeye ve fazla kilolarınızı vermeye yardım edecektir. Mevsimi dışında bakla tüketebilmek için, taze baklayı derin dondurucuda dondurabilir veya kuru baklayı tercih edebilirsiniz. Bodrum'da yapılan bol dereotlu favanın lezzetinin üstüne diyecek söz var mıdır?

Dikkat!

- Parkinson hastaları doktorlarına danışarak tüketmelidir, ilaç dozunu ayarlamak gerekebilir.

15. BALKABAĞI

Her ne kadar bizim mutfağımızda genellikle tatlısı tercih ediliyor olsa da, dünyada balkabağının pek çok farklı yemeği yapılıyor. Sağlığınızı korumak için tüketeceğiniz ilaç yiyeceklerden bir tanesi de balkabağıdır ve son derece önemli bir 'beta-karoten' kaynağıdır. Beta-karoten, pek çok kanser türüne karşı koruyucudur ve kanser olma riskini azaltır. Kuvvetli bir antioksidandır, yaşlanmaya karşı savaşır, serbest oksijen radikallerinin yarattığı hücre hasarının önüne geçer.

Balkabağı, yüksek A vitamini içerir. Bu sayede, göz hastalıklarına karşı koruyucudur. Yaşlılığa bağlı olarak gelişen göz hastalıklarına karşı koruyucu olduğu gösterilmiştir. Yüksek lif içeriği nedeniyle bağırsakların çalışmasına yardımcı olur.

Çekirdeklerinin faydası da ayrıdır! Kabak çekirdeğinin faydalarını 'kabak çekirdeği' başlığı altında bulabilirsiniz.

Balkabağı tüketerek elde edilebilecek faydalar:

- Beta karoten, A vitamini, B vitaminleri, C vitamini, demir, magnezyum ve potasyum içerir. İyi bir lif kaynağıdır.
- Kansere karşı koruyucudur.
- Yaşlılığa bağlı olarak gelişen göz hastalıklarına karşı koruyucudur.
- Yüksek lif içerir, bağırsakların çalışmasını düzenler.

Öneri:

- Her gün 1 porsiyon (200 gram) balkabağı tüketmek, kanserlere karşı savaşmanıza ve göz sağlığınızı korumanıza yardımcı olur. Çok düşük kalorili olan bu sebzeyi şeker katmadan tüketiniz.

16. BAMYAÇİÇEĞİ (HİBİSCUS)

Adının bamyaçiçeği diye Türkçe'ye çevrildiğine bakmayın, yediğimiz bamya sebzesiyle alakası yok! Halk arasında bamyaçiçeği olarak bilinen '*Hibiscus sabdariffa*' bitkisinin çiçekleri en çok Kuzey Afrika ülkelerinde yetişiyor. Arap ülkelerinde 'karkadeh' adıyla biliniyor. Tüm kırmızı-mor renkli bitkilerde olduğu gibi, polifenolik bileşikler yönünden zengindir. Kuvvetli antioksidan aktivite gösterir. Kolesterol seviyesini dengeleyici ve kan basıncını düşürücü etkisi vardır. Kalp ve damar hastalıklarına karşı koruyucudur.

Bamya çiçeği (hibiscus) tüketerek elde edilebilecek faydalar:

- Yüksek tansiyonu düşürür.
- Kolesterolü dengeler.
- Kalp damar hastalıklarına karşı korur.

Öneri:

- Kalp hastalıklarından korunmak istiyorsanız, bamyaçiçeği (hibiscus) çayı faydalı olacaktır.

Kan basıncını düşürmeye yardım eden ve kalp hastalıklarından koruyan çay

- 1 tatlı kaşığı bamyaçiçeği (hibiscus)
- 1 tatlı kaşığı zeytin yaprağı
- 1 tatlı kaşığı yabanmersini
- 250 cc kaynar su

Tüm bitkiler porselen ya da cam bir bardağa konulur, üzerine kaynar su eklenir. Ağzı kapatılarak 10 dakika demlendikten sonra içilir.
Günde 4 fincan içebilirsiniz.

17. BİBERİYE

Antalya'da tatil yapan Avrupalılar, kendi ülkelerinde pahalı bir baharat olarak satılan biberiyenin burada bahçe çiti olacak kadar hoyrat yetiştiğini görünce hayretler içinde kalırlar. Antalya'nın verimli toprağı ve nemli Akdeniz iklimi biberiyeyi arsız bir şeklide büyütür.

Biberiye 'antimikrobiyal' etki gösteriyor, yani çeşitli mikropları ve virüsleri öldürücü etkiye sahip. Cilt enfeksiyonları ve uçuklarda haricen kullanımı ile başarılı olduğu gösterilmiş.[58]

Biberiyenin uyarıcı ve canlandırıcı etkisi vardır. Hafızayı ve zihinsel kapasiteyi geliştirdiği, unutkanlığın önüne geçtiği gösterilmiş.[59]

Alzheimer ve demans (bunama) hastalığında iyi bir bitkisel seçenek olarak biberiye değerlendirilebilir.[60,61]

Biberiye tüketerek elde edilebilecek faydalar:

- Mikrop öldürücüdür, enfeksiyonlara karşı savaşır.
- Zihinsel kapasiteyi artırır, unutkanlığın önüne geçer.

Öneri:

- Biberiyeden sadece baharat olarak faydalanmayın, çaylarını da tüketin.

---

[58] An evidence-based systematic review of rosemary (Rosmarinus officinalis) by the Natural Standard Research Collaboration. Ulbricht C, Abrams TR, Brigham A, Ceurvels J, Clubb J, Curtiss W, Kirkwood CD, Giese N, Hoehn K, Iovin R, Isaac R, Rusie E, Serrano JM, Varghese M, Weissner W, Windsor RC. *J Diet Suppl*, 2010 Dec;7(4):351-413.

[59] The effects of lavender and rosemary essential oils on test-taking anxiety among graduate nursing students. McCaffrey R, Thomas DJ, Kinzelman AO. *Holist Nurs Pract*, 2009 Mar-Apr;23(2):88-93.

[60] Short-term study on the effects of rosemary on cognitive function in an elderly population. Pengelly A, Snow J, Mills SY, Scholey A, Wesnes K, Butler LR.*J Med Food*, 2012 Jan;15(1):10-7.

[61] Aromas of rosemary and lavender essential oils differentially affect cognition and mood in healthy adults. Moss M, Cook J, Wesnes K, Duckett P. *Int J Neurosci*, 2003 Jan;113(1):15-38.

Zihinsel kapasiteyi geliştiren, unutkanlığı önleyen çay

- 1 tatlı kaşığı biberiye
- 1 tatlı kaşığı yeşil çay
- 1 çubuk tarçın
- 250 cc kaynar su

Tüm bitkiler porselen ya da cam bir bardağa konulur. Üzerine kaynar su eklenir. Ağzı kapatılarak 10 dakika demlendikten sonra içilir.
Günde 4 fincan içebilirsiniz.

18. BROKOLİ

Son zamanlarda bir tartışmadır gidiyor; *"Brokoli kanseri iyileştiriyor mu, yoksa kanser mi yapıyor?"* Hemen bu soruya cevap verelim, brokoli kanserle savaşıyor, kanser yapmıyor. Bu konuda da pek çok kanıt söz konusu ama siz rahat olun, huzur içinde brokoli tüketmeye devam edin.

Sağlığı koruyan yiyecekler denince en çok konuşulan sebzelerden bir tanesi brokoli. Sadece brokoli değil, karnabahar, karalahana, brükselahanası gibi aynı aileden olan sebzelerin tümünde bulunan 'glukosinolatlar', kansere karşı savaşan maddeler. Glukosinolatların parçalanması sonucu açığa çıkan 'indol' ve 'izotiyosiyanatlar' gibi bileşikler, kansere yol açan maddelerin vücuttan uzaklaştırılmasını ve kanserlerin önlenmesini sağlıyor. Brokolide bulunan 'sulforafan' maddesi güçlü bir antikanser, yani çeşitli kanser türlerine karşı koruyucu özellikte. Özellikle kolon, rektum ve mide kanserlerinde koruyucu olduğunu gösteren pek çok insan çalışması mevcut.[62,63,64]

Brokoli tüketerek elde edilebilecek faydalar:

- Kanserlerle savaşır, sizi kansere karşı korur.

Öneri:

- Brokolinin içindeki bileşenler ısıdan etkilenerek kayboluyor. Brokoliyi haşlamak, içindeki etken maddelerin yarı yarıya kaybolmasına neden oluyor.
- Brokoliyi çiğ ve parçalanmış olarak tüketmek en faydalı yöntem. Eğer çiğ yiyemiyorsanız, o zaman buharda kısa süre pişirin, haşlamayın.

---

[62] Keap1-nrf2 signaling: a target for cancer prevention by sulforaphane. Kensler TW, Egner PA, Agyeman AS, Visvanathan K, Groopman JD, Chen JG, Chen TY, Fahey JW, Talalay P. *Top Curr Chem*, 2013;329:163-77.

[63] Role of 4-hydroxynonenal in chemopreventive activities of sulforaphane. Sharma R, Sharma A, Chaudhary P, Sahu M, Jaiswal S, Awasthi S, Awasthi YC. *Free Radic Biol Med*, 2012 Jun 1-15;52(11-12):2177-85.

[64] Phytochemicals resveratrol and sulforaphane as potential agents for enhancing the anti-tumor activities of conventional cancer therapies. Kaminski BM, Steinhilber D, Stein JM, Ulrich S. *Curr Pharm Biotechnol*, 2012 Jan;13(1):137-46. Review.

Kanserden koruyucu brokoli kürü

- 250 gram brokoli, 1 diş sarımsak, 1 limon

Sarımsak havanda dövülür. Brokoli ile beraber mutfak robotuna konulur. Üzerine limonun kabukları rendelenir ve suyu sıkılır. Tüm malzeme mutfak robotunda parçalanır. Kapağı kapalı olarak 30 dakika bekletilir. Her gün hazırlayarak tüketebilirsiniz.

19. BUĞDAY, 20. BUĞDAY KEPEĞİ, 21. BULGUR

Anadolu insanının beslenmesinde ağırlıklı yer tutan bulgur ve buğday, sağlığa zararlı mı, faydalı mı? Buğday ve bulgur mevzuunda en önemli konu genetiği değiştirilmiş buğdaydır. Bugün buğday tarımının %99'undan fazlası genetiği değiştirilmiş buğdaydır. Genetiği değiştirilmiş buğday, başta Çölyak hastalığı ve Diyabet olmak üzere pek çok hastalığa sebep olmaktadır. Bu nedenle, Çölyak hastaları, Diyabet hastaları ve otoimmün hastalığı olan hastalar, kesinlikle buğday ürünleri tüketmemelidir. Sağlıklı insanlar kontrollü miktarda buğday ürünleri tüketebilir, ancak tükettiğiniz tüm buğday ürünlerinin genetiği değiştirilmemiş buğdaydan üretildiğine emin olmalısınız. Buğday ve bulgurun faydasını ve zararını belirleyen faktör, nasıl öğüttüğünüz ve ne kadar yediğinize göre değişiyor.

1950 seçimlerinde, Demokrat Parti'nin seçim sloganı, "Her sofrada beyaz ekmek olacak" şeklindeydi. Çünkü beyaz ekmek, memlekette hasretle özlenen bir besindi. İkinci Dünya Savaşı biteli henüz birkaç sene olmuş, ağır bir yoksulluk hüküm sürüyordu. Anadolu'da buğday tarımı yok denecek kadar azdı ve tahıl olarak en fazla çavdar ve yulaf üretiliyordu. Üretilen tahıllar eski teknoloji değirmenlerde öğütülüyor, kabuğu tam olarak ayrıştırılamıyor ve ekmekler neredeyse kapkara oluyordu. İşte bu ortamda beyaz ekmek tüketmek, zengin olmanın simgesi haline geliyordu. Bir eve beyaz ekmek girmesi demek, o evin beyaz ekmek alabilecek kadar parası olması demekti; beyaz ekmek refah göstergesiydi.

Nitekim Demokrat Parti, seçim vaadini tuttu ve seçimi kazandıktan sonra buğday tarımını teşvik etti, yurt dışından verimli buğday tohumları ithal edildi ve Anadolu'daki tahıl üretiminin buğday lehine kayması için gereken her türlü uygulama yerine getirildi. Fakat yaygınlaştırılan buğday tohumu, genetiği değiştirilmiş buğdaydı. Genetiği değiştirilmiş buğday tüketmenin acısı, ilerleyen yıllarda ortaya çıkacaktı. Sonraki hükümetler de bu politikayı devam ettirdi ve bugün tüm Türkiye beyaz un ve sünger gibi kabarmış beyaz ekmek yiyor. Aferin! İşte size oy kaygısı ile hareket etmenin halk sağlığı üzerine zararlı etkilerini gösteren güzel bir örnek! Bugün yediğimiz bembeyaz buğday unu sağlığımıza hiçbir fayda sağlamaz, tam tersine zarar verir. Şişmanlatmaktan başka hiçbir faydası yoktur. Çünkü en kıymetli yerleri olan kepeği ve rüşeymi uzaklaştırılmıştır. Geriye sadece, faydasız bir beyaz un kalmıştır. Peki, niçin tahılın bu faydalı bölümleri uzaklaştırılıyor? Sadece insanların bağımlılık kazandığı bembeyaz, sünger gibi kabarmış ekmek yapılabilsin diye... Binlerce yıllık beslenme alışkanlıklarımıza tamamen ters, sadece tüketim çılgınlığının desteklediği bir istek.

Buğday:

Buğday tohumu yüksek lif içerir, bu sayede bağırsakların çalışmasını düzenler. Kolesterol dengeleyici etkisinin gösterildiği çok sayıda bilimsel çalışma vardır. Ayrıca E vitamini, B vitamini ve Selenyum açısından zengindir. Antioksidan etki gösterir, sinir dokusunu destekler. Az yağlı ve düşük kalorilidir. Dikkat: Genetiği değiştirilmiş buğdaydan uzak durmalısınız, sadece ilkel buğday tüketmelisiniz.

Bulgur:

Buğday tohumunun kırılmış halidir ve buğday tohumu ile aynı özelliklere sahiptir. Pirinç için iyi bir alternatif oluşturur. Glisemik indeksi pirince göre daha düşüktür, daha az şişmanlatır. Dikkat: Genetiği değiştirilmiş buğdaydan uzak durmalısınız, sadece ilkel buğday tüketmelisiniz.

Buğday kepeği:

Son derece yüksek miktarda çözünmeyen besin lifi içerir. Bağırsakların çalışmasını düzenler. Kalp damar hastalıklarına karşı koruyucudur. Kalınbağırsak ve meme kanserine yakalanma riskini azalttığı gösterilmiştir. ABD'de yapılan bir çalışmada, düzenli olarak buğday kepeği ile beslenen kişilerde, bağırsaklarda gelişen ve kansere zemin oluşturan poliplerin küçülerek yok olduğu gösterildi. Buğday kepeği, B vitamini açısından çok zengindir, sinir dokusunu destekler. Dikkat: Genetiği değiştirilmiş buğdaydan uzak durmalısınız, sadece ilkel buğday tüketmelisiniz.

Buğday, buğday kepeği ve bulgur tüketerek elde edilebilecek faydalar:

- İyi bir lif kaynağıdır, bağırsakları çalıştırır. Kolesterol dengeleyici etkisi vardır. Kanserlere karşı koruyucudur. Antioksidan etki gösterir.

Öneri:

Buğdayı, beyaz un ve undan hazırlanmış mamuller şeklinde tüketmek yerine, tohum, bulgur veya kepek olarak tüketmeye gayret edin. Anadolu usulü hazırlanmış bir bulgur pilavı, pirinç pilavına göre çok daha sağlıklı ve zengin bir öğündür. Dolabınızda her zaman buğday kepeği bulunsun ve yoğurtlarınıza 2 yemek kaşığı karıştırarak her gün tüketin. Unutmayın, önemli olan sağlıklı diye aşırı miktarda tüketmek değil, dengeli miktarda almaktır. Her şeyin fazlası zarardır, hayatınızda dengeyi kurmayı bilmelisiniz. Dikkat: Genetiği değiştirilmiş buğdaydan uzak durmalısınız, sadece ilkel buğday tüketmelisiniz.

22. CEVİZ

Anadolu insanı sıcak yaz günlerinde ceviz ağacının gölgesinde uyumaya bayılır. Neden ceviz ağacını tercih ettiklerini sorarsanız, "Başka oluyor ceviz ağacını altında uyumak" diyeceklerdir size.

Gerçekten de başkadır ceviz ağacı gölgesinde uyumak, çünkü ceviz ağacının yaprakları 'juglon' isminde bir madde içerir. Bu madde sakinleştirici, sedatif etkili bir maddedir. Sıcak yaz günlerinde ceviz ağacının gölgesine bu madde de buharlaşarak iner. Altında uykuya yatanın daha derin uyumasını ve sakinleşmesini sağlar. Çok mu streslisiniz, kötü bir gün mü geçiriyorsunuz? Bir ceviz ağacı bulup gölgesinde uykuya yatın. Bir saat sonra dinlenmiş ve sakinleşmiş olarak uyanacaksınız.

Juglon maddesi aynı zamanda mikrop öldürücü etkiye sahiptir. Bu nedenle, halk tıbbında ceviz yaprakları yara tedavisinde kullanılır. Ceviz, içinde de Omega-3 yağları, fitosteroller, polifenolik bileşikler, L-Arginin, melatonin, magnezyum, manganez ve bakır gibi çok önemli maddeler bulundurur.

Tabii yüksek oranda yağ içerdiği için kalorisi son derece fazladır; 100 gram ceviz yaklaşık olarak 700 kaloridir. Kilo problemi olanlar sınırlı tüketmelidir.

Yüksek yağ içeren cevizin en önemli etkisi, damar hastalıklarına sebep olan plak oluşumunu engelleyici etkisidir. Çünkü cevizin içerdiği yağ, Omega-3 yağ asitleridir. Bu yağlar sayesinde vücutta kolesterolün okside olmasını (paslanması) engeller.

Omega-3 romatizmal iltihabı azaltıyor, kalp damar hastalıklarına karşı koruyor, kalp krizi geçirme riskini düşürüyor. Ayrıca Alzheimer hastalığına karşı koruyucu, göz sağlığını da koruyor. Depresyona karşı savaşıyor. Beyindeki 'serotonin' seviyesinin düşmesini engelliyor, yani Omega-3 bizi mutlu ediyor!

Omega-3 yağ asitleri vücutta sentezlenemiyor, bu nedenle, Omega-3 içeriği zengin olan ceviz gibi gıdaların bilinçli olarak tüketilmesinde fayda var.

Amerikan Gıda ve İlaç Dairesi (FDA) tarafından yapılan açıklamada, günde 42,5 gram civarında badem, ceviz ya da fındık yenmesi, sağlığı korumak için tavsiye ediliyor.

Ceviz tüketerek elde edilebilecek faydalar:

- Kalp krizine karşı koruyucudur.
- Serotonin seviyesinin düşmesini engeller.
- Bağışıklık sistemini dengeler.
- İltihabi cevabı azaltır (antienflamatuar etki).
- Halk arasında söylenenler doğrudur; zihni açar, dikkat eksikliğinin önüne geçer.

Öneri:

- Her gün sabah 3 adet ceviz yiyin. Cevizinizi kabuklu olarak saklayın, yiyeceğiniz zaman kabuklarını kırın. Böylece, üzerinde zararlı mantarlar gelişmesini önlemiş olursunuz.

Damar serliğini engelleyici formül

3 tam cevizin kabuklarını kırarak içini çıkarın. Ceviz içlerini akşamdan 1 bardak içme suyuna koyun. Sabah cevizleri yiyin, suyunu için.

Cevizleri suda bekletmek, cevizin iç kabuğunda bulunan polifenolik bileşiklerin suda çözünmesini sağlar. Polifenolik bileşikler, kuvvetli antioksidan maddelerdir. Kötü kolesterolün oksitlenmesini engeller, yani daha zararlı hale dönüşmesinin önüne geçer.

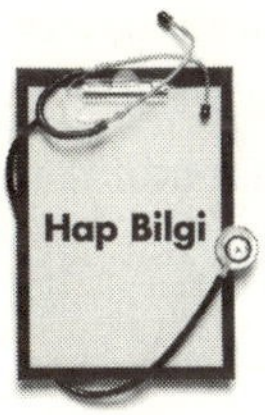

KALİTELİ OMEGA-3 NASIL ANLAŞILIR?

Amerikan Kalp Derneği, kalp hastalarının günlük 1-3 gram EPA+DHA kombinasyonu kullanmasını ve bu kombinasyonda EPA/DHA oranının 3/2 oranında olmasını önermektedir. Günlük yağ tüketiminde Omega-6/Omega-3 oranının ise, 1 civarında tutulması önerilmektedir.

23. ÇEMENOTU

Kayserililerin pastırma yaparken bol bol kullandıkları çemenotu, etkisi tarih boyunca bilinen, kan şekerini düşürücü etkisi olan bir bitkidir. Üstelik çemen yapımının vazgeçilmezi olan sarımsak da aynı şekilde kan şekerini düşürüyor. Kokusunu göze alabiliyorsanız eğer, kan şekerinizi dengede tutmak için bol bol çemen yiyebilirsiniz.

Çemenotu, saponinler, doymamış yağ asitleri, müsilaj, flavonoitler, vitamin, protein ve selenyum açısından zengindir. Kuvvetli antioksidan özelliği vardır. Genel anlamda vücut direncini artırıcı ve güçlendirici olarak kullanılır. Kan yağlarını düşürdüğü gösterilmiştir.

Anne sütünü artırıcı etkisi son derece kuvvetlidir. İçerdiği vitamin ve proteinler sayesinde besleyicidir. İştah artırıcı olarak da faydalanılır.

Çemenotunun kanserden koruyucu etkileri üzerine da pek çok çalışma var. İçerdiği 'diosgenin' maddesinin kanser oluşumunu engellediği gösterilmiş.

İştah açıcı etkisi nedeniyle kanserli hastaların diyetlerine çemen eklemek hem kanser oluşumunu engelleyici, hem de kapanan iştahlarını açıcı etki gösterecektir.

Çemenotu tüketerek elde edilebilecek faydalar:

- Kan şekerini düşürür. Kan yağlarını düşürür.
- İştah açıcıdır. Kanserden koruyucudur.

Öneri:

- Baharat olarak her gün bir miktar çemenotu kullanmak sizi pek çok hastalıktan koruyacaktır. Katlanmanız gereken tek yan etkisi, kokusu!

24. ÇİLEK

Bir avuç dolusu çilek, günlük ihtiyacınızdan daha fazla C vitamini içerir. 100 gram çilekte aynı miktardaki limondan daha fazla C vitamini bulunur. C vitamini, kuvvetli bir antioksidandır, vücudu her türlü zararlı etkene karşı korur.

Üstelik son derece düşük kalorilidir, sizi şişmanlatmaz! 100 gramı sadece 37 kaloridir. Buna karşın çok yüksek lif kaynağıdır, bağırsakları çalıştırır.

Çileğin içindeki 'elajik asit' isimli çok önemli madde, kanserojen maddeleri engelleyerek kansere karşı koruma sağlar. Çilek, yüksek oranda 'folik asit' içerir. Folik asit, kan hücrelerinin yapımında rol alır, kansızlığı engeller.

Çilek tüketerek elde edilebilecek faydalar:

- Bağışıklık sistemini destekler.
- Kansere karşı koruyan elajik asit maddesini içerir.
- Yüksek lif içerir, bağırsakları çalıştırır.
- Folik asit içerir, kansızlığın önüne geçer.

Öneri:

- Çileği mevsiminde bol bol tüketin.
- Ancak marketlerde ve pazarlarda yılın 12 ayı çilek bulunabiliyor, aldanmayın! Mevsimi dışında çilek yemeyin, özellikle çocuklarınızı, kokusu bile olmayan bu hormon deposu çilek taklitlerinden uzak tutun!

25. DEREOTU

Mis kokulu dereotu, sağlığınızı koruyan ilaç yiyeceklerden bir tanesidir.

Dereotu, sütten daha fazla kalsiyum içeriyor. Menopoz sonrası dönemde kemik erimesi riski taşıyan bayanların bol bol dereotu tüketmesinde fayda var.

Sadece bitki kısmı değil, tohumları da şifalı özellik taşır.

Dereotu harika kokusunu içerdiği uçucu yağlara borçlu. İçerdiği Anethole maddesi, tiroid üzerinde etkilidir. Antimikrobiyal özelliği vardır, hastalık yapan mikroplara karşı savaşır. Ayrıca mide asidini azalttığı ve mide mukozasını koruduğu gösterilmiştir.

Hazımsızlık ve gastrit şikâyetlerinde tohumlarının çayı yapılarak içilebilir.

Dereotu tüketerek elde edilebilecek faydalar:

- Yüksek kalsiyum içeriği sayesinde kemik erimesinden korur.
- Mideyi rahatlatır, şikâyetleri azaltır.
- Mikrop öldürücü özelliği vardır.

Öneri:

- Dereotunu sofranızdan eksik etmeyin.
- Hazımsızlık ve gastrit için tohumlarından yapacağınız çayı içebilirsiniz.

Gastrit ve hazımsızlık için çay

- 1 tatlı kaşığı dereotu tohumu
- 1 tatlı kaşığı ısırgan
- 1 tatlı kaşığı rezene
- 250 cc kaynar su

Tüm bitkiler porselen ya da cam bir bardağa konulur. Üzerine kaynar su eklenir. Ağzı kapatılarak 10 dakika demlendikten sonra içilir.
Günde 4 fincan içebilirsiniz.

26. EBEGÜMECİ

Tarih boyunca şifalı bitki olarak kullanılmıştır ebegümeci. Hatta 2000 yıl önce insanlık tarihinin ilk ansiklopedisini yazan Romalı filozof Plinius bile, kitabında hastalıklardan korunmak için ebegümeci yenmesini tavsiye eder.

Ebegümeci, 'müsilaj', 'flavonoitler' ve 'antosiyanin' içerir, mide dostudur. İshalde etkilidir. Mide ve bağırsakların mikrobiyal iltihaplı hastalıklarında kullanılır. Bağışıklık sistemini destekler. Alman E Komisyonu tarafından öksürük, bronşit, ağız ve boğaz enfeksiyonlarında kullanımı onaylanmıştır. Boğaz kuruluğuna iyi gelir.

Ebegümeci tüketerek elde edilebilecek faydalar:

- Mide dostudur. Bağışıklık sistemini destekler.
- Mikrop öldürücüdür, enfeksiyonlara karşı savaşır.
- Üst ve alt solunum yollarının enfeksiyonlarında faydalıdır, öksürüğü azaltır.

Öneri:

- Anadolu'da çeşit çeşit yemeği yapılan ebegümecini sık sık tüketin.

27. ENGİNAR

Sadece enginarın varlığı bile insanı mutlu etmeye yeter bu dünyada. Çiçeğe benzeyen bir sebze, neredeyse masanın ortasına koyacaksınız süs niyetine, üstelik tam bir karaciğer dostu. Enginarın genellikle ortadaki çanak kısmı yenilir. Oysa İzmir'de ve Ayvalık'ta, enginar dış yaprakları ile birlikte pişirilir. Buradan da, Ege insanının ne kadar akıllı davrandığını anlıyoruz. Çünkü enginarın karaciğere faydalı olan kısmı, yapraklarıdır. Yapraklarda bulunan 'cynarin' maddesi tam bir karaciğer ilacı gibi hareket eder ve karaciğeri destekler.

Çalışmaktan yorulmuş olan, her gün toksinlerle uğraşan çilekeş karaciğerimiz enginar yediğimizde bayram eder. Çünkü dünyada, karaciğeri enginar kadar destekleyen çok az madde vardır; karaciğeri rahatlatır, fonksiyonlarını destekler, karaciğer bozukluklarının tedavi edilmesine yardımcı olur.

Enginar aynı zamanda sindirimi de destekler. Hazımsızlığı engeller ve zayıflamaya yardımcı olur. Safra salgılarının artmasını sağlar. Çok düşük kalorilidir ve yüksek lif içerir. Yaprakları önemli miktarda folik asit içerir. Folik asit özellikle hamile kadınlarda, bebeğin gelişimi için son derece önemlidir. Ayrıca süt artırıcı olduğu bilinir.

Enginar tüketerek elde edilebilecek faydalar:

- Karaciğeri destekler.
- Safra salgılarını artırır, sindirimi kolaylaştırır.
- Zayıflamaya yardımcıdır.
- Kolesterolü dengeler.
- Ödem attırır.

Öneri:

- Enginarı sofranızdan eksik etmeyin. Mevsimi dışında yiyebilmek için derin dondurucuya bol bol enginar atın.
- Yemeğini yaparken sadece çanak kısmını değil, yapraklarını da pişirin. Ne kadar az pişirirseniz, o kadar iyi.

Karaciğeri destekleyen enginar kürü

- 1 enginarın yaprakları
- 1 limon suyu ve kabukları

Enginar yaprakları, limon suyu ve limonun kabukları bir tencereye konulur, üzerine 2 lt. su eklenir. Kapağı kapalı olarak 5 dakika kadar kaynatılır. Günde 4 bardak içilir. Elde edilen enginar suyu buzdolabında saklanır. Ancak 2 günden fazla saklamayınız!

28. FESLEĞEN

Mis kokulu fesleğen sadece domatesin üzerine mi yakışır? Yemeklerimize ve salatalarımıza sadece güzel kokusundan dolayı mı fesleğen koyarız?

Halk tıbbında hiçbir bitki boş yere kullanılmaz. Yemeklerimize ve salatalarımıza fesleğen koyarız, çünkü fesleğen bir mide dostudur, hazmı kolaylaştırır. Aynı zamanda iştah açıcıdır, yemeğe lezzet katar.

İçinde uçucu yağlar bulundurur, 'estragol', 'linalol' ve 'cineol' taşır. Bu maddeler iltihap giderici ve mikrop öldürücü etki gösterirler. Ayrıca yatıştırıcı ve sakinleştirici özellikleri de vardır. Antienflamatuar etkisinden dolayı artrit hastalarında kullanılması faydalıdır. Zararlı mikropların vücutta hastalık yapmasını engeller. Antioksidan özellik gösterir. İçinde K vitamini ve kalsiyum taşır. K vitamini içerdiği için, kan sulandırıcı ilaç kullanan kişiler fesleğeni sınırlı tüketmelidir, çünkü kanama zamanını uzatabilir.

Öte yandan, kalsiyum ihtiyacı olan ve kemik erimesi riski taşıyan menopoz sonrası kadınlar bol bol fesleğen tüketebilirler. Hayvan deneylerinde, fesleğenin kanser gelişimini durdurduğu gösterilmiştir.

Fesleğen tüketerek elde edilebilecek faydalar:

- İltihap gidericidir, artritlere faydalıdır.
- Yüksek seviyede kalsiyum içerir, kemik erimesine karşı koruyucudur.
- Yatıştırıcı ve sakinleştiricidir.

Öneri:

- Taze fesleğeni mevsiminde tüketin. Mevsimi dışında tüketmek için, mevsiminde bol bol fesleğen kurutun.
- Unutmayın, fesleğen sadece baharat değildir, aynı zamanda ilaç bir yiyecektir.

Dikkat!

- Fesleğen, rahim kasılmalarını artırıcı etkiye sahiptir, bu nedenle özellikle hamileliğin ilk 3 ayında fazla miktarda tüketilmesi düşük riskini artırır. Hamile kadınlar az miktarda tüketmeli, mümkünse fesleğenden uzak durmalıdır!

29. FINDIK

Tarımı dünyada en fazla bizim ülkemizde yapılan fındık, insan sağlığına faydalı doymamış yağ asitleri özellikle de 'oleik asit' açısından zengindir. Doymamış yağ asitleri, damar duvarındaki plak hasarını engeller, böylece kalp ve damar hastalığı riskini azaltır.

Fındık yüksek lif içeriğine sahiptir. Kalsiyum, magnezyum, potasyum ve fosfor başta olmak üzere hem mineral, hem de E vitamini kaynağıdır. Fitosteroller ve antioksidan bileşikler içerir, enerji verir. E vitamini, kalp hastalıkları ve damar sertliğine karşı koruyucudur. Günde 10-15 adet fındık yemek, vücudun günlük E vitamini ihtiyacının tamamını karşılar. Fitosteroller, vücudu koruyan maddelerdir, özellikle de kanser hücrelerini intihara (apopitosis) sürüklemekle ünlüdürler.

Fındık halk arasında cinsel gücü artırıcı etkisiyle de bilinir. Her ne kadar bu konuda yapılmış tıbbi çalışmalar yeterli değilse de, kalp ve damar sağlığını koruduğu için, kalbi ve damarları sağlam olan kişilerin cinsel hayatlarının da sağlıklı olacağını tahmin etmek zor değildir.

Fındık tüketerek elde edilebilecek faydalar:

- Damar duvar hasarını engeller.
- Kalp hastalıklarına ve damar sertliğine karşı koruyucudur.
- E vitamini ve mineral deposudur.
- Kansere karşı koruyucudur.

Öneri:

- Her gün 10-15 adet kavrulmamış fındık yemek sizi kalp ve damar hastalıklarına karşı koruyacaktır. Ancak sabah saatlerinde yemeye özen gösterin, çünkü fındık yüksek oranda yağ içerdiği için kalorisi yüksektir.

Dikkat!

- Kilo problemi olanlar dikkatli tüketmelidir.

30. GREYFURT

Sizi zayıflatabilir mi? Çalışmalar bunu yapabileceğini gösteriyor. Her gün greyfurt tüketenlerde insülin dengesinin daha kolay sağlandığı, açlık hissinin kontrol altına alınmasının daha kolay olduğu ve bu kişilerin daha başarılı kilo verdiği gösterilmiş. Yani kilo vermek istiyorsanız, sofranızdan greyfurdu eksik etmeyin.[65,66]

Yapılan çalışmalarda greyfurt suyunun yüksek tansiyonu düşürücü etkisi de gösterildi.[66] Özellikle başlangıç seviyesinde tansiyon hastası olanların günde 1 bardak greyfurt suyu içmelerinde fayda var. Ancak eğer herhangi bir ilaç kullanıyorsunuz ilaç saatleriyle çakışmayacak zamanlarda greyfurt suyu içme-

[65] The effects of grapefruit on weight and insulin resistance: relationship to the metabolic syndrome. Fujioka K, Greenway F, Sheard J, Ying Y. *J Med Food*, 2006 Spring;9(1):49-54.

[66] The effects of daily consumption of grapefruit on body weight, lipids, and blood pressure in healthy, overweight adults. Dow CA, Going SB, Chow HH, Patil BS, Thomson CA. *Metabolism*, 2012 Jul;61(7):1026-35.

ye dikkat etmelisiniz! Greyfurt bir C vitamini deposu. Dolayısıyla da, kuvvetli bir antioksidan etki gösteriyor ve bağışıklık sistemini destekliyor. Ayrıca, kuvvetli antioksidan maddeler olan flavonoitleri de bol miktarda içeriyor. Greyfurtta bulunan 'naringin' ve 'naringein' isimli flavonoitlerin kanser gelişimini engelledikleri yapılan çalışmalarda gösterildi.

Greyfurt tüketerek elde edilebilecek faydalar:

- Fazla kilolarınızı vermenize yardımcı olabilir.
- Kuvvetli antioksidan etki gösterir, vücuda hasar veren süreçlerin önüne geçer.
- Yüksek tansiyonu düşürücü etki gösterir.
- Vücudu kansere karşı korur.

Öneri:

- Her gün bir greyfurt yemeye özen gösterin, daha sağlıklı olacaksınız.

Dikkat!

- Greyfurt suyu, bazı ilaçlarla etkileşime girer ve bu ilaçların emilimini etkiler. Özellikle kalp ilaçları kullananlar, ilaç alımından 2 saat önce ve sonrasında greyfurt tüketmemelidirler.

31. HAVUÇ

Beta-karoten, bizi kansere karşı koruyan çok önemli bir maddedir ve havuçta bol miktarda bulunur. Beta-karoten, göz için de koruyucudur ve yaşlılıkta görülen göz bozukluklarına (makula dejenerasyonu) ve katarakta karşı koruyucu olduğu gösterilmiştir.

Orta boy bir çiğ havuç, bir erişkinin günlük ihtiyacının 2 katından fazla beta-karoten içerir. Havuçta ayrıca kalsiyum, magnezyum, potasyum ve selenyum olmak üzere mineraller, B vitaminleri, C, E ve K vitaminleri ve bol miktarda lif de bulunur. Lif içeriği sayesinde bağırsakların çalışmasını düzenlemeye yardımcıdır. Bağışıklık sistemini destekler. Gece körlüğüne karşı koruyucudur. Güçlü bir antioksidan etki gösterir.

Havuç, kötü kolesterolü dengelediği ispatlanmış olan bir tür çözünebilir besin lifi açısından zengindir. ABD Tarım Bakanlığı tarafından yaptırılan bir araştırmaya göre, günde 2 adet havuç tüketmek aşırı yükselen kolesterol seviyelerini yüzde 20 oranında düşürebiliyor.

Havuç tüketerek elde edilebilecek faydalar:

- Sizi kanserden koruyabilir.

- Göz sağlığını korur.
- Kolesterolü dengeler.
- Bağırsakların çalışmasını düzenlemeye yardımcı olur.

Öneri:

- Havucu sofranızdan eksik etmeyin. Satın alırken organik havuçları tercih edin.

32. HURMA

Çok zengin vitamin ve mineral, iyi bir lif kaynağıdır. Potasyum, kalsiyum, demir, fosfor, klor, A vitamini, B1, B2, B6 vitaminleri, beta-karoten ve folik asit içerir. Lif kaynağı olması nedeniyle bağırsakları çalıştırır. Demir içeriği sayesinde, kansızlığa sebep olan demir eksikliğinin önüne geçer. Kuvvetli antioksidan etki gösterir. Potasyum içeriği sayesinde tansiyonu dengelemeye yardım eder.

Hurma tüketerek elde edilebilecek faydalar:

- Bağırsakların çalışmasını düzenlemeye yardımcıdır.
- Demir eksikliğini engeller, kansızlığa karşı korur.
- Antioksidan etki gösterir.

Öneri:

- Özellikle sabah kahvaltısında veya ara öğün niyetine günde 4-5 adet hurma yemek, daha sağlıklı yaşamanızı sağlayacaktır.

33. IHLAMUR

Çocukluğum, Kırıkkale'de bahçesinde iki tane harika ıhlamur ağacı olan bir evde geçti. Rahmetli babamın evi yaparken (daha ben 5 yaşındayken) kendi elleriyle diktiği ıhlamur fidanları kısa sürede boy atarak kocaman ıhlamur ağaçları oldu. Her sene haziran ayı geldiğinde, tüm dallarını dolduran ıhlamur çiçekleri hem evimizin içini, hem de sokağımızı buram buram cennet kokularıyla doldururdu. Okullar kapandıktan sonra, yaz tatilinde ilk görevim, olgunlaşmış ıhlamur çiçeklerini toplamak olurdu. Ağaçların tepesinde daldan dala atlayarak, çiçeklerin tozlarından dolayı hapşıra hapşıra günler boyunca süren zahmetli bir işe girişir, çuvallar dolusu ıhlamur toplardım. Kurutulduktan sonra evin loş ve soğuk arka odasında saklanan ıhlamurları, annem ve babam özenle paketler ve tüm mahalleye, akrabalara, ziyarete gelenlere, benim okul arkadaşlarıma, velhasıl buldukları herkese dağıtırlardı. Yine de ertesi sene ıhlamur mevsimine kadar bitmezdi o ıhlamurlar, sanki o iki ağaçtan bereket taşıyordu. Sonra büyüdüm, Tıp Fakültesi'ni yine sokakları ıhlamur ağaçlarıyla dolu olan güzel Eskişehir'de okudum. Her final döneminde mis gibi açan ıhlamur çiçeklerini kokladıkça evimi özledim. Aradan yıllar geçti, şimdi İstanbul'da yine arka bahçesinde kocaman bir ıhlamur ağacı olan bir evde oturuyorum. Hayatım boyunca nereye gittiysem, hangi şehirde yaşadıysam, ıhlamur ağacı hep beni takip etti. Sanki günün birinde fitoterapiye gönül vereceğimi, şifalı bitkilerin delisi olacağımı biliyordu...

Ama artık ne şimdiki ıhlamurlarda o eski kokuyu alabiliyorum, ne de soğuk kış günlerinde sobanın üzerinde kaynayan ıhlamur demliğinin tadını bulabiliyorum. Babam çoktan rahmete kavuştu, Kırıkkale'deki ıhlamurlu ev satılalı 10 seneyi geçti, evi alanlar nedendir bilinmez, ıhlamur ağacını çoktan kestiler.

Ihlamurlar mı tadını yitirdi, ben mi büyüdüm, bilmiyorum...

Benim ıhlamura karşı özel bir bağ duyduğum ve duygusal anlamlar yükleyerek fazlasıyla önem verdiğim ortada; ancak şifalı bitki olması açısından baktığınızda da, eğer ıhlamur olmasaydı, dünya daha eziyetli bir yer haline gelebilirdi.

Ihlamur, 'uçucu yağlar', 'flavonoitler', 'müsilajlar' ve 'kafeik asit' türevleri taşır. Yatıştırıcı ve sakinleştiricidir. Balgam giderici ve solunum yollarını rahatlatıcı etki gösterir.

İçinde bulunan flavonoitlerin iltihap giderici etkisi vardır. Aynı zamanda ağrı kesici özelliğe sahiptir. İçerdiği müsilajlar sayesinde öksürüğü azaltır, rahatlatır. Boğazı yumuşatır, şikâyetleri hafifletir.

Ihlamur tüketerek elde edilebilecek faydalar:

- Üst solunum yolu enfeksiyonlarına karşı savaşır.
- Öksürüğü rahatlatır.
- Ağrı kesici etki gösterir.
- Yatıştırıcı ve sakinleştiricidir.

Öneri:

- Kışın sık sık rastlanan viral üst solunum yolu enfeksiyonlarında antibiyotikler faydasızdır. Gereksiz yere antibiyotik kullanmayın, bol bol ıhlamur için.
- Ihlamurun çiçek kısmını kullanın.

Dikkat!

- Ihlamuru uzun süre kaynatmak doğru değildir. Rengi kırmızı olana kadar kaynatmak, içindeki etken maddelerin yok olmasına yol açar. Ihlamuru kaynatmayınız, üzerine kaynar su ekleyerek 5 ila 10 dakika demleyiniz.

Üst solunum yolu enfeksiyonları için çay

- 1 tatlı kaşığı ıhlamur
- 1 tatlı kaşığı adaçayı
- 1 adet limon
- 250 cc kaynar su

Adaçayı ve ıhlamur bir fincana konulur, üzerine kaynar su eklenir. Fincanın ağzı kapatılarak 10 dakika demlenmesi beklenir. İçine limonun suyu sıkılarak içilir. Günde 4-6 fincan içebilirsiniz.

34. ISPANAK

Temel Reis'in Kabasakalı dövebilmek için yiyerek güçlendiği ıspanak sadece demir içermiyor, başka faydaları da var.

Günde bir porsiyon ıspanak yiyen erişkinler günlük beta-karoten ihtiyaçlarının yüzde 70'ini karşılarlar, yani ıspanak iyi bir beta-karoten kaynağıdır. Ispanağın marifetleri bunlarla bitmiyor; B6 vitamini, kalsiyum, potasyum, folik asit, C vitamini ve magnezyum içeriyor. Yüksek lif oranı da cabası.

Ispanak tüketerek elde edilebilecek faydalar:

- Beta-karoten sayesinde kansere karşı korur.
- Folik asit sayesinde, bebeklerdeki doğumsal defektlere karşı koruyucudur, hamile kadınlar bolca tüketmelidir.
- Potasyum tansiyonu düzenlemeye yardımcıdır.
- Kalsiyum ve magnezyum sayesinde kemik sağlığını korur.

Öneri:

- Ispanağın içindeki demirin emilimini artırabilmek için, üzerine limon sıkarak tüketin.

35. İNCİR

Potasyum deposudur. Bir porsiyon incir, erişkinlerdeki günlük potasyum ihtiyacının neredeyse yarısını karşılar. Potasyum, tansiyonun dengelenmesine yardımcıdır.

Pektin, A, B, C vitaminleri, protein, fosfor ve kalsiyum da içerir.

Yüksek kalsiyum içeriği sayesinde kemikleri korur, özellikle menopoz sonrası, kadınlarda kemik erimelerine karşı koruyucudur.

İçerdiği pektin isimli besin lifi sayesinde bağırsakların çalışmasını düzenler. Özellikle kuru incir kabızlığın engellenmesine yardım eder.

İncir tüketerek elde edilebilecek faydalar:

- Tansiyonun dengelenmesine yardımcıdır.
- Bağırsakları çalıştırır, kabızlığı engellemeye yardımcıdır.
- Kemik erimesine karşı koruyucudur.

Öneri:

- Menopoz sonrası, kadınların sabahları aç karna 3 adet kuru incir yemeleri hem bağırsaklarını çalıştırır, hem de kemik erimesine karşı koruyucudur.

36. KABAK (BAHÇE KABAĞI)

Beta-karoten ve magnezyum içerir. Bu iki madde, daha önce de belirttiğimiz gibi bizi hastalıklara karşı korur, bağışıklık sistemimizi destekler. Ayrıca, bol lif kaynağıdır, kalsiyum ve vitaminler yönünden zengindir. Metabolizmayı hızlandırıcı özellikleri de vardır. Bir yandan metabolizmayı hızlandıran kabak, öte yandan son derece düşük kalorilidir. 100 gram kabak, sadece 16 kalori içerir. Yani zayıflamak isteyenlerin bir numaralı sebzesidir.

Kabak, ödem attırıcıdır. Vücutta tutulan fazla suyun atılmasına yardımcı olur. Sindirimi kolaylaştırır, asit oranı düşük gıdalar arasındadır ve asit oranı yüksek gıdaların nötrleştirilmesine yardımcı olur.

Bizim mutfağımız için kabak olmazsa olmaz bir sebzedir. Dolmasından zeytinyağlısına her türlüsünü yaparız. Hele o narin çiçeklerinden yapılan zeytinyağlı dolma yok mu? Ben şahsen bayılırım kabak çiçeği dolmasına. Dünyada herhangi bir çiçeğin dolmasını yapan başka mutfak var mıdır acaba?

Kabak tüketerek elde edilebilecek faydalar:

- Zayıflamaya yardımcıdır: Metabolizmayı hızlandırır, ödem söktürücüdür ve düşük kalorilidir.
- Bağışıklık sistemini destekler.
- Sindirimi kolaylaştırır.

Öneri:

- Kabak yemeklerinin vazgeçilmezi dereotudur. Bol dereotlu bir kabak yemeği, adeta bir kalsiyum ve magnezyum bombasına dönüşür, sofranızdan eksik etmeyin.

37. KABAK ÇEKİRDEĞİ (BALKABAĞI ÇEKİRDEĞİ)

Çerez olarak bilinir ama aslında sıradan bir çerez değil, şifa kaynağıdır! Erkek sağlığı için vazgeçilmez bir gıdadır. Kabak çekirdeği, iyi huylu prostat büyümelerine karşı koruyucudur; prostat riski taşıyan erkeklerin tüketmesinde fayda vardır. Son derece yüksek miktarda doymamış yağ içerir, kabak çekirdeğinin neredeyse yarısı doymamış yağ asitlerinden oluşur. Bu sebeple yüksek kaloriye sahiptir. 100 gram kuru kabak çekirdeği, 590 kaloridir.

Ayrıca, içinde A, E ve B vitaminleri, selenyum, çinko gibi mineraller, fitosteroller ve kukurbitin adında bir maddeden bol olarak bulunur. Aynı zamanda bağırsak parazitleri ve tenyaların vücuttan atılmasında da etkilidir. Halk tıbbında, bağırsak kurtlarını döktürmek için yaygın olarak kullanılır.

İçerdiği oleik asit ve linoleik asit gibi doymamış yağların iyi huylu prostat büyümelerini engellediği ispatlandı. Yani 50 yaş üstü erkeklerin prostattan korunmak için kabak çekirdeği tüketmelerinde fayda var. Üstelik sadece iyi huylu prostat büyümelerine karşı değil, içerdiği fitosteroller sayesinde prostat kanserine karşı da koruyucu.

Prostattan korunmak için kabak çekirdeği iyi bir seçenektir, ancak çok yüksek kalori içerdiği için, yiyerek tüketmek yerine, doktorunuzdan kabak çekirdeği özütü içeren bitkisel haplar yazmasını isteyebilirsiniz. Böylece hem gereksiz kalori almamış olursunuz, hem de prostata karşı daha etkili bir önlem alırsınız.

Kabak çekirdeği tüketerek elde edilebilecek faydalar:

- İyi huylu prostat büyümelerine karşı koruyucudur.
- Bağırsak parazitlerinden kurtulmaya yardım eder.
- İçerdiği selenyum ve çinko sayesinde bağışıklık sistemini destekler.
- Kansere karşı koruyucudur.

Öneri:

- Kabak çekirdeğini kavurmadan tüketin. Kavrulduğu zaman yağ içeriği bozuluyor ve kukurbitin adlı aminoasitte bozulma meydana geliyor.

Dikkat!

- Doğal gıda takviyesi de olsa sakın doktor kontrolü dışında herhangi bir tedavi edici ürün kullanmayın!

38. KAHVE

Hastalarımın en çok sorduğu sorulardan biri, "Kahve sağlığa zararlı mı?" sorusu! Önce bunu cevaplayalım, hayır, kahve sağlığa zararlı değil, tam tersine faydalı etkileri mevcut. Tabii ki, miktarı abartmamak ve aşırı miktarda içmemek kaydıyla...

Kahve alkaloitler, vitaminler ve polifenolik bileşikler içerir. Yüksek kafein içeriğinden dolayı sağlığa zararlı olduğuna dair birtakım iddialar olsa da, bununla ilgili bulgular çelişkilidir. Tansiyonu yükselttiği iddia edilen bazı çalışmaların tam tersine, bazı tıbbi çalışmalarda da tansiyonu düşürdüğü gösterilmiştir. Bu tansiyon düşürücü etkisi, içinde bulunan polifenolik bileşiklere bağlanmıştır. Üstelik kafein içeriği açısından bakıldığında, yeşil çayda kahveden çok daha fazla kafein bulunur.

Kahve içilmesinin karaciğeri desteklediği ve karaciğer hasarını azalttığı tıbbi çalışmalarla gösterilmiştir. Kahve, karaciğer harabiyetine bağlı olarak kanda yükselen karaciğer enzimlerinin düşmesine sebep oluyor. İçerdiği kafeinin yağ yakıcı etkisi vardır. Halk arasında sellülit yaptığı söylense de, kahvenin sellülit oluşumunu hızlandırdığına dair bilimsel bir bulgu yoktur.

Kahve tüketerek elde edilebilecek faydalar:

- Karaciğeri destekler, karaciğer hasarının önüne geçer.
- Siroz riskini azalttığını gösteren çalışmalar vardır.

Öneri:

- Günde 3 fincana kadar kahveyi huzur içinde tüketebilirsiniz, sağlığınıza zararı olmadığı gibi, karaciğerinizi de koruyacaktır. Ancak eğer mümkünse kahvenizi çekirdek olarak alıp, evde kendiniz taze taze öğütün.

Dikkat!

- Aşırı miktarda kahve tüketimi, alınan kafein miktarını çok fazla yükselteceği için zararlı olabilir. Vücudunuzu tanıyın, dengeyi bozmayın.

39. KARABİBER

Harika aromasını, içerdiği uçucu yağlara borçlu. İçinde uçucu yağlar haricinde, 'piperin' ve piperin türevi birtakım bileşikler bulunuyor.

2010 yılında ABD'de yapılan bir çalışmada, karabiberin içindeki bileşiklerin antikanser etkileri olduğu gösterildi. Ayrıca, bu bileşiklerin kuvvetli antioksidan ve iltihap giderici etkileri de var.

Yani, karabiber hücrelerimizin hasara uğramasını engelliyor ve bizi hastalıklara karşı koruyor.

Karabiber tüketerek elde edilebilecek faydalar:

- Kansere karşı koruyucudur.
- Bağışıklık sistemini destekler.
- Antioksidandır, hücre hasarını engeller.

Öneri:

- Tıpkı acı kırmızıbiber gibi, karabiber de kansere karşı koruyucu. Çocuklarınızı küçük yaştan itibaren acı yemeye alıştırın. Ne kadar acı, o kadar sağlıklı!

40. KARABUĞDAY (GREÇKA)

Yıllar önce, henüz daha fitoterapi uzmanlığı eğitimimi almamışken, annesi Rus olan çok sevdiğim bir doktor arkadaşım bana bir paket tahıl verdi ve "Bak bu 'greçka' Rusya'da çok tüketilir, sağlık için çok faydalıdır" dedi. Canım arkadaşım Dr. Berna Atay'ın, bana yıllar önce tanıttığı bu tahıl, karabuğdaydı. O günden sonra hep ilgi alanım içinde oldu karabuğday. Dr. Berna Atay'ın üzerimde hakkı çoktur, greçka'yı bana tanıştırmasından çok uzun yıllar önce fitoterapiye ilgi duymamı sağlayan ilk kıvılcımı da, kalbime kendisi atmıştır. Buradan selam olsun canım arkadaşıma... O kıvılcımın yaktığı ateşle fitoterapi uzmanı oldum ve bugün hâlâ gecem gündüzüm fitoterapi ile geçiyor.

Karabuğdayın gerçekte bizim bildiğimiz buğdayla ilgisi yoktur. Buğdaygiller familyasına bile dâhil değildir. Aslında, tahıldan çok bir nevi bitki tohumudur. *Fagopyrum esculentum* isimli bitkinin meyvesidir. Rusya ve Doğu Avrupa ülkelerinde çok bilinir ve sık sık tüketilir. Lifi çok yüksektir, yağı ve kalorisi düşüktür.

Kan şekerinin dengelenmesine yardımcı olur. Özellikle şeker hastalığında, kan şekerini kontrol altında tuttuğuna dair kanıtlar vardır. İnsülin yanıtına yardımcı olur. Şeker hastaları bol bol karabuğday tüketmelidir.

Az önce de bahsettiğim gibi, adı karabuğday olsa da, buğday ile ilgisi yoktur, bambaşka bir bitkidir. Dolayısıyla gluten içermez; buğday ve bulgur yiyemeyen, gluten intoleransı olan 'çölyak hastaları' tarafından güvenle tüketilebilir.

Bol lif içerdiği için bağırsakların çalışmasını düzenler ve kolon kanserine karşı korur. Aşırı yükselmiş kolesterlün normal seviyelere gelmesine yardımcıdır, kalp ve damar hastalıklarına karşı korur.

Demir, çinko ve selenyum yönünden zengindir. 'Rutin' ve 'tanen' maddelerini içerir. Antioksidan etki gösterir. Rutin sayesinde, damar duvar yapısını güçlendirir. Diğer tahıllara göre çok daha kıymetli protein içerir. Özellikle temel aminoasitler (lizin, treonin, triptofan) açısından zengindir. Vejetaryenler için iyi bir besindir.

Karabuğday tüketerek elde edilebilecek faydalar:

- Kan şekerini ve insülin cevabını dengeler. Şeker hastalarının kan şekerlerini dengede tutmaya yardımcıdır.
- Kansere ve kalp hastalıklarına karşı koruyucudur.

- Antioksidandır, hücre hasarına karşı vücudu korur.
- Çok değerli bir bitkisel protein kaynağıdır, vejetaryenler için son derece besleyicidir.
- Lif oranı yüksektir, bağırsakları çalıştırır, kabızlığı engeller.
- Kolesterolü dengeler.
- Gluten içermez, çölyak hastaları buğday ve bulgur yerine güvenle tüketebilirler.

Öneri:

- Şeker hastaları kan şekerlerini dengelemek için karabuğdayı sofralarından eksik etmesin.

41. KARALAHANA

Dünyada 2000 yılı aşkın süredir besin olarak tüketiliyor, yani ilk keşfeden Karadenizliler değil! Karalahana, iyi bir lif kaynağıdır. Bağırsakları çalıştırır, kabızlığı engeller, kalınbağırsak kanserine karşı korur.

İçerdiği beta-karoten sayesinde kuvvetli antioksidandır, kanser ve kalp hastalıklarına karşı koruyucudur. Bir kâse karalahana, günlük beta-karoten ihtiyacının iki katını karşılar. Ayrıca kansere karşı savaşan 'sülforafan' ve 'indol' isimli bileşikleri içerir.

Karalahana vitamin deposudur; bir porsiyonunda, günlük ihtiyacın tamamını karşılayacak kadar C ve E vitamini bulunur. Bu iki vitaminin bir arada bulunması, kuvvetli antioksidan etki anlamına gelir. Hücresel hasarın önüne geçer.

Karalahana tüketerek elde edilebilecek faydalar:

- Kansere karşı savaşır.
- Kalp hastalıklarına karşı koruyucudur.
- Kuvvetli antioksidandır.

Öneri:

- Erken yaşlanmak istemiyorsanız, bol bol karalahana tüketin!

42. KARANFİL

Ağır kokulu yiyeceklerden sonra neden ağza birkaç tane karanfil atıldığını hiç merak ettiniz mi? Sadece kokuyu gidersin diye mi acaba? Oysa konu hiç o kadar basit değil, karanfil sadece koku giderici bir bitki değildir, aynı zamanda mikrop öldürücüdür. Yüzyıllar önce bu âdeti başlatan atalarımız, etkisinden haberdarlar mıydı acaba?

Ağzımıza attığımız karanfilin, bizim bildiğimiz çiçek olan karanfille bir alakası yoktur. Baharat karanfili, Uzakdoğu'da yetişen bir ağacın açmamış çiçek tomurcuklarının kurutulması sonucu elde ediliyor.

İçinde bulunan bileşikler sayesinde diş çürüklerine ve dişeti iltihaplarına neden olan bakterileri öldürücü etkisi vardır. Ayrıca, lokal olarak uyuşturucu (anestezik) etkisi olduğu için, diş ağrılarında da faydası büyük. Karanfil, Uzakdoğu'da erkeklerde cinsel gücü artırmak amacıyla kullanılır. Nitekim yapılan çalışmalarda, karanfil tomurcuğunun 'testosteron' hormonunu artırdığı gösterilmiştir. Karanfilden elde edilen yağın da, uçuklar üzerinde etkili olduğu gösterilmiştir.

Karanfil tüketerek elde edilebilecek faydalar:

- Diş çürükleri ve dişeti iltihabı yapan mikropları öldürür.
- Bölgesel olarak uyuşturucu (anestezik) etki gösterir, diş ağrılarında faydalıdır.
- Erkeklerde cinsel gücü artırır.

Öneri:

- Dişeti iltihapları için tarifini verdiğim karanfil çayından içiniz.

Dişeti iltihapları için çay

- 6 adet karanfil
- 1 tatlı kaşığı biberiye
- 250 cc kaynar su

Karanfil ve biberiye, cam veya porselen bir fincana konulur, üzerine kaynar su eklenir. Fincanın ağzı kapatılarak 10 dakika demlenmesi beklenir. Günde 3-4 fincan içebilirsiniz.

43. KARNABAHAR

Tıpkı karalahana ve brokoli gibi bol miktarda sulforafan ve indol maddelerini içerir. Sulforafan, hücrelerin kanser yapıcı maddeleri atmasına yardımcı olur.

Karnabahar iyi bir lif kaynağıdır. Potasyum, magnezyum, manganez, C vitamini, B vitaminleri ve folik asit içerir. Kuvvetli antioksidan etkisi vardır.

Yüksek lif içeriği nedeniyle bağırsakları çalıştırır, kolon kanserlerine ve kabızlığa karşı koruyucudur. Kolesterol seviyesinin dengelenmesine yardımcı olur. Çok düşük kalorilidir, 100 gram karnabahar sadece 22 kalori içerir.

Karnabahar tüketerek elde edilebilecek faydalar:

- Kansere karşı savaşır.
- Bağırsakları çalıştırır.

- Düşük kalorisi ve yüksek lif oranı sebebiyle, zayıflamak isteyenlerin en önemli yardımcılarındandır.

Öneri:

- Karnabaharı ya çiğ olarak ya da haşlayarak tüketin. Çok pişirmek, içindeki etken maddelerin bozulmasına sebep olur! Ne kadar az pişirirseniz, o kadar faydalıdır.

44. KARPUZ

Sıcak yaz günlerinde yenen buz gibi bir dilim karpuza kim hayır diyebilir? Peki ya o yediğiniz karpuz dilimi sizi sadece serinletmekle kalmayıp, bir de kansere karşı koruyorsa? Bir dilim karpuz, günlük C vitamini ihtiyacınızın yüzde 80'ini karşılar. Aynı zamanda bolca beta-karoten almanızı sağlar. Üstelik potasyum yönünden de zengindir ve iyi bir lif kaynağıdır.

C vitamini ve beta-karoten, daha önce de belirttiğimiz gibi iyi birer antioksidandır, bağışıklık sistemini dengeler, vücudu kansere karşı korur. Aynı zamanda, damar duvar yapısında meydana gelebilecek hasarı engelleyerek damar sertliği (ateroskleroz) hastalığının önüne geçerler, kalp hastalıkları ve felç riskini azaltırlar. Yüksek lif içeren karpuz, bağırsakların çalışmasını düzenler.

Karpuz tüketerek elde edilebilecek faydalar:

- Kuvvetli antioksidandır, hücre hasarını engeller.
- Kansere karşı savaşır. Yaşlanmayı geciktirir.

Öneri:

- Mevsiminde bol bol karpuz yiyin. Daha sağlıklı yaşayacaksınız.

45. KAYISI

Beta-karoten deposudur. Bir avuç taze kayısı, günlük beta-karoten ihtiyacınızın yarısını karşılar. Aynı miktardaki kuru kayısı ise, günlük beta-karoten ihtiyacınızın tamamını karşılar. Beta-karoten, kansere karşı savaşır, antioksidan etki gösterir. Damarlardaki lipid plaklarını engeller, kalp hastalığı riskini azaltır. Kayısı ayrıca potasyum, demir ve bor içerir. İyi bir lif kaynağıdır. Hem tazesi, hem de kurusu bağırsakları çalıştırır, kabızlığı engeller, kolon kanserine karşı korur.

Kayısı tüketerek elde edilebilecek faydalar:

- Kansere ve kalp hastalığına karşı savaşır.
- Bağırsakları çalıştırır, kabızlığı engeller.

Öneri:

- Doğal olarak kurutulmuş koyu renkli, günkurusu denen organik kayısıları tercih edin.

Dikkat!

- Rengi altın sarısı olan kayısı kurularının kurutulması sırasında kimyasal maddeler kullanılır, bunlardan uzak durun!

46. KEKİK

Sadece etin üstüne serpilen bir baharat değildir, Aynı zamanda bir şifalı bitkidir. Kekik deyip geçmeyin, 300'den fazla türü yetişiyor. Bizim bahsettiğimiz kekik, Latince *Thymus vulgaris* adı verilen kekik türü.

Kekik, uçucu yağlar, 'timol', 'karvakrol', 'rosmarinik asit' ve 'ursolik asit' adı verilen maddeleri içerir. İçerdiği bu maddeler sayesinde, kuvvetli mikrop öldürücü ve antioksidan etki gösterir. Serbest oksijen radikallerinin sebep olduğu zararları engeller, hastalıklara karşı direnci artırır, yaşlanmayı geciktirir.

Kekiğin içerdiği karvakrol maddesinin, tümörlerin gelişimini yavaşlattığı gösterildi.[67] Karvakrol, kanser hücrelerini intihara (apopitosis) sürüklüyor, böylece kanser gelişimini durduruyor. Size bir müjde daha; Türkiye'de yetişen kekik türlerinde, ağırlıklı olarak karvakrol maddesi bulunuyor.

Kekik tüketerek elde edilebilecek faydalar:

- Kansere karşı savaşır.
- Mikrop öldürücüdür, üst solunum yolu enfeksiyonlarında rahatlatıcıdır.
- Antioksidandır, hücre hasarının önüne geçer.

Öneri:

- Sağlıklı yaşamak için, her gün tarifini verdiğim çaydan içmenizi öneriyorum.

Kanserden koruyucu çay

- 1 tatlı kaşığı kekik
- 1 tatlı kaşığı yeşil çay
- 250 cc kaynar su

Kekik ve yeşil çay cam veya porselen bir fincana konulur, üzerine kaynar su eklenir. Fincanın ağzı kapatılarak 10 dakika demlenmesi beklenir. Günde 3 fincan içebilirsiniz.

---

[67] Oregano: properties, composition and biological activity. Arcila-Lozano CC, Loarca-Piña G, Lecona-Uribe S, González de Mejía E. *Arch Latinoam Nutr*, 2004 Mar;54(1):100-11. Review.

47. KEREVİZ

Çocukken ben de hoşlanmazdım ama şimdi insanların nasıl olup da kereviz sevmediklerine hayret ediyorum.

Tarihin en eski çağlarından beri tüketiliyor. Antik çağda tıbbın babası olarak bilinen Hipokrat bile hastalarına kereviz tavsiye etmiş. Neredeyse 2000 yıldan fazla süredir yüksek tansiyonun tedavisi için kereviz tavsiye edilir.

Yüksek miktarda 'sodyum' içermesine rağmen, içinde bulunan 'fitalit' isimli bir madde sayesinde kereviz tansiyonu düşürüyor. Fitalit, damar duvarında bulunan düz kasları gevşeterek tansiyonun düşmesini sağlıyor.

Kereviz ayrıca yüksek miktarda lif içerir. Bağırsakları çalıştırır. Kabızlığa ve kolon kanserlerine karşı koruyucudur.

Kerevizde bulunan 'psöralen' isimli madde sedef hastalığına karşı savaşır, pullu döküntülerin tedavisine yardımcı olur.

Kerevizde 'luteolin' isminde kuvvetli bir antioksidan madde daha var, bu maddenin, kanserlere karşı koruyucu olduğu ve tümörleri küçülttüğü gösterildi.[68,69,70]

Kereviz tüketerek elde edilebilecek faydalar:

- Yüksek tansiyonu düşürür.
- Kanserlere karşı savaşır.
- Bağırsakları çalıştırır, kabızlığı engeller.
- Sedef hastalığının tedavisine yardımcıdır.

Öneri:

- Kerevizin sadece kökünü değil, yapraklarını da yiyin. Mis kokulu yapraklarından bol limonlu salatalar hazırlayın, sadece salata yemeyeceksiniz, adeta her lokmada vücudunuza şifa alacaksınız.

48. KETENTOHUMU

Sağlığımız için çok kıymetli olan Omega-3 yağlarını bol miktarda içeriyor. Omega-3, aşırı miktarda yükselen LDL kolesterolü düşürüyor ve damar duvarına verebileceği zararı engelliyor. Böylece kalp krizi ve felç riskini azaltıyor.

İçerdiği müsilajlar sayesinde bağırsakların çalışmasına yardım ediyor ve

---

[68] Distribution and biological activities of the flavonoid luteolin. López-Lázaro M. *Mini Rev Med Chem*, 2009 Jan;9(1):31-59. Review.

[69] Anti-carcinogenic effects of the flavonoid luteolin. Seelinger G, Merfort I, Wölfle U, Schempp CM.*Molecules*, 2008 Oct 22;13(10):2628-51. Review.

[70] Luteolin, a flavonoid with potential for cancer prevention and therapy. Lin Y, Shi R, Wang X, Shen HM.*Curr Cancer Drug Targets*, 2008 Nov;8(7):634-46. Review.

kabızlığı engelliyor. Her gün yoğurdunuza 1 yemek kaşığı taze öğütülmüş ketentohumunu karıştırın ve üzerine büyük bir bardak su için. Kısa sürede bağırsaklarınızın çalışmasının düzenlediğini göreceksiniz.

Ketentohumu, kadınlar için çok önemli olan 'bitkisel östrojen'leri de (fitoöstrojenler) içeriyor. Bitkisel östrojenler, menopoz sonrası sıcak basmalarını engelliyor, kemik erimelerine karşı koruyor. Menopoza girmiş kadınların ketentohumu tüketmesinde fayda var.

Ketentohumu tüketerek elde edilebilecek faydalar:

- Bağırsakları çalıştırır, kabızlığı engeller.
- Aşırı miktarda yükselen LDL kolesterolü düşürür.
- Kalp damar hastalıkları ve felç riskini azaltır.
- Menopoz sonrası sıcak basmalarına ve kemik erimesine karşı korur.

Öneri:

- Ketentohumunu hazır öğütülmüş paketlerde toz halinde satın almayın. Çekildikten sonra çok çabuk okside olarak bozulur ve etken maddeler özelliğini yitirir. Küçük bir kahve değirmeninde taze olarak öğütüp, hemen tüketin.

Dikkat!

- 6 yaşından küçük çocuklara hekim tavsiyesi olmadan ketentohumu vermeyin!

49. KIRMIZIBARBUNYA

Tam bir lif deposu, bağırsaklarınızı çalıştırmak için birebir! Eğer kabızlık sorununuz varsa, kırmızı barbunya tam size göre. Kabızlığı engeller, kolon kanserine karşı koruyucudur.

Yüksek lif içeriği nedeniyle aşırı yüksek kolesterolü dengelemeye yardımcıdır, kalp hastalığı riskini azaltır. ABD'de yapılan bir araştırmaya göre, günde bir porsiyon kırmızıbarbunya tüketmek, orta vadede, aşırı yükselmiş kolesterol seviyesinde yüzde 20 düşmeye yol açıyor. Böylece damar sertliği (ateroskleroz) riski de azalıyor. Ayrıca çok iyi bir folik asit, demir ve potasyum kaynağıdır. Tansiyonun dengelenmesine yardımcı olur. Hamilelikte bolca tüketilmesinde fayda var, folik asit anne karnındaki bebeklerde sinir dokusunun gelişimine yardımcıdır.

Bitkisel protein açısından son derece zengindir.

Kırmızıbarbunya tüketerek elde edilebilecek faydalar:

- Yüksek lif içerir, bağırsakları çalıştırır ve kabızlığı engeller.
- Kolesterolü dengeler ve damar sertliği hastalığına karşı koruyucudur.

- Folik asit kaynağıdır, anne karındaki bebeklerin sinir dokusunun gelişimi için faydalıdır.

Öneri:

- Kalp hastalığı ve yüksek tansiyon riski taşıyan kişilerin günde bir porsiyon kırmızıbarbunya tüketmesi, kolesterollerini ve tansiyonlarını dengelemeye yardımcı olacaktır.

50. KIRMIZIPANCAR

Tam bir detoks sebzesi! Toksinlerin vücuttan atılmasına yardımcı oluyor, karaciğer ve böbreği çalıştırıyor.

Mineral deposudur. Bakır, demir, çinko, fosfor, krom, manganez, potasyum, silisyum ve selenyum içerir. Zengin mineral yapısı sayesinde vücutta asit baz dengesinin kurulmasına yardımcı olur.

Kırmızıpancarda ayrıca folik asit, B vitaminleri ve bolca beta-karoten bulunur. Kalorisi çok düşüktür, detoks etkisi ve lifli yapısı nedeniyle zayıflamak isteyenlerin vazgeçilmez sebzelerinden bir tanesidir.

Folik asit, sadece bebeklerde sinir dokusunun yapımını desteklemekle kalmaz, aynı zamanda kan hücreleri olan alyuvarların üretimini de destekler. Yani kansızlığa karşı savaşır. Kırmızıpancarın, içindeki emilimi yüksek demir sayesinde kansızlığa karşı etkisi daha da kuvvetlenir.

Beta-karoten, kansere ve kalp hastalıklarına karşı koruyucu ama kırmızıpancar ayrıca, kansere karşı koruyucu bir diğer bileşik olan 'antosiyaninler' açısından da zengin. Özellikle prostat kanserinden koruyucu etkileri pek çok çalışmada gösterilmiştir. Potasyum içeriği ve damar duvar yapısında genişleme yapan özelliği sayesinde yüksek tansiyonu dengelemeye yardımcı olur.

Kırmızıpancar tüketerek elde edilebilecek faydalar:

- Kansızlığı engeller.
- Toksinlerin vücuttan atılmasını sağlar, detoks yapar.
- Kanserlere karşı koruyucudur.
- Yüksek tansiyonu dengelemeye yardımcıdır.

Öneri:

- Çiğ olarak turşusu kurulduğu zaman, kırmızıpancar etken maddelerini kaybetmiyor. Etkilerinden faydalanırken bağırsaklarınızdaki probiyotik bakterileri de desteklemek için, bol bol çiğ kırmızıpancar turşusu yiyin.

Dikkat!

- İçerdiği silisyum ve oksalik asit maddeleri nedeniyle, böbrek taşı hastalarının kırmızıpancar tüketmelerini tavsiye etmiyorum!

51. ACI KIRMIZIBİBER

İnsanoğluna faydalı maddeler açısından çok zengindir. Bol miktarda beta karoten, flavonoit ve C vitamini içerir. Ayrıca 'kapsaisin' adında çok özel bir madde de içerir. Biber ne kadar acı ise, içindeki kapsaisin o kadar çoktur. Ülkemizde Güneydoğu Anadolu'da yaygın olarak üretilen biberler, acılık derecelerini belirleyen 'scoville' sınıflandırmasına göre orta acılıkta biberlerdir. Geçtiğimiz yıla kadar kabul edilen en acı biber, Hindistan'da yetişen 'Naga Jolokia' biberiydi. O kadar acıdır ki, insanlar tarafından yenebilmesi neredeyse imkânsızdır ve ünlü biber gazının yapımında kullanılır. 2012 yılında 'Trinidad Moruga Akrebi' biberleri, scoville acılık ölçeğinde 2 milyon birime ulaşarak dünyanın en acı biberi oldu. Kapsaisin maddesinin pek çok etkisi var ki, bunlardan en önemlisi ağrı kesici özelliğe sahip olması. Özellikle zona ağrısı ve benzeri nörojenik cilt ağrılarında, romatizmal hastalıklarda ve şeker hastalarında görülen nöropati ağrılarında, kapsaisinden yapılmış kremler ağrıyı kesiyor ve bölgesel kan dolaşımını hızlandırıyor. Alman E Komisyonu tarafından, kas spazmları ve romatizmal hastalıklarda ağrı kesici olarak kullanımı onaylanmıştır.

Trigeminal nevralji ve 'küme tipi' denilen baş ağrılarında kapsaisinin etkili olduğunu gösteren çalışmalar vardır. Kapsaisin, karaciğeri destekleyerek zehirli maddelerin zehir etkisini ortadan kaldırır, yani vücudumuzun detoks yapmasını destekler. Metabolizmayı hızlandırıp yağ yakımını artırarak kilo vermeyi de kolaylaştırır. Acı biber yemek, obeziteyle savaşmanıza yardımcı olabilir.

Kapsaisin kansere karşı da koruyor vücudumuzu. Kanser hücrelerini intihara teşvik ediyor. Böylece kötü huylu tümörlerin büyümesini baskılıyor. Özellikle pankreas kanseri, akciğer kanseri, beyin tümörü ve dil kanserlerinde, kanserin büyümesini gerilettiği gösterilmiştir.[71]

Hap Bilgi

ZAYIFLAMAK İÇİN ACI BİBER YİYİN AMA HAPINI İÇMEYİN!

Zayıflama hapı adı altında ülkemizde kontrolsüz biçimde internet aracılığı ile satılan acı biber hapları pek çok sağlık problemine yol açıyor! Zaman zaman, bu ve ben-

[71] Effect of capsaicin on prostate cancer cells. Díaz-Laviada I. *Future Oncol*, 2010 Oct;6(10):1545-50.

zeri ilaçları kontrolsüz şekilde kullanan kişilerin yan etkiler nedeniyle öldüklerini medyadan takip ediyoruz. Yapılan incelemelerde, bazı ürünlerin içinde olmaması gereken sağlığa zararlı yasak maddeler tespit ediliyor ve Sağlık Bakanlığı tarafından satışı yasaklanıyor.
Her sene terörden dolayı kaç şehit verdiğimizi biliyoruz. Trafik kazalarında kaç vatandaşımızın can verdiğinin kayıtlarını tutuyoruz. Peki, internet aracılığı ile satılan ve zararsız olduğu söylenen ürünlerin yan etkileri sebebiyle kaç kişinin öldüğünü biliyor muyuz? Eminim terör nedeniyle kaybettiklerimizin sayısından az değildir. Doktorunuza danışmadan, internet aracılığı ile satılan hiçbir ürünü kullanmayınız. Sağlığınızı, herkesten önce, kendiniz koruyunuz.

Acı kırmızıbiber tüketerek elde edilebilecek faydalar:

- Ağrı kesici özelliği vardır: Zona, baş ağrıları, şeker hastalarında görülen nöropatik ağrılar ve romatizmal ağrılara karşı etkilidir.
- Metabolizmayı hızlandırır, yağ yakmayı artırır.
- Kanserlere karşı koruyucudur. Detoks etkisi vardır, zehirlerin zararlarını yok eder.

Öneri:

- Acı kırmızıbiberi sofranızdan eksik etmeyin, ancak sadece güvendiğiniz biberleri alın ve nemsiz ortamda saklayın. Unutmayın, ne kadar acı, o kadar iyi!

Dikkat!

- Acı kırmızıbiber havalandırmalı, nemsiz, kuru ortamda ve ortalama 40 derece sıcaklıkta kurutulmalıdır. Kuruduktan sonra da, nem almayacak şekilde kuru ortamlarda saklanmalıdır. Eğer kuru olmayan şartlarda kurutulursa veya kurutulduktan sonra nemli ortamda saklanırsa, içinde 'aflatoksin' ismi verilen bir tür mantar gelişir. Aflatoksin, oldukça kuvvetli kanserojen bir maddedir. Karaciğer ve mide kanserlerini ciddi oranda artırdığı gösterilmiştir.
- Kanserden korunayım derken kansere yakalanmak istemiyorsanız, acı kırmızıbiberinizi alırken özenli davranın. Güvendiğiniz markaların kapalı ambalajlarını tercih edin. Açıkta satılan biberleri almaktan kaçının. Özellikle de, İstanbul veya Antalya gibi çok yüksek nem oranına sahip olan şehirlerde, rafta ne kadar süre beklediğini bilmediğiniz biberleri satın almayın. Aldığınız biberinizi, evinizde yine hava almayan cam kavanozlarda ve buzdolabında saklayın.

52. TATLI KIRMIZIBİBER

Sadece acısı mı faydalı? Tatlı kırmızıbiberin de pek çok faydası var! C vitamini deposudur. Orta boy bir tatlı kırmızıbiber, erişkin bir insanın günlük ihtiyacından daha fazla C vitamini içerir. Portakalda bile bu kadar C vitamini yoktur. Ayrıca, neredeyse günlük ihtiyacınız kadar beta-karoten içerir. Bunun yanında domatesin içinde bol bol bulunan likopen maddesinden tatlı kırmızıbiberde de var.

Bu üç kuvvetli antioksidanın bir arada bulunması, tatlı kırmızıbiberi bir antioksidan bombası yapıyor. Kanserden korunmamızı sağlıyor, hücresel hasarı engelliyor ve koroner arter hastalığını önlemeye yardım ediyor.

Tatlı kırmızıbiber tüketerek elde edilebilecek faydalar:

- Bağışıklık sistemini destekler.
- Kansere karşı koruyucudur.
- Koroner arter hastalığına karşı koruyucudur.

Öneri:

- Her türlü kırmızı ve mor renkli besin kuvvetli antioksidanlar içerir ve bağışıklık sisteminizi destekler. Her gün mevsimine göre bir porsiyon kırmızı ya da mor besin tüketin.

53. KIRMIZITURP

Yine yok denecek kadar az kalorisi olan bir lif deposu. Bu bitkisel lifler bizim için çok önemli. Bağırsaklarımızı çalıştırıyor, kolesterolü dengeliyor, kanser ve kalp hastalıklarına karşı korunmamızı sağlıyor.

İçinde bulunan hardal yağı zararlı mikropları öldürür, bağırsak iltihaplarının önüne geçer. Acı tadını bu hardal yağına borçludur.

Kırmızıturp, balgam söktürücü olarak kullanılır. Ağız ve boğaz mukozasını destekler, enfeksiyonlara karşı korur.

Kırmızıturp tüketerek elde edilebilecek faydalar:

- Bağırsaklardaki zararlı mikropları öldürür.
- Balgam söktürücü özelliği vardır.

Öneri:

- Salatalarınıza kırmızıturp koymak, sizi bağırsak enfeksiyonlarına karşı koruyacaktır. Ancak her zaman ilaçsız doğal veya organik yetiştirilmiş turpları tercih edin.

54. KIZILCIK

Anadolu'da 'kızılcık sopası' ünlüdür. Tabii biz burada meyvesinden bahsediyoruz. Benim memleketimde halk arasında 'kiren' denilen kızılcık, idrar yolu enfeksiyonlarına ve böbrek taşlarına karşı koruyucudur. Sık sık idrar yolu enfeksiyonu geçiren kişiler kızılcık suyu içmelidir.

Kızılcık, 'melatonin' maddesi içerir. Melatonin, uykuda ve karanlıkta salınan bir hormondur. Bizi stres ve depresyondan korur, uykunun kalitesini sağlar. Aynı zamanda güçlü bir antioksidandır, antiaging etki yapar, yaşlanmaya karşı savaşır. Uzun yaşayan kişilerin hepsinin sırları sorulduğunda, düzenli uykudan bahsetmelerinin sebebi melatonindir. Karanlık gece uykusu uyuyamayan kişilerde, melatonin eksikliğine bağlı olarak depresyon gelişebilir. İşte kızılcık, bu kıymetli hormonun eksikliğini giderir.

Kızılcık, bolca 'karotenoid' ve 'flavonoit' de içerir, böylece kuvvetli antioksidan etki gösterir. Ayrıca, C vitamini deposudur, aynı miktardaki portakaldan iki kat fazla C vitamini içerir.

Kızılcık tüketerek elde edilebilecek faydalar:

- İdrar yolu enfeksiyonları ve böbrek taşı oluşumuna karşı koruyucudur.
- Melatonin içerir, yaşlanmayı geciktirir (antiaging) ve depresyona karşı savaşır.
- Antioksidandır, hücre hasarının önüne geçer.

Öneri:

- Kızılcığı mevsiminde tüketiniz. Mevsimi dışında kızılcık tüketmek için, derin dondurucunuza kızılcık depolayabilirsiniz.

55. KİMYON

İşte emziren annelerin can dostu! Kimyon, hem anne sütünü artırıyor, hem de gazı gideriyor. Bir taşla iki kuş. Hem bebeğinizi doyuracak kadar sütünüz olacak, hem de bebeğinizin gazını giderdiği için rahat rahat uyumasını sağlayacak. İnsan başka ne ister? Kimyon aynı zamanda sindirimi kolaylaştırıyor. Mideyi rahatlatmak, hazımsızlık ve gaz problemlerinden kurtulmak için bol bol kimyon çayı içmenizi tavsiye ediyorum. Yapılan tıbbi çalışmalarda, kimyonun, kanserojen maddelerin zararlarını engelleyerek kansere karşı koruduğu gösterildi.

Kimyon tüketerek elde edilebilecek faydalar:

- Emziren annelerde süt artırıcıdır.
- Gaz giderici ve mide dostudur.
- Kanserojen maddelerin zararlarını engeller.

Öneri:

- Emziren annelere günde 4 fincan süt artırıcı çay tavsiye ediyorum. Hem sütleri artacak, hem de bebeklerinin gaz sancıları azalacaktır.

Süt artırıcı çay

- 1 tatlı kaşığı kimyon
- 1 tatlı kaşığı ısırgan
- 1 tatlı kaşığı anason
- 250 cc kaynar su

Kimyon, anason ve ısırgan cam veya porselen bir fincana konulur, üzerine kaynar su eklenir. Fincanın ağzı kapatılarak 10 dakika demlenmesi beklenir. Günde 4 fincan içebilirsiniz.

56. KİRAZ

Kanser hücrelerini etkisiz hale getiren ve kuvvetli bir antikanser olan, 'elajik asit' adlı çok önemli bir bileşik içeriyor. Fakat kirazın özellikleri bununla da bitmiyor! Gut hastalığında görülen 'ürik asit yüksekliği'ni başarıyla düşürüyor. Yapılan klinik çalışmalarda, kiraz kürüne alınan gut hastalarında, kiraz yiyerek kandaki ürik asit seviyesinin düştüğü gösterildi.

Kirazın etkileri sadece meyvesine özgü değil, sapı çöpü bile şifalı. Kiraz sapı, kuvvetli bir idrar söktürücü ve ödem çözücü etkiye sahip.

Kiraz tüketerek elde edilebilecek faydalar:

- Gut hastalarında yükselen kan ürik asit seviyesini düşürür.
- Sapları ödem çözücüdür.
- Kansere karşı koruyucudur.

Öneri:

- Mevsiminde bol kiraz tüketin. Yediğiniz kirazın tarımsal ilaç kullanılmadan doğal veya organik yetiştirilmiş olmasına dikkat edin.

57. KİŞNİŞ

Türk mutfağında yaygın kullanılan bir baharattır. Uçucu yağlar içerir, mis gibi kokusunu buna borçludur.

Hazımsızlık ve gaz şikâyetlerini giderir. İştah açıcıdır. Mide salgılarını uyarır.

Kişniş tüketerek elde edilebilecek faydalar:

- Hazımsızlık ve gaz şikâyetlerini giderir. İştah açar.

Öneri:

- Kişnişi baharat olarak kullanabildiğiniz gibi, çayını da hazırlayabilirsiniz.

58. KİVİ

Çok değil, daha 10-15 yıl öncesine kadar kimselerin tanımadığı kivi, artık Karadeniz yöresinde bolca üretilir oldu. Akıllı ve pratik Karadeniz insanı, kivideki geleceği gördü. Kivi bir C vitamini deposudur. Bu sayede kuvvetli antioksidan etki gösterir. İçerdiği yüksek potasyum oranı sayesinde, yüksek tansiyonu dengelemeye yardımcıdır. Aynı zamanda yüksek oranda lif içerir, ama kalorisi çok düşüktür. Bağırsakların çalışmasını düzenler ve kabızlığı engeller. Fazla kiloların verilmesine yardımcıdır. Yapılan çalışmalarda, kivinin kansere karşı koruyucu etkisi olduğu gösterildi.

Kivi tüketerek elde edilebilecek faydalar:

- Antioksidan etki gösterir, vücudu yaşlanmaya karşı korur.
- Bağırsakları çalıştırır, kabızlığı engeller.
- Zayıflamaya yardımcıdır, tokluk hissini artırır.

Öneri:

- Sık sık kivi yemeye gayret edin, sağlığınıza yatırım yapmış olacaksınız.

59. KÖRİ

Bizim geleneksel mutfağımızda kullanılmasa da, son yıllarda ülkemizde de tanınan bir baharat haline geldi. Hint mutfağının ana baharatı olan köri, aslında tek bir baharat değil, bir baharat karışımı. Temel olarak, zerdeçal, sarımsak, tarçın, kişniş, kimyon ve kakule ile beraber, yaklaşık 40 ayrı baharatın birleşiminden oluşur.

Köri, aslında geleneksel mutfakta yiyeceklerin bozulmasını önlemek için kullanılan bir baharat karışımıdır. İçeriğinde kullanılan baharatların mikrop öldürücü etkileri vardır. Gıdaların bozulmasına sebep olan bakterilerle savaşırlar. Ayrıca, antioksidan ve kolesterol düşürücü baharatlar içerir.

Köri tüketerek elde edilebilecek faydalar:

- Zararlı bakterilerin yol açtığı iltihapları engeller.
- Antioksidan etki yaratır, hücre hasarını engeller.

Öneri:

- Yemeklerinize farklı bir tat vermek ve sağlığınızı korumak için köri kullanın. Kendi baharatlarınızı karıştırarak özel köri formülünüzü oluşturabilirsiniz.

60. KURU ERİK

Kadınlarda menopoz sonrasında gelişen kemik erimesini engelliyor. 2011 yılında yapılan klinik bir çalışmada, kuru erik yiyen kadınlarda, yemeyenlere göre daha az kemik erimesi gerçekleştiği gösterildi.[72,73,74] Bu son derece önemli bir bulgu! Sadece besinlerle birtakım hastalıkların önlenebildiğini gösteriyor. Taze erik yemenin kemik erimesini durdurucu etkisi yok.

Kuru erik, aynı zamanda çok yüksek lif içeriyor ve oldukça düşük kaloriye sahip. Bağırsakları çalıştırıyor. Oldukça zengin bir bor minerali ve K vitamini kaynağı.

Kuru erik tüketerek elde edilebilecek faydalar:

- Menopoz sonrası bayanları kemik erimesine karşı koruyor.
- Bağırsakların çalışmasını düzenliyor.

Öneri:

- Özellikle kadınların, kemik erimesinden korunmak için her sabah 1 avuç kuru erik yemelerini tavsiye ediyorum.

61. KURUFASULYE

Uzun zaman fakir yiyeceği olarak hor görülen kurufasulyenin artık değeri anlaşılmaya başlandı.

Zengin bir lif deposudur. Bağırsakları çalıştırmaya, kolesterolü düşürmeye ve toksinleri vücuttan atmaya yardımcı olur. Ayrıca potasyum, demir ve B vitaminleri açısından zengindir.

Kuru fasulyenin şeker hastalarında kan şekerini dengelemeye yardımcı olduğu gösterildi. Düzenli olarak her gün 1 porsiyon kurufasulye yiyen şeker hastalarında, kan şekeri seviyeleri ve kolesterol seviyeleri daha dengeli seyrediyor. Ani şeker iniş çıkışlarına rastlanmıyor.

Kuru fasulye tüketerek elde edilebilecek faydalar:

- Şeker hastalarında kan şekeri dengesini sağlamaya yardımcı olur.
- Kolesterolü dengeler.

---

[72] Comparative effects of dried plum and dried apple on bone in postmenopausal women. Hooshmand S, Chai SC, Saadat RL, Payton ME, Brummel-Smith K, Arjmandi BH. *Br J Nutr*, 2011 Sep;106(6):923-30.

[73] Viewpoint: dried plum, an emerging functional food that may effectively improve bone health. Hooshmand S, Arjmandi BH. *Ageing Res Rev*, 2009 Apr;8(2):122-7. Review.

[74] Chemical composition and potential health effects of prunes: a functional food? Stacewicz-Sapuntzakis M, Bowen PE, Hussain EA, Damayanti-Wood BI, Farnsworth NR. *Crit Rev Food Sci Nutr*, 2001 May;41(4):251-86. Review.

Öneri:

- Özellikle şeker hastalarına, düzenli olarak kurufasulye tüketmelerini tavsiye ediyorum. Şekerlerinin ve kolesterollerinin daha dengeli seyrettiğini göreceklerdir.

62. KUŞBURNU

Fenolik bileşikler, proantosiyanidin ve flavonoitler içerir. C vitamini deposudur. Tüm bu bileşenler sayesinde, kuvvetli antioksidan etki gösterir. Üst solunum yolu iltihaplarından korunmada ve tedavisinde etkilidir.

Ayrıca antienflamatuar (yangı giderici) etkisi sayesinde, eklem kireçlenmesi ve romatizmal ağrıların giderilmesinde de son derece etkilidir.

Japonya'da yapılan bir çalışmada, zayıflatıcı etkisi olduğu da bulundu. Üstelik iştahta değişiklik yapmadan vücuttaki yağ oranını azaltıyor. Kullanıldığı dönem sonunda, kan yağlarında da ciddi bir azalma yaptığı tespit edilmiş.

Kuşburnu tüketerek elde edilebilecek faydalar:

- Üst solunum yolu enfeksiyonlarından korur.
- Romatizmal ağrılar ve eklem kireçlenmelerine karşı etkilidir.
- Zayıflamaya yardımcıdır.

Öneri:

- Romatizmal şikâyeti olan kişiler, tarifini verdiğim romatizma çayından kullanabilirler.

Romatizmal ağrılar için çay

- 1 tatlı kaşığı kuşburnu
- 1 tatlı kaşığı ısırgan
- 1 tatlı kaşığı zencefil
- 250 cc kaynar su

Cam veya porselen bir fincana konulur, üzerine kaynar su eklenir. Fincanın ağzı kapatılarak 10 dakika demlenmesi beklenir. Günde 4 fincan içebilirsiniz.

63. KUŞKONMAZ

Osmanlı mutfağında çok kullanılan, aynı zamanda dünyada da çok sevilen bir sebzedir. Şifalı özellikleri ise, binlerce yıldır biliniyor.

Kuşkonmaz, 'steroidal glikozit' denilen bir bileşik içerir. Bu bileşik antienflamatuar (yangı giderici) özelliğe sahiptir. Romatizmal ağrılarda, artritlerde iltihabi cevabı azaltır.

C vitamini, potasyum, folik asit ve beta-karoten açısından zengindir. Oldukça iyi bir lif kaynağıdır. Kuşkonmazın düzenli tüketilmesiyle kalınbağırsak kanserlerinde azalma olduğu gösterilmiştir.

Kuşkonmaz tüketerek elde edilebilecek faydalar:

- İltihabi cevabı azaltır.
- Romatizmal hastalıklarda faydalıdır.
- Vitamin, mineral ve bitkisel lif desteği yapar.

Öneri:

- Mevsimi geldiğinde kuşkonmazı unutmayın! Özellikle sebze yemez çocuklar büyütmeyin. Ek gıdaya başladığınız günden itibaren çocuklarınıza sebzeyi sevdirin.

64. MANDALİNA

İşte evinize orijinal paketiyle gelen bir meyve! Çin tıbbında, mandalinanın kabuğu heba edilmez, ilaç olarak kullanılır. Kalorisi çok düşüktür. Bir mandalina, yaklaşık 30-35 kaloridir. Kalorisi düşüktür ama faydaları büyüktür! Sadece bir tane mandalina yemek, günlük C vitamini ihtiyacınızın yarısını sağlar.

Fakat mandalinanın meyvesini yiyip kabuğunu atmak kıymet bilmemektir bana göre. Mandalina kabuğu, *Oleum auranthii* adı verilen bir uçucu yağ içeriyor. İngiltere'de yapılan bir çalışmada, mandalina kabuğundan elde edilen uçucu yağın kanser hücrelerini öldürdüğü bulundu. Üstelik sadece kanserli hücrelere saldırıyor, normal hücrelere zarar vermiyor. Aynı zamanda betakaroten, flavonoitler ve terpenler de içeriyor. Bağışıklık sistemini destekleyerek vücudun hastalıklara karşı direncini artırıyor.

Mandalina tüketerek elde edilebilecek faydalar:

- Mandalina kabuğu kanser hücrelerini öldüren bir uçucu yağ içerir.
- Bağışıklık sistemini destekler. Antioksidandır, yaşlanmaya karşı savaşır.

Öneri:

- Eğer kimyasal ilaç kullanılmadan, yapay olarak renklendirilmeden, mumlanmadan doğal veya organik olarak yetiştirilmiş ve satışa sunulmuş olduğuna eminseniz mandalina kabuklarını atmayın. Salatalarınızda, yemeklerinizde kullanın. Fazlasını kurutun ve cam kavanozlarda saklayın. Rondodan geçirip toz halinde salata ve yemeklerinize serpin, çayını yapın, akla gelebilecek her türlü kullanım ile değerlendirin.

65. REİSHİ MANTARI

66. SHİİTAKE MANTARI

Reishi ve Shitake mantarları kansere karşı etkileri nedeniyle son yıllarda oldukça ilgi çekiyor. Oysa bu mantarların kansere karşı etkileri oldukça uzun zamandır biliniyor ve kanser tedavisinde kullanılıyor.

Hem Shiitake, hem de Reishi mantarları, 'beta-glukan' yönünden son derece zengindir. Daha önce de belirttiğimiz gibi beta-glukan, bağışıklık cevabını güçlendirir, bakteri, virüs ve mantarlara karşı vücudu korur. Bunu yaparken, bağışıklık sisteminin aşırı çalışmasına sebep olmaz, yani dengeleyici etki gösterir (immünmodülatör).

Reishi ve Shiitake mantarları, kansere karşı olan etkilerini, doğrudan bağışıklık sistemi hücrelerini kuvvetlendirip aktive ederek gösterir. Yani kemoterapi gibi hücre öldürücü (sitotoksik) etkileri yoktur, vücudun sağlıklı hücrelerine zarar vermezler. Tümör gelişimini durdurduğu bilimsel yayınlarda gösterilmiştir.[75] Japonya'da, bir beta-glukan ürünü, mide ve kalınbağırsak kanserlerinin tedavisinde kullanılmak üzere lisans almıştır. Shiitake mantarında bulunan 'lentinan' maddesi, vücudu viral enfeksiyonlara ve kansere karşı savaşmak üzere uyarıyor. Lentinan içeren bir ürün, Japonya'da kansere karşı kullanılmak üzere ruhsatlandırılmıştır.[76,77]

Reishi ve Shiitake mantarlarını tüketerek elde edilebilecek faydalar:

- Kansere karşı koruyucudurlar.
- Kanser tedavisinde etkilidirler.

Öneri:

- Fırsat buldukça mantar tüketin. Sadece markalı ve güvenilir mantarları satın alın. Mantar zehirlenmesine karşı dikkatli olun!

67. MARUL

Sofraların hor görülen salata malzemesi marul da, bir beta-karoten deposudur, sağlığınızı korur. Ama hangi marul? Pazarlarda satılan, 'yağlı marul' ya da 'Yedikule marul' denilen maruldan bir porsiyon yiyerek günlük beta-karoten ihtiyacınızın beşte birini alabilirsiniz, üstelik neredeyse hiç kalori almadan.

---

[75] Functional properties of edible mushrooms. Chang R. *Nutr Rev*, 1996 Nov;54(11 Pt 2):S91-3. Review.

[76] Efficacy and safety of orally administered Lentinula edodes mycelia extract for patients undergoingcancer chemotherapy: a pilot study. Yamaguchi Y, Miyahara E, Hihara J. *Am J Chin Med*, 2011;39(3):451-9.

[77] An evidence-based review of a Lentinula edodes mushroom extract as complementary therapy in the surgical oncology patient. Shah SK, Walker PA, Moore-Olufemi SD, Sundaresan A, Kulkarni AD, Andrassy RJ. *J Parenter Enteral Nutr* (JPEN), 2011 Jul;35(4):449-58.

Marul tüketerek elde edilebilecek faydalar:

- Bağışıklık sisteminizi destekler.

Öneri:

- Özellikle et yediğiniz her öğünde etin yanında bol salata tüketin, marulu hayatınızdan eksik etmeyin.

Dikkat!

- Özellikle marul, maydanoz, dereotu, nane gibi yeşillerin şifasından yararlanabilmek için tamamen doğal ya da organik yetiştirişmiş olanları tercih edin. Sera ürünlerinden, hormonlu ya da kimyasal ilaç kullanılmış olan ürünlerden tüketmeyin!

68. MAYDANOZ

Evinizde maydanoz yetiştiriyor musunuz? Yoksa maydanoz ekmek için bir bahçeye ihtiyacınız olduğunu mu düşünüyorsunuz?

Ben daha bu bölümü yazmadan bir saat önce maydanoz tohumlarını bir saksıya ekip mutfak penceremin önüne koydum. Üstelik sadece maydanoz değil, fesleğen, roka, nane ve dereotu da ektim. Az önce can sularını verip, yazmaya oturdum.

Kendi bostanınızı yetiştirmek için büyük bahçelere ihtiyacınız yok. Apartman dairesinde pencere önünde de yapabilirsiniz bu işi. Ben yapıyorum ve ellerimle ektiğim tohumların boy vermesinden büyük mutluluk duyuyorum. Üstelik her mevsim taptaze yeşilliğim eksik olmuyor evimden.

Nedense hep hor görülür güzelim maydanoz, "Her şeye maydanoz olmak" şeklinde bir deyim bile vardır dilimizde. Oysa 2000 yıldır maydanoz var insanoğlunun sofrasında. Hem de ne şifalar vererek süslüyor sofraları...

Maydanoz, aynı miktardaki portakalın 3 katı kadar C vitamini; ıspanaktan daha fazla demir; yüksek miktarda A ve K vitaminleri içeriyor; saplarıyla birlikte tüketildiğinde, ödem söktürücü etkisiyle vücuttaki fazla suyun atılmasına yardımcı oluyor. Tabii, nefes tazeleyici etkisini unutmamak gerek! Birkaç dal maydanoz, her türlü ağız ve nefes kokusunun giderilmesine yardım ediyor.

'Apigenin', maydanozun içinde bulunan bir 'flavonoit'. Apigeninin çeşitli kanser türlerine karşı koruyucu olduğu gösterilmiştir.

Maydanoz tüketerek elde edilebilecek faydalar:

- Vitamin deposudur, vücut direncini artırır.
- Ödem söktürücüdür. Nefesteki kötü kokuları giderir.
- Kansere karşı koruyucudur.

Öneri:

- Kanserden korunmak ve genç kalmak için bol bol maydanoz yiyin.

Dikkat!

- Maydanoz 'apiol' isminde bir madde içerir. Bu madde hamilelerde düşüklere sebep olabilir. Hamileler fazla miktarda maydanoz tüketmekten kaçınmalıdır.
- Bir uyarı da kan sulandırıcı ilaç kullananlara! Maydanoz 'K vitamini' ve 'kumarin' içerdiği için, kan sulandırıcı ilaç kullanmak zorunda olanlar maydanozdan uzak durmalıdır.

69. MERCİMEK

İyi bir lif deposu ve bitkisel protein kaynağıdır. Yüksek oranda folik asit ve ayrıca potasyum, demir ve bakır içerir. Düşük kalorili ve az yağlıdır.

İçerdiği 'fitatlar' sayesinde, kanserojen maddelerin kanser yapıcı etkilerinin önüne geçer.

2005 yılında önemli bir çalışma yayınlandı. Bu çalışmada, tam 90.638 kadın 8 yıl boyunca takibe alındı ve beslenme şekilleri ile meme kanseri arasında ilişki olup olmadığı araştırılmış. Sekiz yılın sonunda, haftada 2 gün fasulye ve mercimek tüketen kadınlarda, bu besinleri yemeyenlere göre, meme kanserinin görülme sıklığının yüzde 34 daha az olduğu ispatlanmış. Sadece mercimek ve kurufasulye yiyerek meme kanseri riskini yüzde 34 azaltmak... Ne kadar basit, ne kadar ucuz ve ne kadar etkili. Söylenecek söz var mı?

Mercimek tüketerek elde edilebilecek faydalar:

- Bağırsakların düzenli çalışmasına ve kolesterolün dengelenmesine yardım eder.
- Kansere karşı koruyucudur.
- Folik asit, bebeklerde sinir dokusu gelişimini destekler, 'nöral tüp defektlerini' (omurulik ve sinir dokusunun kapanmayarak açık kalmasını) engeller.

Öneri:

- Kanserden korunmak için çok kolay, çok ucuz ve çok etkili bir yol olarak, haftada en az 2 öğün mercimek tüketmenizi öneriyorum. Özellikle Güneydoğu Anadolu Bölgesi'nde yetişen, fabrikasyon işlem görmemiş 'pembe mercimek', 'doğal mercimek', 'köy mercimeği' gibi çeşitleri tercih edebilirsiniz, bu ürünleri büyükşehirlerde yöresel ürün satan dükkânlarda bulabilirsiniz.

70. MISIR

Ama hangi mısır? Yerli üretim, yerli tohum, GDO'suz, organik mısır. O alışveriş merkezlerinde bardak bardak aldığınız mısır değil! Marketlerden sepetinize doldurduğunuz konserve mısırlar hiç değil. Yurtdışından ithal edilmiş mısırların hemen hemen hepsi GDO'lu mısırdır, unutmayın!

Ne aldığınıza ve ne yediğinize dikkat edin. Gıda güvenliğini sağlamanın en etkili yolu, tüketici olarak haklarınıza sahip çıkmanız ve sağlığınıza zararlı olduğunu bilmediğiniz ürüne para ödememenizdir. Hiçbir yasa, tüketici tavrı kadar etkili olamaz. Doğal mısır, düşük kalorili ve bol liflidir. Potasyum ve A vitamini içerir. Bağırsakları çalıştırmaya ve tansiyonu dengelemeye yardımcıdır.

Mısır tüketerek elde edilebilecek faydalar:

- Tansiyonu dengeler.

Öneri:

- Yerli doğal mısırı bol bol tüketin, ithal mısırdan uzak durun.

71. MUZ

Ülkemiz muz cenneti, ama ben çocukken en pahalı meyve muzdu. O dönemde muz almak, memlekette sınıf atlamakla eşdeğerdi. Çok şükür bugün muz çok ucuz ve hâlâ tezgâhlarda Ancak ne yazık ki, yerli Anamur muzundan çok ithal muz satılıyor. Tekrar vurguluyorum, yerel tarımı destekleyin, yerli tohumu ve yerli üretimi tercih edin. Siz tüketici olarak sahip çıkarsanız yerli tohum yok olmaz. Paranızı yerli sebze meyvelere harcayın.

Muz, mükemmel bir potasyum kaynağıdır. Potasyum, kalp sağlığı ve tansiyonun dengelenmesi için vücuda gerekiyor. Yeteri miktarda potasyum alınırsa, yüksek tansiyon hastaları daha düşük doz ilaca ihtiyaç duyuyor ya da zamanla ilaçlarından kurtuluyor.

Muzda B6 ve C vitaminleri de var. Üstelik son derece düşük kalorili ve bol lif içeriyor. Yaygın kanaatin aksine, zayıflama diyeti yapan kişiler güvenle muz tüketebilirler. Ayrıca, iyi bir 'antasit'tir, mideniz yanıyorsa muz yiyin.

Muz tüketerek elde edilebilecek faydalar:

- Çok yüksek potasyum içerir ve yüksek tansiyonu dengelemeye yardım eder.

Öneri:

- Yüksek tansiyon hastaları günde 1 orta boy yerli muz (Anamur muzu) yerlerse, tansiyonları daha dengeli seyredecektir.

72. NANE (TIBBİ NANE)

Hayat sadece küçük yeşil otlardan ibaret olsaydı, insanoğlu hep sağlıklı yaşardı. Hepsi ayrı bir şifa, maydanoz, fesleğen, dereotu, nane... Ama her nane aynı değil, faydalı olanı, 'tıbbi nane' olarak adlandırılan nanedir, yani *Mentha piperita.* Burada anlatacağımız bilgiler tıbbi nane için geçerlidir. Pazar tezgâhlarında satılan naneler *Mentha piperita* değildir, farklı türlerdir. Eğer etkisinden faydalanmak istiyorsanız, bu naneyi tercih etmelisiniz.

Tıbbi nane, mide dostudur, hazımsızlık ve gaz şikâyetlerinde bir numaralı bitkidir. Mide ve bağırsak sistemini yatıştırıcı ve sakinleştirici etki gösteriyor. Mide ve bağırsakların spazmından kaynaklanan ağrıları ve mide bulantısını gideriyor. Ayrıca içerdiği uçucu yağlar ağrı kesici etkiye sahip. Migren tipi baş ağrılarında nane yağının koklanması (inhalasyon) ağrı kesici etki yapıyor ve çok hızlı sonuç veriyor.

Nane tüketerek elde edilebilecek faydalar:

- Mide dostudur, hazımsızlığı giderir, sindirim sistemini sakinleştirir.
- Uçucu yağı migren ağrılarında ağrı kesici etki gösterir.

Öneri:

- Migren hastaları, nane yağını yanlarından eksik etmemelidir. Ayrıca tarifini verdiğim migren çayını günde 3-4 fincan içmek, migren hastalarını rahatlatacaktır.

Dikkat!

- Her zaman tıbbi nane tercih ediniz. Tıbbi nane *Mentha piperita,* eczanelerde satılan tıbbi çaylarda ve marketlerde satılan bazı poşet çaylarda bulunuyor, ambalajlarını okuyunuz.
- Eğer taze olarak tüketmek isterseniz, tohumunu satın alıp evinizde bir saksıya dikebilirsiniz.

Migren için çay

- 1 tatlı kaşığı tıbbi nane
- 1 tatlı kaşığı papatya
- 1 tatlı kaşığı kuşburnu
- 250 cc kaynar su

Tıbbi nane, papatya ve kuşburnu cam veya porselen bir fincana konulur, üzerine kaynar su eklenir. Fincanın ağzı kapatılarak 10 dakika demlenmesi beklenir. Günde 3-4 fincan içebilirsiniz.

73. NAR

Bereketin simgesi nar, neredeyse içindeki tane sayısı kadar şifalı etkiye sahip; çekirdeklerinde dünyadaki en kuvvetli antioksidan maddelerini barındırıyor, yüksek miktarda 'polifenolik bileşikler', 'antosiyaninler' ve 'tanenler' içeriyor.

Narın çekirdeğindeki etkili maddeler, kanser hücresinin üremesini durduruyor. Deney hayvanlarında, nar çekirdeklerinin kanser riskini azalttığı, damar sertliğinden koruduğu ve bağışıklık sistemini desteklediği gösterildi.[78,79,80]

Nar suyu içmek tansiyonu dengeliyor. Günde 2 bardak nar suyu içmenin, başlangıç seviyesindeki yüksek tansiyon hastalarının tansiyonlarını dengelediği yapılan çalışmalarla ispatlandı. Nar kabukları ise içerdiği tanenler sayesinde ishal durdurucu etkiye sahip. Kurutulmuş nar kabukları ile yapılan çaylar, mikrobik olmayan ishallerin durdurulmasında etkili oluyor.

2009 yılında yapılan bir bilimsel çalışmada da, nar ekstrelerinin, güneşe bağlı cilt hasarlarını onardığı gösterildi. Seyahat ishali gibi mikrobik olmayan ishallerde bu çay kullanılabilir. Mikrobik ishallerde, ishali durdurmak tehlikeli olabilir! Doktorunuza danışmadan ishal durdurucu çay içmeyin, ishalinizin mikrobik olmadığından emin olun.

Nar tüketerek elde edilebilecek faydalar:

- Kansere karşı koruyucudur.
- Güneşe bağlı cilt hasarlarını tamir eder.
- Başlangıç seviyesindeki yüksek tansiyonun dengelenmesine yardımcı olur.
- Kabukları ishal durdurucu etkiye sahiptir.

Öneri:

- Ailesinde kanser, kalp hastalığı veya yüksek tansiyon hastalığı olan kişilerin, mevsiminde her gün nar suyu veya doğal nar ekşisi tüketmelerinde fayda var.

Dikkat!

- Nar ekşisi alırken etiketini okuyunuz, doğal ve katkısız nar ekşisini tercih ediniz. 'nar ekşili sos' ibaresini gördüğünüz ürünleri almayınız! Bunlar doğal nar ekşisi değildir, glikoz şurubunun aromalandırılması yoluyla üretilirler.

---

[78] Anti-proliferative activity and protection against oxidative DNA damage by punicalagin isolated frompomegranate husk. Aqil F, Munagala R, Vadhanam MV, Kausar H, Jeyabalan J, Schultz DJ, Gupta RC.*Food Res Int*, 2012 Nov 1;49(1):345-353

[79] Pomegranate Extracts and Cancer Prevention: Molecular and Cellular Activities. Syed DN, Chamcheu JC, Mukhtar VM.*Anticancer Agents Med Chem*, 2012 Oct 12

[80] Pomegranate Ellagitannins. Heber D. In: Benzie IFF, Wachtel-Galor S, editors. Herbal Medicine: Biomolecular and Clinical Aspects. 2nd edition. Boca Raton (FL): CRC Press; 2011. Chapter 10.

İshal durdurucu çay

- 3 parça (parmak büyüklüğünde) kurutulmuş nar kabuğu
- 1 tatlı kaşığı yabanmersini yaprağı
- 1 tatlı kaşığı böğürtlen yaprağı
- 250 cc kaynar su

Nar kabuğu, yabanmersini yaprağı ve böğürtlen yaprağı cam veya porselen bir fincana konulur, üzerine kaynar su eklenir. Fincanın ağzı kapatılarak 10 dakika demlenmesi beklenir. Günde 3-4 fincan içebilirsiniz.

74. NOHUT

Fiyatı ucuz, içeriği zengin bir besin! Anadolu'nun kadim tarım ürünlerinden bir tanesidir. Yapılan arkeolojik çalışmalar, Anadolu'da 8000 yıldır nohut tarımı yapıldığını gösteriyor. Yüksek oranda lif içerir. Vitamin ve mineral deposudur.

E ve K vitaminleri yanında, B grubu vitaminleri açısından son derece zengindir. İçindeki çinko, fosfor, kalsiyum, magnezyum ve potasyum sayesinde bağışıklık sistemini destekler. Kolesterolü dengelemeye yardımcı olur. Yüksek lif içeriği sayesinde bağırsakların çalışmasını düzenler, ayrıca kan şekerinin ani yükselmelerine engel olur. Fitoöstrojen yani bitkisel östrojenler içerir. Menopoz sonrası kadınların sıcak basması şikâyetlerine karşı savaşır. Kansere karşı koruyucu olduğu bilimsel çalışmalarla gösterilmiştir.

Nohut tüketerek elde edilebilecek faydalar:

- Yüksek lif içerir, bağırsakları çalıştırır ve kolesterolün dengelenmesine yardım eder.
- Bağışıklık sistemini destekler.
- Sıcak basması şikâyetlerini hafifletir.
- Kanserlere karşı koruyucudur.

Öneri:

- Haftada en az 3 kez nohut yemek, sağlığınızı korumanıza yardımcı olur.

Dikkat!

- Böbrek taşı hastaları nohudu fazla tüketmemelidir. Nohut, 'oksalat' içerir ve oksalat, böbrek taşı oluşumunu hızlandırabilir.

75. PAPATYA

Ama hangi papatya? Tabiatta papatya benzeri pek çok çiçek vardır. Çocukken dağdan tepeden topladığınız çiçekler muhtemelen krizantem türleri veya senecio denilen çiçekti. Burada etkilerinden bahsettiğimiz papatya, *Matricaria recutita* adı verilen papatyadır. Türkiye'de Alman papatyası olarak bilinir.

Papatya bir şifalı bitki olmasına karşın, papatyaya benzeyen pek çok çiçeğin şifalı etkisi yoktur. Hatta 'senecio' türleri zehirlidir, insan sağlığına zararlıdır. Bu nedenle, aktarlarda açıkta satılan papatyalara itibar etmeyiniz. Papatyanızı mutlaka güvendiğiniz firmalardan, kapalı ve etiketli ambalajlarda alınız, etiketini okuyarak *Matricaria recutita* aldığınızdan emin olunuz.

Her şeyden önce papatya, harika bir mide bitkisidir. Çok önemli flavonoitler ve uçucu yağlar içerir. Gaz şikâyetlerini giderdiği ve sindirime yardımcı olduğu bilimsel çalışmalarla gösterilmiştir. Özellikle bebeklerde, son derece güvenilir ve etkili bir gaz gidericidir.

Papatya çok önemli bir sakinleştirici etkiye sahip. Uyku bozukluğu yaşayan kişilerin akşamları 1-2 fincan papatya çayı içmeleri, daha rahat uyumalarını sağlayacaktır. Cilt lezyonları üzerinde de etkilidir. Papatya ile hazırlanan tıbbi bitki banyoları egzamalar, kaşıntılı cilt lezyonları ve hemoroit üzerinde etkili oluyor. Antimikrobiyal etkisi de var. Cilt temizliğinde papatya özlerinin kullanılması cilt enfeksiyonlarının önüne geçiyor.

Papatya tüketerek elde edilebilecek faydalar:

- Erişkinlerde ve özellikle bebeklerde gaz giderici ve sindirimi kolaylaştırıcıdır.
- Sakinleştirici etkiye sahiptir.
- Kaşıntılı ve iltihaplı cilt lezyonlarını rahatlatır.

Öneri:

- Her gün 1-2 fincan papatya çayı içerek daha kaliteli uyku uyuyabilir ve sindirim sorunlarınızı rahatlatabilirsiniz.
- Cildinizi temizlemek için, aşağıda tarifini verdiğim papatya suyunu kullanarak pahalı kimyasallardan kurtulabilirsiniz.

Cilt temizliği için papatya suyu

- 2 yemek kaşığı papatya
- 250 cc kaynar su

Papatyanın üzerine kaynar su ekleyip bardağın ağzını kapatın. Soğuyana kadar bekletin. Soğuyunca ağzı kapaklı bir şişeye süzün.

Elde ettiğiniz suyu, cildinizi temizlemek için bir parça pamuk yardımıyla sabah akşam kullanabilirsiniz. Aynı zamanda egzama döküntülerini ve iltihaplı cilt lezyonlarını da rahatlatacaktır.

76. PATATES

Yüksek oranda nişasta içeren ve bu nedenle glisemik indeksi yüksek olan bir sebzedir. Kan şekerini çok hızı yükseltiyor, dolayısıyla fazla miktarda patates tüketimi 'obezite' açısından riskli. Şeker hastaları, insülin direnci ve kilo problemi olanlar için uygun olmasa da, patatesin başka faydaları var.

Çiğ patatesin kabuğu soyularak katı meyve sıkacağında sıkılmasıyla elde edilen patates suyu mide asidini gideriyor ve mide spazmlarını engelliyor. Mide şikâyeti yaşayanların patates tüketmesinde fayda var.

Patates tüketerek elde edilebilecek faydalar:

- Mide asidini giderir, mide şikâyetlerinin önüne geçer.

Öneri:

- Midenizde 'asit' şikâyeti varsa patates suyunu denemenizde fayda var.
- Ancak romatoid artrit hastası olanlar patates, patlıcan ve domates ailesinden olan sebzelerden uzak durmalıdır, bu sebzeler artritlerinin alevlenmesine sebep olabilir.

Dikkat!

- Patates soyulduktan sonra bekletilirse, içinde bulunan 'gliko-alkaloitlerin' miktarı artar. Gliko-alkaloitler zehirli maddelerdir ve patatesin kabuğuna yakın bölgede daha fazla bulunurlar. Bu nedenle, patates kabuğu soyularak sıkılmalı ve suyu sıkıldıktan hemen sonra tüketilmeli, bekletilmemelidir!

77. PATLICAN

Amerikan Ulusal Kanser Enstitüsü'nün kansere karşı koruyucu etkilerini araştırdığı sebzelerden bir tanesi de patlıcandır.

Patlıcanın içinde bulunan 'terpen' yapısındaki etken maddeler tümör oluşumunu tetikleyen hormonları etkisiz hale getirir ve kanseröz büyümeyi engeller. Patlıcan, bol miktarda potasyum içerir ve yüksek tansiyon hastaları için faydalıdır.

Patlıcan tüketerek elde edilebilecek faydalar:

- Kansere karşı koruyucu olduğu gösterilmiştir.

Öneri:

- Patlıcanı mevsiminde tüketiniz. Mevsimi dışında kuru patlıcanı tercih ediniz. Unutmayın, mevsimi dışında taze sebze meyve tüketmek, kansere davetiye çıkarmak demektir. Kanserden korunacağım derken, kanser olmayın!

Dikkat!

- Romatoid artrit hastası olanlar patates, patlıcan ve domates ailesinden olan sebzelerden uzak durmalıdır, bu sebzeler artritlerinin alevlenmesine sebep olabilir.

78. PIRASA

Yaşlı bir Arnavut ölüm döşeğindeyken, sevenleri son arzusunu öğrenmek için sorup duruyormuş, "Baklava yer misin, börek yer misin?", "A be more" demiş bilge Arnavut, "Benim canım pırasa istemiyor, siz diyorsunuz baklava börek?"

Akıllı Arnavutların çok sevdiği, yemeğini böreğini yaptıkları pırasa hayatımızı zenginleştiren ilaç yiyeceklerden bir tanesidir.

Pırasa, soğangiller ailesinden bir kış sebzesidir. Lif oranı çok yüksektir, bağırsakların çalışmasına yardımcı olur ve kolesterolü dengeler. Demir, fosfor, kalsiyum ve magnezyum içerir. B vitaminleri yönünden zengindir. Kalorisi çok düşüktür; 100 gram pırasa sadece 31 kaloridir.

Bağışıklık sistemini destekler. Kansere karşı koruyucudur. Şeker hastalarında, kan şekerini düşürdüğü ve bazı kan şekeri düşürücü ilaçlardan daha kuvvetli etki yaptığı gösterilmiştir. Şeker hastası olanlarda, kalp ve damar hastalığı riski yükselir. Pırasa kan şekerini düşürmekle kalmıyor, aynı zamanda kolesterolü de dengeliyor. Böylece, şeker hastalarındaki damar sertliği riskini azaltarak kalp ve damar hastalıklarına karşı da koruyor.

Pırasa tüketerek elde edilebilecek faydalar:

- Kan şekerini dengelemeye yardımcıdır.
- Kolesterolü dengeleyici etkisi vardır.
- Bağışıklık sistemini destekler.
- Yüksek lif içeriği ile bağırsakları çalıştırır.
- Düşük kalorilidir, kiloyu korumaya yardımcı olur.

Öneri:

- Kalp ve damar sağlığınızı korumak ve kan şekerinizi düşürmek istiyorsanız, fırsat buldukça pırasa tüketin. İçindeki etken maddeleri kaybetmemek için uzun süre pişirmeyin.

Dikkat!

- Şeker hastası olanlar eğer şeker ilacı veya insülin kullanıyorsa, pırasayı bol miktarda yediklerinde kan şekerleri aşırı miktarda düşebilir!

79. PORTAKAL

Orta boy bir portakal günlük C vitamini ihtiyacınızın tamamını arşılar. Tabii eğer sigara içiyorsanız, günde 2 portakal yemeniz gerekir! C vitamini, vücudumuzdaki hücreleri hasarlara karşı korur, damarlarda kolesterolün oksidasyonunu ve plak oluşumunu engeller, enfeksiyonlara karşı savaşır, bağışıklık sistemini destekler. Portakal, çok iyi bir lif kaynağıdır. Ayrıca potasyum ve beta-karoten yönünden zengindir. Bağırsak hareketlerinin düzenlenmesine yardımcı olur, kansere karşı koruyucudur.

Amerikan Ulusal Kanser Enstitüsü'nün incelemeye aldığı meyvelerden biri de portakaldır. Çünkü bizi kansere karşı koruyan çok önemli bazı maddeler içermektedir. Tıpkı mandalina gibi, portakalın da kabuğu çok kıymetli! Portakalın kabuğunda, meyvesinden çok daha fazla miktarda önemli 'flavonoitler' mevcut. Kabukta bulunan uçucu yağlardan 'limonen'in özellikle meme tümörlerini küçülttüğü ve yeni tümör oluşumunu engellediği, çok sayıda bilimsel çalışmada gösterildi.

Portakal tüketerek elde edilebilecek faydalar:

- Kansere karşı koruyucudur. Yüksek lif içeriği sayesinde kolesterolün dengelenmesine yardımcı olur, bağırsak hareketlerini düzenler.

Öneri:

- Suyunu sıkmak yerine portakalı meyve olarak tüketin, çok daha faydalı olacaktır. Portakalın en kıymetli yeri kabuğudur, eğer kimyasal ilaç kullanılmadan, yapay olarak renklendirilmeden, mumlanmadan doğal veya organik olarak yetiştirilmiş ve satışa sunulmuş olduğuna eminseniz kabuğunu ziyan etmeyin, salatalarınıza karıştırın, yemeklerinize ekleyin, çöpe atmayın.

80. REZENE

Ülkemizde baharat olarak tüketiliyor, oysa Batı ülkelerinde son derece makbul bir sebzedir. Kendine has, çok hoş bir aromaya sahiptir.

Rezenenin çok kuvvetli bir gaz giderici etkisi vardır. Özellikle bebeklerde güvenle kullanılabilir. Bebeklerde görülen 'infantil kolik' hastalığına bağlı gaz sancılarında, rezene, bebeği son derece başarılı bir şeklide rahatlatıyor.

Rezenenin mide asidini giderici ve mideyi sakinleştirici etkisi var. Midede gerginlik ve ekşime şikâyetlerini gideriyor. Ayrıca açlık hissini giderici ve tokluk hissi veriyor. Kilo vermek için diyet yapanlar bol bol rezene çayı içmeliler.

Rezene ayrıca çok etkili bir süt artırıcı bitki, bebeğe herhangi bir yan etkisi olmadığı için, emziren anneler rahatlıkla kullanabilir.

Rezene tüketerek elde edilebilecek faydalar:

- Gaz şikâyetlerini giderir.
- Emziren annelerde sütü artırır.
- Mide asidini giderir. Açlık hissini giderir.

Öneri:

- Emziren anneler güvenle rezene çayı içebilir. Böylece hem sütleri artmış olur, hem de bebekleri daha az gaz sancısı çeker.

Bebekler için gaz sancılarını giderici çay

- 1 çay kaşığı rezene
- 1 çay kaşığı papatya
- 1 çay kaşığı melisa
- 1 çay bardağı kaynar su

Rezene, papatya ve melisa cam veya porselen bir fincana konulur, üzerine kaynar su eklenir. Fincanın ağzı kapatılarak 5 dakika demlenmesi beklenir. Kaynatılmaz. Bebeğinize günde 2 çay bardağı verebilirsiniz. Ancak bebeklerde kullanacağınız her formülü, öncelikle doktorunuza danışınız.

81. SAFRAN

Ülkemizde de bolca yetişen dünyanın en pahalı baharatlarından bir tanesidir. Dünyada en çok safran üretilen ülkeler İran ve Yunanistan'dır.

Bilimsel olarak ispatlanmış pek çok yararı vardır. Hafızayı ve öğrenme yeteneğini güçlendirir, bağışıklık sistemini destekler, kanseri engelleyici etkisi vardır, depresyona karşı savaşır ve kas spazmlarını rahatlatır. Alzheimer hastalığının ilerlemesini yavaşlattığı bir bilimsel çalışmada gösterildi. Halk tıbbında safranın binlerce yıldır kullanılmasının sebebi yukarıda saydıklarım değil, cinsel gücü artırıcı etkisi! Halk tıbbının zaten bildiği bu etki, bilimsel çalışmalarla da ispatlandı. Dünyada erkek cinsel fonksiyonlarını güçlendirmek için en çok reçete edilen ilaç olan 'sildenafil' ile safranın etkilerinin karşılaştırıldığı bir çalışmada, safranın sulu özütünün, sildenafil'den daha etkili olduğu sonucu gösterildi.[81,82,83]

[81] Effect of saffron on fluoxetine-induced sexual impairment in men: randomized double-blind placebo-controlled trial. Modabbernia A, Sohrabi H, Nasehi AA, Raisi F, Saroukhani S, Jamshidi A, Tabrizi M, Ashrafi M, Akhondzadeh S.*Psychopharmacology (Berl)*, 2012 Oct;223(4):381-8.

[82] An open label, randomized, fixed-dose, crossover study comparing efficacy and safety of sildenafil citrate and saffron (Crocus sativus Linn.) for treating erectile dysfunction in men naïve to treatment. Safarinejad MR, Shafiei N, Safarinejad S.*Int J Impot Res*, 2010 Jul-Aug;22(4):240-50.

[83] Evaluation of Crocus sativus L. (saffron) on male erectile dysfunction: a pilot study. Shamsa A, Hosseinzadeh H, Molaei M, Shakeri MT, Rajabi O.*Phytomedicine*, 2009 Aug;16(8):690-3.

Safran bu kadar etkili olduğu halde neden ilaç olarak kullanılmıyor diye soracaksınız eminim. Bunun en önemli sebebi maliyet! Safran, *Crocus sativus* isimli bitkinin, çiçek kısmının uç dişi organlarından elde ediliyor. Tabii bu yüzden de maliyeti çok yüksek.

Safran tüketerek elde edilebilecek faydalar:

- Erkeklerde cinsel gücü artırır, iktidarsızlık probleminin önüne geçer.
- Hafıza ve öğrenme fonksiyonlarını güçlendirir.
- Alzheimer hastalığının ilerlemesini yavaşlatabilir.

Öneri:

- Eğer maddi gücünüz elveriyorsa, oldukça pahalı bir baharat olan safranı sofranızdan eksik etmeyin. Ama gerçek safran olduğundan emin olun. Ekonomik değerinden dolayı tüm dünyada safran benzeri bitkiler (özellikle de aspir) safran adı altında satılır, oysa bunlar safranın etkilerini göstermezler.

82. SARIKANTARON (BİNBİRDELİKOTU)

Halk tıbbında yara tedavisi ve ülser için yaygın olarak kullanılır. Bu amaçla, sarıkantaron yağları hazırlanır.

Sarıkantaron tabiattan gelen doğal 'antidepresan'dır; beynimizde üretilen ve bizi depresyona karşı koruyan 'serotonin' maddesinin üretimini artırır, böylece depresyon ve stresin önüne geçer, tedavi edici etki gösterir.

Son yıllarda, antidepresanlar gittikçe artan miktarda reçetelenmeye başlandı. Artık başı ağrıyan, uyku düzeni bozulan, karamsar düşüncelere kapılan hemen herkes depresyonda olduğunu düşünüyor. Ergenlik çağındaki çocuklar bile ellerinde antidepresan ilaçlarla geliyorlar. Hatta iş o kadar abartılı duruma geldi ki, insanlar doktora danışma gereği duymadan eczaneden satın alıp antidepresan kullanmaya başladılar. "Son zamanlarda çok strese girdim" veya "Geçenlerde çok üzüntülü bir dönem yaşadım" bahanesiyle kendi belirledikleri dozda kontrolsüz bir biçimde antidepresan kullanıyorlar.

Bu durumu son derece tehlikeli bir suiistimal olarak görüyorum. Dünyada yan etkisi olmayan zararsız ilaç diye bir şey yoktur. Antidepresanlar bu kadar kontrolsüz kullanılacak zararsız ilaçlar değillerdir. Amerikan İlaç Dairesi (FDA), antidepresanları **'kara kutu'** olarak nitelendiriyor.

Antidepresan ilaçların kullanımı sonucu görülebilecek yan etkiler

- Ağız kuruluğu
- Terleme artışı

- Baş dönmesi
- Tremor
- Diyare/yumuşak gaita,
- Dispepsi
- Bulantı, iştahsızlık
- Uykusuzluk
- Seksüel bozukluk (esas olarak erkeklerde ejakülasyon gecikmesi)
- Asteni, halsizlik ve sıcak basması
- Alerjik reaksiyonlar, alerji
- Göğüs ağrısı, çarpıntı
- Hipertansiyon
- Periorbital ödem
- Senkop ve taşikardi
- Baş ağrısı
- Hareket bozuklukları (hiperkinezi, hipertoni, diş gıcırdatma veya yürüyüş şekli anormalliklerini de içeren ekstrapiramidal semptomlar)
- Parestezi, hipoestezi
- Migren
- Koma, konvülsiyonlar
- Karın ağrısı ve kusma
- Pankreatit
- Purpura
- Değişmiş trombosit fonksiyonu
- Kanama anomalisi (epistaksis, gastrointestinal kanama veya hematüri gibi)
- Lökopeni
- Trombositopeni
- Çok nadir: serum transaminazlarında (SGOT ve SGPT) asemptomatik artışlar, ciddi karaciğer olayları (hepatit, sarılık ve karaciğer yetmezliği dâhil)
- Ajitasyon, anksiyete
- Depresif semptomlar, halüsinasyon
- Menstrual düzensizlikler
- Bronkospazm
- Döküntü
- Alopesi

Yukarıda sıralanan yan etkiler, çok sık reçete edilen ve 'sertralin' etken maddesi içeren bir antidepresan ilacın prospektüsünden alınmıştır. Bu kadar kabarık bir yan etki listesi olan antidepresanları leblebi gibi dağıtacağımıza, hastalarımıza güvenilir bir bitkisel çözüm önersek daha iyi olmaz mı?

Sarıkantaron tüketerek elde edilebilecek faydalar:

- Depresyon tedavisine yardımcıdır.
- Yara iyileştirici etkisi vardır.

Öneri:

- Sarıkantaron, hafif ve orta dereceli depresyonlarda etkili olan güvenilir bir bitkisel çözümdür.

Dikkat!

- Bazı ilaçların emilimini azaltabilir, herhangi bir ilaç kullanıyorsanız, doktorunuza danışmadan sarıkantaron kullanmayın!

Cilt yaraları için sarıkantaron yağı

- 300 gr taze sarıkantaron çiçeği (mevsiminde yeni toplanmış)
- 1 litre saf sızma zeytinyağı

Cam bir kavanozun içine doldurduğunuz sarıkantaronların üzerine, üzerini kapatacak şekilde sızma zeytinyağını ekleyin ve kavanozu bol güneş alan, açık havada bir noktaya yerleştirin. Gündüzün güneşini, gecenin ayazını alması gerekiyor.

En az 6 hafta bekleyin, sabredin. Tabiatta hiçbir şey bir anda olmaz. 6 hafta sonra yağınızın rengi kıpkırmızı olacak. Eğer kızarmamışsa, birkaç hafta daha bekleyin. Bu kırmızı yağ, cilt yaralarında yara iyileştirici etkiye sahiptir.

83. SEMİZOTU

Sanki tüm insanlar faydalarından yararlansın diye her tarafa yayılmış olan ve kolayca yetişebilen semizotu, tam bir sağlık deposu. Her toprakta her iklimde kolayca yetişiyor, sizi kalp damar hastalıklarından ve romatizmal hastalıklardan koruyor.

Artriti gerilettiği gösterildi. Yani, kalp hastalığı riski olanlar ve artriti olanlar bol bol semizotu tüketmeli.

Semizotu yüksek dozda Omega-3 içerir, vitamin ve mineral yönünden de çok zengindir. B1, B2, B6 Vitaminleri, E vitamini, C vitamini, beta-karoten, demir, fosfor, kalsiyum, magnezyum ve çok önemli bir antioksidan olan 'glutatyon' içerir. Ayrıca çok yüksek miktarda 'melatonin' kaynağıdır. Melatonin, vücutta uyku sırasında salgılanan, yorgunluğu engelleyen, yaşlanmayı geciktiren ve bioritmi düzenleyen hormondur. Salınması için karanlıkta uyumak gerekir. Melatonin eksikliği, depresyonlara ve aşırı yorgunluk haline sebep olur.

Semizotu, çok kıymetli bir yağ asidi olan 'alfa linoleik asit' (ALA) açısından en zengin bitkidir. ALA, çok önemli bir doymamış yağ asidi olup, kalp damar hastalıklarının engellenmesinde önemli rol oynar. Sinirleri koruyucu (nöroprotektif) etkisi vardır.

Semizotu tüketerek elde edilebilecek faydalar:

- Omega-3 deposudur.
- Kalp damar hastalıklarına karşı koruyucudur.
- İçerdiği melatonin ve ALA sayesinde vücudun genel ritmini düzenler, antiaging etki gösterir, yaşlanmayı geciktirir.

Öneri:

- Fırsat buldukça semizotu yiyin. Çocuklarınızı semizotuna alıştırın. İçindeki maddelerin çoğu ısıya dayanıklı, ama siz yine de çiğ yemeye gayret edin veya kısa süre pişirin.

84. SİYAH ÜZÜM

Son yıllarda üzüm çekirdeği ve üzümden elde edilen 'resveratrol' maddesinin sağlığa faydaları üzerine pek çok çalışma yayınlandı. Bu maddeler aynı zamanda medyanın da gözdesi! "Kırmızı şarap sağlığınızı koruyor mu, ne kadar içmelisiniz?", "Üzüm çekirdeğinin faydaları" gibi konular üzerine her gün bir gazete yazısı görmek mümkün. Peki, işin aslı nedir? Yıllarca hep alkol zararlı dediler, şimdi sağlığımızı korumak için şaraba mı başlayacağız?

Siyah üzüm, vücudumuzdaki onarım sürecinin yapı taşı olan 'aminoasitler'den bol miktarda içeriyor. Ayrıca demir, fosfor, kalsiyum, potasyum, A, B1, B2, B3, B9 vitaminleri ve beta-karoten de içeriyor.

İçerdiği bu maddelerden dolayı siyah üzüm kuvvetli bir antioksidandır. Hücreleri hasara karşı korur, yaşlanmanın önüne geçer. Fakat üzüm denildiğinde insan sağlığı için en önemli kısmı, çekirdeği ve tabii ki, üzümden elde edilen 'resveratrol'dür. Üzüm çekirdeği ile resveratrol aynı şey değildir!

Üzüm çekirdeği, antioksidanlar açısından çok zengindir. 'Prosiyanidin' grubu bileşikler içerir. Yaşlanmayı geciktirir, hücre hasarının önüne geçer, serbest oksijen radikallerinin vücutta yaptığı harabiyeti engeller. Kemik yoğunluğunu artırarak kemik erimesini önlediği gösterilmiştir.

Resveratrol, işlem görmemiş üzümde çok düşük miktarda bulunur. Resveratrolün oluşabilmesi için üzümün bir strese maruz kalması (ezilmesi) ve fermente olması (mayalanması) gerekir. Resveratrolün en fazla bulunduğu yer üzüm kabuğudur. Bununla beraber çekirdekte, üzüm yaprağında ve sapında da resveratrol bulunur.

Resveratrol, 'fenolik' yapıda bir bileşiktir. Çok kuvvetli bir antioksidandır. Kalp damar sağlığını korur, sinir yapısını koruyucu (nöroprotektif) etki gösterir, kanserlerden koruyucu ve tedavi edici etkileri de vardır. Serbest oksijen radikallerinin yarattığı harabiyeti engeller. Zihinsel kapasiteyi artırır. Alzheimer ve bunama hastalıklarında olumlu etkileri vardır.

Her üzüm tipi resveratrol açısından zengin değildir. Dolayısıyla içilen her şarap ya da üzüm suyu eşit oranda resveratrol içermez. Yapıldığı üzüm tipine göre bazı kırmızı şaraplar yüksek oranda resveratrol içerebildiği gibi, bazılarında ise çok az miktarda resveratrol bulunur. Beyaz şarapta hiç resveratrol bulunmaz, çünkü beyaz şarap, üzümün kabuğu ve çekirdeği ayrıştırıldıktan sonra fermente edilir.

Sağlığınıza faydalı olması için resveratrol almaya ve bu resveratrolü şarap içerek almaya kararlıysanız, her gün litrelerce şarap içmeniz gerekecek. O kadar fazla içmelisiniz ki, karaciğerinizin buna dayanabilmesi mümkün değil! Yani, sağlığıma faydalı olsun, diye şarap içmeye kalkarsanız, büyük ihtimalle siroz hastası bir alkolik olmanız kaçınılmaz görünüyor. Kimsenin vücudu, sağlığına faydalı olacak dozda resveratrol alabilmek için bu kadar fazla şarap içmeye dayanmaz. Öyleyse, resveratrolü şaraptan almayı unutun! Bunun yerine doktorunuza danışın, size faydalı olması için uygun resveratrol kaynaklarını yazacaktır.

Siyah üzüm tüketerek elde edilebilecek faydalar:

- Çok kuvvetli bir antioksidandır.
- Vücudu hastalıklara karşı korur, hücre hasarını önler.
- Yaşlanmayı geciktirici etki gösterir (antiaging).

Öneri:

- Bol bol üzüm tüketenler, yaşıtlarından daha genç kalırlar. Mevsiminde taze olarak, mevsimi dışında kuru olarak yiyin. Mevsimi dışında taze üzüm tüketmeyin.

Dikkat!

- Üzümün glisemik indeksi yüksektir ve kan şekerini çok hızlı yükseltir. Şeker hastası olanlar ve kilo vermeye çalışanlar kontrollü ve sınırlı miktarlarda üzüm tüketmelidir.

85. SOYA

Uzakdoğu toplumlarında yaygın olarak tüketilen soyafasulyesi artık ülkemizde de tanınır oldu. Yüzyıllar boyunca Doğu Asya toplumlarının temel gıdasıydı. Ve soyayı bol bol tüketen bu toplumların kadınları, sıcak basması ne demek hiç bilmediler. Japonca'da 'sıcak basması' teriminin karşılığı bile yok! Batı toplumlarının kadınları her gün defalarca sıcak basması şikâyetleri ile uğraşırken, onlar huzur içinde bir menopoz dönemi geçiriyorlar.

Soya 'fitoöstrojen' denilen bitkisel östrojenleri içeriyor. Fitoöstrojenlerin menopoz şikâyetlerini azalttığı gösterildi.[84,85] Menopoz şikâyetlerini yaşamak istemeyen kadınlar düzenli olarak soya tüketmeli.

Soya, hormona bağlı kanserlerin görülme sıklığını azaltıyor. Düzenli olarak tüketilen ülkelerde, göğüs ve prostat kanserine yakalanma ve ölme oranı tüketmeyenlere göre daha düşüktür. Bunun tamamen soya ve diğer fitoöstrojenlerin yaygın olarak tüketilmesine bağlı olduğu gösterilmiştir. Japonya'da yaşayan Japonlarda meme ve prostat kanseri görülme sıklığı, ABD toplumuna göre anlamlı derecede düşükken; ABD'ye göç ederek orada yaşayan Japonlarda meme ve prostat kanseri görülme sıklığının ABD toplumu ile aynı seviyeye yükseldiği çalışmalarla gösterilmiştir. Yaşam tarzı ve beslenmenin değişmesi burada kanser oranını artıran faktör olmuştur.

Soya aynı zamanda kalp damar hastalıklarına karşı da koruyucu, damar duvarına zarar veren oksidasyonu engelliyor.

Fakat soya söz konusu olunca, önümüze çok önemli bir başka problem çıkıyor! Maalesef dünyada üretilen soyanın çok büyük kısmı, GDO'lu tarımla üretiliyor. Bu bölümün başında da bahsettik, GDO'lu tarım henüz 17 yıldır hayatımızda ve insan sağlığına etkileri konusunda kesinleşmiş bilgiler mevcut değil. Bu durum, benim soya konusunda çekinceler koymama sebep oluyor. Bana göre en azından, gelişme çağındaki çocuklara soya yedirmemek önemlidir.

Soya tüketerek elde edilebilecek faydalar:

- Prostat ve meme kanserlerine karşı koruyucudur.
- Kalp ve damar sağlığını korur.
- Menopoz şikâyetlerini, sıcak basmalarını azaltır.

Öneri:

- Ailesinde prostat ve meme kanseri bulunanlar ve menopozda sıcak basması yaşamak istemeyen kadınlar soya tüketebilirler.
- Eğer GDO kaygısıyla soya yemek istemiyorsanız, size soya ekstreleri yaz-

[84] Phytoestrogens for vasomotor menopausal symptoms. Lethaby, A E AE; Brown, J J; Marjoribanks, J J; Kronenberg, F F; Roberts, H H; vs.. Cochrane database of systematic reviews (Online) 4 (2007): CD001395.

[85] Complementary and alternative medicine use for vasomotor symptoms among women who have discontinued hormone therapy. Kupferer EM, Dormire SL, Becker H. *J Obstet Gynecol Neonatal Nurs*, 2009 Jan-Feb;38(1):50-9.

ması için doktorunuza başvurun. Ancak kullandığınız bitki ekstrelerinin de GDO'lu olup olmadığını sorgulayın, GDO içermeyenleri tercih edin.

Dikkat!

- Soya 'fitoöstrojenler' içerir. Gelişme çağındaki çocuklarda fitoöstrojen içeren besinlerin fazla miktarda tüketilmesinin, kız çocuklarda erken âdet görme, erkek çocuklarında ise meme büyümesi yapma ihtimali olduğu düşünülmektedir. Öte yandan, GDO'lu üretim de dikkate alındığında, çocuklarınıza soya ve soya ürünleri yedirmenizi tavsiye etmiyorum.

86. SUMAK

Baharatlar sadece yemeklerimize lezzet vermekle kalmıyor, sağlığımızı da koruyor. Bol baharatlı her yemek sağlığımız için faydalıdır desek, sanırım hatalı bir söz söylemiş olmayız. Sumak ülkemizde çok sevilen bir baharattır. Fıstık türü bir ağacın meyvelerinin kurutulmasıyla elde ediliyor, öğütülerek kullanılıyor. Kuvvetli bir antioksidan, serbest oksijen radikallerinin vücutta yarattığı hasarı engelliyor. Antimikrobiyal özelliği var, zararlı mikropları öldürüyor. Alzheimer'a karşı koruyucu ve iltihap giderici etkileri var.

Viyana Kanser Araştırma Enstitüsü tarafından yapılan bir çalışmada, sumağın hücre DNA'sını koruduğu ve serbest radikal süpürücüsü olduğu gösterildi. Sumak, bu koruyucu etkileri sayesinde, kanser hastalığının hücre DNA'larında yapacağı hasarın önüne geçiyor ve vücudumuzu kansere karşı koruyor.

Sumak tüketerek elde edilebilecek faydalar:

- Kuvvetli bir antioksidandır. Serbest oksijen radikallerini süpürücü etki gösterir.
- Kanserlere karşı koruyucudur.
- Antimikrobiyal etki gösterir.
- Alzheimer'a karşı koruyucu etkileri gösterilmiştir.

Öneri:

- Tüm baharatlar gibi sumağı da sofranızdan eksik etmeyin, hem yemekleriniz lezzetli olsun, hem sağlığınız korunsun.

Dikkat!

- Sumak ve sumak gibi (karabiber, kimyon, yenibahar vb) öğütülmüş baharatları alırken öğütme zamanını sorgulayın, evde öğütme imkânınız varsa tane olarak alıp kendiniz öğütün.

87. SUSAM

Tane olarak kullanılmasının yanında, susamın ezilmesi ile elde edilen tahinin de mutfağımızda yeri ayrıdır. Gerek can dostu pekmezle karıştırarak, gerekse 'tahin helvası' olarak çok yaygın olarak tüketilir.

Özellikle susamyağı oldukça kuvvetli antioksidanlar ile doludur. Yüksek miktarda 'lignanlar' ve 'fitoöstrojen' içeriyor. Ayrıca E vitamini açısından oldukça zengin. Antioksidan özelliği sayesinde susamın kansere karşı koruyucu olduğu gösterildi. Susam bir mineral deposu. Kalsiyum, fosfor, manganez, demir, magnezyum ve bakır içeriyor. Kemik sağlığı için susam son derece önemli bir besin.

Susam tüketerek elde edilebilecek faydalar:

- Çok güçlü antioksidan aktivite gösterir.
- Kansere karşı koruyucudur.
- Kemik sağlığını korur.

Öneri:

- Susam son derece faydalı bir besin olmakla birlikte, kalorisi de oldukça yüksektir. Özellikle tahin-pekmez formunda tüketildiğinde, tahinin kalorisi yanına bir de pekmezin kalorisi eklenir. Bu kaloriden kaçınmak için, size tahini Antalya'da kullanıldığı gibi tüketmenizi öneriyorum. Antalya bir susam memleketidir ve tahin Antalya mutfağında çok yaygın tüketilir. Özellikle üzerine tahin dökülmüş fasulye piyazının ve tahinli kabak tatlısının tadına doyum olmaz.
- Kalori alımını azaltmak için, siz de haşlanmış kurufasulye, kuru soğan, maydanoz ve yumurtadan yapılan piyazın üzerine tahin ve limon suyu eklediğinizde sadece çok lezzetli bir piyaz değil, ayrıca bir de ilaç yiyecek yemiş olacaksınız.
- Ayrıca illa tahin helvası yemek istiyorsanız, şekersiz ve glikozsuz olanları tüketin. Karaman'da doğal pekmez, tahin ve çövenle üretilen geleneksel 'Ermenek Helvası'nı tüketebilirsiniz.

88. ŞALGAM SUYU

Sofralarımızda zümrüt rengi ile salınan şalgam suları da bizi kansere karşı koruyor. Şalgam bir 'beta-karoten' deposu. Ayrıca kırmızı rengini veren 'antosiyaninler' açısından çok zengin. Antosiyaninler, kansere karşı koruyucu.

Şalgam kansere karşı savaşan başka çok önemli bileşikler de içeriyor: 'glukosinolatlar' ve 'brassinolide'. Glukosinolatlar kanser yapıcı maddelerin etkisini azaltırken, brassinolide maddesi ise kanserli hücreleri intihara (apopitosis) teşvik ediyor.

Şalgam suyu, fermente bir gıdadır. Tıpkı turşu kurar gibi şalgam suyu kurulur. Tüm fermente gıdalar gibi 'probiyotik' bakterileri destekler. Unutmayın, probiyotikler bağışıklık sisteminizin ilk koruma duvarıdır ve hastalıklara karşı sizi korur.

Şalgam suyu tüketerek elde edilebilecek faydalar:

- Kanserlere karşı koruyucudur.
- Probiyotikleri takviye eder, bağışıklık sisteminizi destekler.

Öneri:

- Kömür ateşinde pişen ızgaraların kanserojen olabileceğine dair pek çok yayın var, biliyorsunuz. Gerçi bunların hemen hepsi laboratuar çalışması, kömüre damlayan yağın yanmasıyla çıkan kimyasal maddenin analizi sonucu 'bu madde kanserojendir' şeklinde çıkarımlar yapılıyor, çok miktarda ızgara et tüketen yörelerde belli kanserlerin ızgaraya bağlı olarak arttığı gösterilmedi henüz. Yine de ızgaraların kanserojen etkilerinden korunmak için ızgara etinizi yerken yanında şalgam suyu içmenizi öneriyorum. Bol bol ızgara kebap yemelerine karşın Adanalılarda ve Anteplilerde kanser görülme sıklığının artmamasının sebebi belki de şalgam suyudur, ne dersiniz?

89. TARÇIN

İşte size doğal bir şeker ilacı! Tarçın sadece salebinizi tatlandıran bir baharat değil, aynı zamanda şeker hastalığına karşı savaşan doğal bir ilaç. İnsülin hormonunun görevini yapmasına yardımcı olur, kan şekeri seviyelerini kontrol altında tutar. Şeker hastalarının daha sağlıklı yaşamalarına destek olur.

Tarçın güzel kokusunu, içerdiği 'sinnamilaldehit' ve 'öjenol' adlı uçucu yağ bileşenlerine borçludur. Bu maddeler insülin hormonunun salgılanmasını artırıyor ve insülinin glikozu metabolize edebilme yeteneğini güçlendiriyor. Ayrıca tarçının, diyabetli hastalarda aşırı yükselmiş olan kolesterol ve trigliserit seviyelerini düşürdüğü gösterildi. Böylece, diyabet hastalarında artmış olan kalp ve damar hastalıkları riskinin azaltılmasına da yardımcı oluyor.

Tarçın halk arasında genellikle sindirimi kolaylaştırmak ve gaz sancılarını gidermek amacıyla kullanılır. Öte yandan, tarçının içindeki bileşenlerin zararlı mikropları öldürücü (antimikrobiyal) etkisi olduğu da gösterildi. Sanki doğal bir antibiyotik gibi, vücudumuzu enfeksiyonlara karşı koruyor.

2012 yılı içinde, İsrailli bilim adamları tarçının Alzheimer hastalığının gelişimini önleyebileceğini iddia eden bir çalışma yayınladılar. Bu konuda önümüzdeki yıllarda daha pek çok çalışma çıkacaktır eminim.

Tarçının içindeki bileşenlerin kansere karşı koruyucu olduğu ve tümörlerin büyümesini engelleyici etkisi olduğu, çalışmalarla gösterildi.

Tarçın tüketerek elde edilebilecek faydalar:

- Kan şekerini dengelemeye yardım eder.
- Kan yağlarından trigliseridleri düşürür.
- Kansere karşı koruyucudur.
- Antimikrobiyal etkisi vardır, zararlı mikropları öldürür.
- Alzheimer hastalığını engelleyici etkisi gösterildi.

Öneri:

- Şeker hastaları ve metabolik sendrom hastaları, tarçın ve tarçın kabuğu çayı tüketmeyi alışkanlık haline getirerek daha sağlıklı yaşayacaklardır.

Tarçın kabuğu çayı

- 1 çubuk tarçın
- 1 tatlı kaşığı zeytin yaprağı
- 2 parça (parmak büyüklüğünde) mandalina kabuğu (organik)
- 250 cc kaynar su

Tarçın, zeytin yaprağı ve mandalina kabuğu cam veya porselen bir fincana konulur, üzerine kaynar su eklenir. Fincanın ağzı kapatılarak 5-10 dakika demlenmesi beklenir. Kaynatılmaz.

Günde 3-4 fincan içebilirsiniz (yemeklerden yarım saat önce).

90. YABANMERSİNİ

Öyle bir meyve yiyorsunuz ki, son derece lezzetli olmakla kalmıyor, aynı zamanda göz sağlığınızı koruyor, kan şekerinizi düşürüyor, kalp ve damar hastalıklarınızı engelliyor. Daha ne olsun?

Yabanmersini, fenolik bileşikler ve tanenler içerir. Yapısında bulunan 'antosiyaninler' sayesinde göz tansiyonunu düşürücü, glokomu önleyici ve gece görüşünü artırıcı etkileri bulunur.

Sadece yabanmersini meyvesi değil, yaprakları da kan şekerini düşürücü etkiye sahiptir. Yaprakları yüksek oranda tanen içerdiği için, yabanmersini meyvesi ve yaprağından yapılmış olan bitki çayları ishal durdurucu etki gösterir.

Tüm mor meyveler gibi, yabanmersini de kalp damar hastalıklarına karşı koruyucudur. Damar duvarında meydana gelebilecek oksidasyonu engeller, harabiyetin önüne geçer.

Yabanmersini tüketerek elde edilebilecek faydalar:

- Göz sağlığını korur, göz tansiyonunun düşürülmesine ve glokomdan korunmaya yardımcı olur.
- Kalp damar hastalıklarına karşı koruyucudur.
- İshal durdurucu etki gösterir.

Göz sağlığını korumak için çay

- 1 tatlı kaşığı yabanmersini meyvesi
- 1 tatlı kaşığı bamyaçiçeği (hibiscus)
- 1 tatlı kaşığı kuşburnu
- 1 tatlı kaşığı mürver meyvesi
- 250 cc kaynar su

Cam veya porselen bir fincana konulur, üzerine kaynar su eklenir. Fincanın ağzı kapatılarak 10 dakika demlenmesi beklenir. Günde 3 fincan içebilirsiniz.

91. YERELMASI

Şekilsiz bu sebzenin bağışıklık sisteminizi nasıl desteklediğini biliyor musunuz? Yerelması, bağırsaklarınızdaki probiyotiklerin çoğalması ve beslenmesi için uygun ortam oluşturur.

Probiyotiklerin çoğalması için uygun ortam oluşturan maddelere, 'prebiyotik' adını veriyoruz. Probiyotiklerin gelişebilmeleri için prebiyotikler şarttır.

Yerelması, prebiyotik etki gösteren 'inülin' maddesi açısından çok zengindir. Aynı zamanda bol miktarda lif içerir ve bağırsakların çalışmasını düzenler.

Yer elmasının, içerdiği inülin ve lif sayesinde, kalınbağırsak kanserlerine karşı koruyucu olduğu gösterildi.

Yer elması tüketerek elde edilebilecek faydalar:

- Probiyotiklerin çoğalması için uygun ortam oluşturur, prebiyotiktir.
- Bağırsakların çalışmasını düzenler.
- Kalınbağırsak kanserlerine karşı koruyucudur.

Öneri:

- Bağırsakları düzenli çalışmayan ve kabızlık yaşayanlar yeralmasını sık sık tüketmeliler.

92. YEŞİL ÇAY

Yeşil çay ile siyah çay farklı bitkiler değil, ikisi de aynı bitki. Çay bitkisinin (*Camelia sinensis*) fermente edilmemiş hali yeşil çay, fermente edilmiş hali ise siyah çay oluyor. Her ne kadar biz siyah çayı daha çok tüketsek de, faydalı olanı aslında çay bitkisini 'yeşil çay' olarak tüketmek. Çayı siyah çaya çevirmek için fermente etmek, içindeki bazı etken maddelerin kaybolmasına veya miktarlarının azalmasına sebep oluyor. Ama siyah çay tamamen faydasız demek doğru değil, yeşil çay kadar faydalı olmadığı söylenebilir ancak.

Yeşil çay, 'epigallokateşin gallat' (kateşin-EGCG) isminde çok önemli bir madde içeriyor. Ayrıca yüksek oranda kafein bulunduruyor. Yeşil çayın içindeki kafein miktarı, kahvenin içindekinden çok daha fazla!

Kateşin, çok kuvvetli antioksidan özellik gösteren bir madde. Kolesterolü dengeleyici etkisi var, kalp hastalıklarından koruyor ve kansere karşı koruyucu olduğu gösterildi.

Yeşil çay, mikrop öldürücü (antimikrobiyal) aktiviteye sahip. Yemekten sonra dişlerinizi fırçalama imkânı bulamadığınızda bir fincan yeşil çay içmek, diş çürüklerini engelleyebilir.

Yeşil çayı son yıllarda en fazla popüler yapan, metabolizmayı hızlandırıcı etkisi, çünkü metabolizmayı hızlandırarak kilo vermeye yardımcı oluyor.

Yeşil çay, ayrıca zihinsel kapasiteyi de destekliyor, hafıza kapasitesini artırıyor. Demans ve Alzheimer hastalığında yardımcı olabilir.

Yeşil çay tüketerek elde edilebilecek faydalar:

- Kansere karşı koruyucudur.
- Metabolizmayı hızlandırır, kilo vermeyi hızlandırır.
- Kalp hastalıklarına karşı koruyucudur.
- Zihinsel kapasiteyi artırır, demans ve Alzheimer için yardımcı olabilir.

Öneri:

- Günde birkaç fincan yeşil çay içmek sizi daha sağlıklı ve canlı yapacaktır.

Dikkat!

- Yeşil çay yüksek tansiyon hastalarında tansiyonu daha da yükseltebilir ve çarpıntı yapabilir.
- Ayrıca, aşırı miktarda tüketildiğinde halüsinasyonlara sebep olabilir ve diş lekeleri oluşturabilir. Tüketim miktarına dikkat ediniz, aşırıya kaçmayınız.

Metabolizma hızlandırıcı ve kilo vermeye yardımcı çay

- 1 tatlı kaşığı yeşil çay
- 2 parça (parmak büyüklüğünde) turunç kabuğu

- 2 adet acı kırmızıbiber
- 250 cc kaynar su

Yeşil çay, turunç kabuğu ve acı kırmızıbiber cam veya porselen bir fincana konulur, üzerine kaynar su eklenir. Fincanın ağzı kapatılarak 10 dakika demlenmesi beklenir. Günde 3-4 fincan içebilirsiniz. Fazla miktarda tüketmeyin, çarpıntı yapabilir.

93. YOĞURT

Ama hangi yoğurt? Tabii ki ev yoğurdu, marketlerden aldığınız 'ev yoğurdu tadında' olarak satılan yoğurtlar değil!

Gerçek ev yoğurdu probiyotik içerir, sağlığınız için faydalıdır. Oysa marketten aldığınız homojenize yoğurtların probiyotik özelliği yoktur, bağışıklık sisteminizi desteklemez.

Günümüzde kullanılan gıda teknolojileri ile üretilen homojenize yoğurtların uzun ömürlü olması için uygulanan işlemler, yoğurtların insan vücudu için faydasız hale gelmesine yol açmıştır. Yoğurdun doğal hali bir bakteri kültürü olduğu halde, marketlerde satılan yoğurtlar, buzdolabı dışında açıkta bırakılsa bile bozulmamaktadır!

Probiyotikleri desteklemek söz konusu olduğunda, en faydalı gıdalardan birisi de yoğurttur. Ancak modern zamanlarda yediğimiz, market raflarında satılan, ekşimeyen yoğurtlardan bahsetmiyorum. Bir yoğurt belli bir süre sonunda ekşimiyorsa, bilin ki o yoğurdun sizin probiyotiklerinize bir faydası yoktur.

Doğal yoğurt, probiyotik bakterileri içeriyor. Doğal yoğurdun içeriğinde bulunan *Lactobacillus acidophillus* adlı bakterinin, kadınlarda vajinal mantar enfeksiyonlarını engellediği ispatlandı.

Mantar şikâyeti olan kadınlar her gün en az bir porsiyon doğal yoğurt yemeli.

Aynı şekilde, günde bir porsiyon yoğurt yemenin bağışıklık sistemini güçlendirerek soğuk algınlığı ve alerjileri azalttığı gösterildi.

Ama hangi yoğurt? Evde yaptığınız, doğal yoğurt.

Yoğurt tüketerek elde edilebilecek faydalar:

- Probiyotik bakterileri destekler.
- Bağışıklık sistemine katkıda bulunur.
- Vajinal mantar enfeksiyonlarının önüne geçer.
- Bol miktarda kalsiyum içerdiği için kemik erimesinin önüne geçer.

Öneri:

- Her gün en az bir porsiyon ev yoğurdu yiyin.

94. YULAF

Beta-glukan deposudur. Beta-glukan'ın bağışıklık sistemini güçlendirici özelliği vardır. Bağışıklık cevabını güçlendirir, bakteri, virüs ve mantarlara karşı vücudu korur (kitabımızın birinci bölümünde bağışıklık sistemini ve probiyotiklerin önemini uzun uzun anlatmıştık).

Bunu yaparken, bağışıklık sisteminin aşırı çalışmasına sebep olmaz, yani dengeleyici etki gösterir (immünmodülatör). Bunun yanında, kanser, mikrobik enfeksiyonlar, şeker hastalığı ve aşırı kolesterol yüksekliği üzerinde olumlu etkileri olduğuna dair çok sayıda bilimsel çalışma bulunmaktadır.

Kansere karşı olan etkisini, doğrudan bağışıklık sistemi hücrelerini kuvvetlendirip aktive ederek gösterir. Yani kemoterapi gibi bir hücre öldürücü (sitotoksik) etkisi yoktur. Tümör gelişimini durdurduğu bilimsel yayınlarda gösterilmiştir.

Amerikan Gıda ve İlaç Dairesi (FDA), sağlığı korumak için yulaf ürünlerinin kullanılmasını tavsiye ediyor.

Yulaf, içerdiği yüksek besin lifi sayesinde aşırı yüksek kolesterolü düşürmeye yardımcı oluyor ve kalp damar hastalıklarına karşı koruyor, bağırsakların çalışmasını düzenliyor. Kanserlere karşı da koruyucu etki gösteriyor.

Yulaf zengin bir B vitamini deposudur. B vitamini, sinir dokusunu koruyucu (nöroprotektif) etkiye sahiptir. Yapılan bilimsel çalışmaların bazılarında, yulaf özütü ile dikkat, algılama ve zihinsel kapasitenin artırılabildiği gösterildi.

Acaba Alzheimer ve demans (bunama) hastaları için yulaftan zengin beslenme bir çare olabilir mi?

Yulaf tüketerek elde edilebilecek faydalar:

- Bağışıklık sistemini destekler.
- Kolesterolü dengeler.
- Kalp damar hastalıklarına karşı korur.
- Algılama ve zihinsel kapasiteyi artırır.
- Kanserlere karşı korur.

Öneri:

- Her gün bir porsiyon yulaf yemenizi tavsiye ediyorum. Ancak eğer lif yönünden yoksun besleniyorsanız, yulaf gibi yüksek lifli gıdaları beslenmenize birdenbire sokmayın! Bağırsaklarınız alışkın olmadığı için gaz ve hazımsızlık şikâyeti yapabilir. Azar azar, vücudunuzu alıştırarak lif oranını artırın.

95. ZENCEFİL

Araç tutmasından şikâyetçiyseniz veya önüne geçilemez mide bulantıları yaşıyorsanız, mutfağınızda her zaman zencefil kökü bulundurun. Çünkü zencefil, mide bulantıları denilince akla gelen ilk bitkidir. Sadece taşıt tutmalarında değil, ameliyat sonrası ya da kemoterapiye bağlı olarak gelişebilen mide bulantılarında faydalı olduğu gösterildi.[86] Kuvvetli antioksidan maddeler içeren zencefilin kansere karşı koruyucu olduğunu gösteren çalışmalar da mevcut.

Hamilelikte görülen mide bulantılarında, zencefil çayı kullanmak son derece etkili olacaktır. Üstelik hamilelerde zencefil kullanımı oldukça güvenlidir. Ancak hamile kadınların herhangi bir bitkisel ürünü kullanmadan önce mutlaka doktorlarına danışmaları gereklidir.

Zencefil, ayrıca hazımsızlığı ve gaz şikâyetlerini giderir, damar hastalıklarına karşı koruyucudur. Dolaşımı düzenliyor ve kan pıhtılaşmasını önlüyor.

Üst solunum yolu enfeksiyonlarında ve enfeksiyona bağlı olarak gelişen öksürüklerde de zencefil kullanmak pratik ve etkili bir yöntemdir. 1 tatlı kaşığı balın içine karıştırdığınız 1 çay kaşığı toz zencefil çocuğunuzun öksürüğünü geçirmeye yardımcı olacaktır. Zencefil, artrit yapan iltihabi reaksiyona karşı da savaşıyor. Yapılan tıbbi çalışmalarla, osteoartrit ve iltihabi romatizmal hastalıklarda zencefilin etkinliği ispatlandı.

Zencefil tüketerek elde edilebilecek faydalar:

- Mide bulantılarını giderir.
- Damar hastalıklarına karşı koruyucudur.
- Üst solunum yolu enfeksiyonlarında ve öksürüğe karşı faydalıdır.
- Artrit yapan iltihabi cevaba karşı savaşır.
- Kansere karşı koruyucudur.

Mide bulantıları için çay

- 1 parça (parmak büyüklüğünde) taze zencefil kökü (ince dilimlenmiş)
- 1 limonun kabuğu (rendelenmiş)
- 1 limonun suyu
- 250 cc kaynar su

İnce zencefil dilimleri, limon kabuğu rendesi ve limon suyu cam veya porselen bir fincana konulur, üzerine kaynar su eklenir. Fincanın ağzı kapatılarak 10 dakika demlenmesi beklenir.

Günde 3-4 fincan içebilirsiniz.

---

[86] The effectiveness and safety of ginger for pregnancy-induced nausea and vomiting: A systematic review. Ding M, Leach M, Bradley H. *Women Birth*, 2013 Mar;26(1):e26-30.

96. ZERDEÇAL

Zerdeçal zencefil ile aynı aileye mensup. Hint tıbbı olan Ayurveda'nın temel bitkisi zerdeçaldır. Ayurveda tıbbında zerdeçal, solunum sistemi hastalıklarında, iştahsızlıkta ve eklem hastalıklarında kullanılır. Son yıllarda dünyada zerdeçala karşı ilgi son derece arttı, dolayısıyla zerdeçalın etkileri hakkında yayınlanmış binlerce çalışma bulunuyor. Bu çalışmalarda, zerdeçalın kuvvetli antioksidan ve antienflamatuar (iltihap giderici) etkisi olduğu gösterildi.[87,88,89,90] Özellikle romatoid artrit'te zerdeçal son derece olumlu etkiler gösteriyor ve eklem romatizmasının gerilemesine sebep oluyor. Aynı şekilde zerdeçalın alerjik hastalıklarda da olumlu etkiler göstermesi, bağışıklık sistemi üzerinde dengeleyici rolü olduğunu bize düşündürmektedir. Otoimmün hastalık adını verdiğimiz bağışıklık sisteminin aşırı çalışmasından dolayı meydana gelen hastalıklarda zerdeçal etkili olabilir.

Daha fazla baharat tüketilen doğu ülkelerinde, baharat tüketmeyen batı ülkelerine göre bazı nörodejeneratif hastalıkların daha az görüldüğü gösterildi.[91]

Alzheimer hastalığında da zerdeçalın etkili olduğuna dair yayınlar mevcut.

Ayrıca içerdiği 'kurkuminler', kansere karşı koruyor ve oluşmuş kanserin tedavisinde etkili oluyor. Kurkuminler, tümör hücrelerinin kanlanmasını engelleyerek hücre üzerinde doğrudan etkili oluyor. Zerdeçalın bu etkileri özellikle pankreas kanserinde tıbbi çalışmalarla gösterildi.[92,93,94,95,96,97] Pankreas kanseri en hızlı ilerleyen ve en ölümcül kanserlerden bir tanesidir. Zerdeçal, pankreas kanseri hastalarında tümörün gelişimini durdurabiliyor ve hastaların ortalama

---

[87] Curcumin in inflammatory diseases. Shehzad A, Rehman G, Lee YS.*Biofactors*, 2013 Jan;39(1):69-77

[88] Therapeutic roles of curcumin: lessons learned from clinical trials. Gupta SC, Patchva S, Aggarwal BB.*AAPS J*, 2013 Jan;15(1):195-218.

[89] Biological actions of curcumin on articular chondrocytes. Henrotin Y, Clutterbuck AL, Allaway D, Lodwig EM, Harris P, Mathy-Hartert M, Shakibaei M, Mobasheri A.*Osteoarthritis Cartilage*, 2010 Feb;18(2):141-9.

[90] Curcumin--from molecule to biological function.Esatbeyoglu T, Huebbe P, Ernst IM, Chin D, Wagner AE, Rimbach G.*Angew Chem Int Ed Engl*, 2012 May 29;51(22):5308-32

[91] Neuroprotection by spice-derived nutraceuticals: you are what you eat! Kannappan R, Gupta SC, Kim JH, Reuter S, Aggarwal BB.*Mol Neurobiol*, 2011 Oct;44(2):142-59

[92] Curcuma as a functional food in the control of cancer and inflammation. Schaffer M, Schaffer PM, Zidan J, Bar Sela G.*Curr Opin Clin Nutr Metab Care*, 2011 Nov;14(6):588-97.

[93] Multitargeting by curcumin as revealed by molecular interaction studies. Gupta SC, Prasad S, Kim JH, Patchva S, Webb LJ, Priyadarsini IK, Aggarwal BB. Nat Prod Rep. 2011 Nov;28(12):1937-55.

[94] Curcumin nanoformulations: a future nanomedicine for cancer. Yallapu MM, Jaggi M, Chauhan SC.*Drug Discov Today*, 2012 Jan;17(1-2):71-80.

[95] Discovery of curcumin, a component of golden spice, and its miraculous biological activities. Gupta SC, Patchva S, Koh W, Aggarwal BB.*Clin Exp Pharmacol Physiol*, 2012 Mar;39(3):283-99.

[96] Cancer cell signaling pathways targeted by spice-derived nutraceuticals. Sung B, Prasad S, Yadav VR, Aggarwal BB.*Nutr Cancer*, 2012;64(2):173-97.

[97] Curcumin and cancer cells: how many ways can curry kill tumor cells selectively? Ravindran J, Prasad S, Aggarwal BB.*AAPS J*, 2009 Sep;11(3):495-510.

yaşam sürelerini uzatıyor. Pankreas kanserinde zerdeçalın etkilerini ispatlayan klinik çalışma, ABD'nin Houston kentinde, M.D. Anderson Cancer Center'da yapıldı. Pankreas kanserine yakalanmış olan kişilerin sadece yüzde 10'u bir yıldan daha uzun yaşayabiliyor. Oysa söz konusu çalışmaya alınan 25 hastanın tamamı çalışmanın sürdüğü 18 ay boyunca yaşamış, bir kişi bile kaybedilmemiş. Bu, son derece önemli bir sonuç!

Zerdeçalın kanser üzerine etkileriyle ilgili olarak dünyada pek çok çalışma yapılmaya devam ediyor. Sadece pankreas kanseri değil, tüm kanser çeşitlerinde zerdeçal kullanımına ilişkin çalışmalar mevcut. Gelecekte kanser tedavisinde daha çok zerdeçal kullanacağımıza eminim.

Zerdeçal, aşırı yüksek kolesterolü düşürücü olarak da son derece etkili, kalp ve damar hastalıklarına karşı koruyor.

Zerdeçal tüketerek elde edilebilecek faydalar:

- Kansere karşı koruyucudur.
- Kanser tedavisine yardımcıdır.
- Eklem romatizmasında etkilidir.
- Alzheimer hastalığında etkili olabilir.
- Kalp ve damar hastalıklarına karşı koruyucudur.

Öneri:

- Baharat alışverişi yaparken, Türk mutfağında çok fazla kullanılmayan zerdeçalı unutmayın. Ancak satın alırken öğütüldüğü zamanı sorgulayın, taze öğütülmüş olmasına dikkat edin. Her türlü yemeğinizde güvenle kullanabilirsiniz. Sağlığınızı korumaya yardımcı olacaktır.
- Ancak herhangi bir hastalığınıza şifa olması için zerdeçal kullanacaksanız, o zaman doktorunuza danışın. Çünkü ağızdan alındığı zaman zerdeçalın emilimi düşüktür ve tedavi amaçlı olduğunda, bu amaçla hazırlanmış özel preparatların doktor kontrolünde kullanılması gerekir.

97. ZEYTİN
98. ZEYTİNYAĞI
99. ZEYTİN YAPRAĞI

Zeytin ağacı, halk arasında 'ölmez ağaç' olarak da bilinir. Tarihten günümüze canlılığın ve uzun ömrün simgesi olmuştur. Zeytin dalı, evrensel barışın işaretidir. Yüzlerce yıl yaşayabilen, çok uzun ömürlü bir ağaçtır. Meyvesinden yaprağına her parçası sağlık açısından faydalıdır. Kalp sağlığından cilt güzelliğine kadar pek çok noktada sayılamayacak faydaları vardır.

Zeytin ağacı, genellikle meyvesi ve yağı ile tanınır. Lezzetli zeytinlerin sıkılmasıyla elde edilen zeytinyağı, kalp ve damar sağlığı için son derece faydalıdır. İçinde, damar tıkanıklıklarına ve kalp hastalıklarına karşı koruyan tekli ve çoklu doymamış yağ asitleri bol miktarda bulunur. İnsan vücudu çoklu doymamış yağları sentezleyemez, bunların dışarıdan alınması gerekir. Zeytinyağı, çoklu doymamış yağlar için iyi bir kaynaktır. Bu yağlar, aşırı yükselmiş LDL kolesterolü düşürür, HDL kolesterolü yükseltir. Damar duvarında kolesterolün sebep olabileceği oksidasyonu engeller. Yüksek tansiyonu düşürücü etkileri de pek çok çalışmada gösterilmiştir.[98] Zeytinyağı, vücudu hasardan korur, kuvvetli bir antioksidandır. Şeker hastalığına karşı koruyucu olduğu gösterilmiştir. Yaralar, yanıklar, böcek ısırıkları ve alerjilere karşı tarih boyunca zeytinyağı kullanılmıştır.

Zeytinyağının içerdiği polifenolik bileşikler kalp damar hastalıkları riskini azaltıyor ve Alzheimer hastalığına karşı koruyor. Yapılan çok çeşitli çalışmalar, zeytinyağı ile beslenen toplumlarda kanser görülme sıklığının daha düşük olduğuna işaret ediyor. Zeytinyağının kanserden koruyucu etkisi olduğuna dair çok önemli tıbbi kanıtlar mevcut. Zeytin ağacı, uzun ömürlü gövdesinde halk tıbbında çok önemli bir yeri olan zeytin yapraklarını da barındırır. Zeytinyapraklarının etkisi, artık modern tıp tarafından da ispatlanmıştır.

Zeytinyaprağı, 'oleuropein' adlı kuvvetli mikrop kırıcı bir madde içerir. Bu madde sayısız bakteri, mantar ve virüs üzerinde etkili olarak mikropları öldürür. Bitkilerle tedavi konusunda eğitim almış olan doktorlar, zeytin yaprağı ekstresi ile pek çok hastalığı başarıyla tedavi ederler. Zeytinyaprağı, özellikle bağışıklık sistemini desteklemeye ve enfeksiyonlarla savaşmak için vücuda daha fazla cephane sağlamaya yarar. Kronik hastalık çeken ve sağlıklarını kazanmak için ekstra desteğe ihtiyacı olan insanlar için faydalıdır.

Oleuropein, vücudumuza zararlı olan serbest oksijen radikallerinin zararlarını tamir eder, antioksidan aktivite dediğimiz yenilenme süreçlerini destekler. Hücre yenileyici özelliği vardır. Zeytinyaprağının cilt üzerinde son derece faydalı etkileri vardır: Kuvvetli mikrop kırıcı etkisinden dolayı ciltteki enfeksiyonların tedavisinde kullanılır. Virüslerin yol açtığı lezyonlarda ve uçuklarda başarılı şekilde tedavi sağlar. Sivilce tedavisinde kullanılır.

Oleuropein, kan damarlarını genişletir ve bu sayede cildin kanlanmasını artırır. Sadece cildin kanlanmasının artması bile cilt üzerinde tedavi edici etki gösterir. Bu sayede ciltte görülen yara, yanık ve sivilce gibi problemlerin ve kırışıklıkların başarıyla tedavi edilmesi sağlanır. Alerjilere karşı koruyucu ve

---

[98] Olive (Olea europaea) leaf extract effective in patients with stage-1 hypertension: comparison with Captopril. Susalit E, Agus N, Effendi I, Tjandrawinata RR, Nofiarny D, Perrinjaquet-Moccetti T, Verbruggen M. *Phytomedicine,* 2011 Feb 15;18(4):251-8.

tedavi edici olarak kullanılır. Anti-alerjik etkisi tıbbi çalışmalarla ispatlanmıştır. Cildi nemlendirici etkiye sahiptir. Zeytinyaprağının kolesterolü dengeleyici, tansiyonu düşürücü ve kanı sulandırıcı, kan şekerini düşürücü etkileri tıbbi çalışmalarla ispatlanmıştır. Diyabet hastalarının kan şekerlerinin ayarlanmasına yardım eder. Ancak, o kadar kuvvetli etki gösterir ki, diyabet ilaçları ile beraber kullanıldığında, ilaç dozlarının ayarlanması gerekir.[99,100,101]

Zeytin-Zeytinyağı-Zeytinyaprağı tüketerek elde edilebilecek faydalar:

- Zeytin ve zeytinyağı kolesterolü dengeler, kalp ve damar hastalıklarına karşı koruyucudur. Kansere karşı koruyucudur. Alzheimer hastalığına karşı korur.
- Zeytinyaprağı kan şekerini düşürür. Cilt hastalıklarının tedavisinde kullanılır. Kuvvetli antioksidan etki gösterir. Antienflamatuar etki gösterir, iltihabi cevabı normale çevirir.

Öneri:

- Her zaman saf sızma, mümkünse soğuk sıkım zeytinyağı kullanın. Riviera adıyla satılan zeytinyağlarına itibar etmeyin. Yukarıda saydığımız faydalar sadece saf sızma zeytinyağı için geçerlidir, riviera diye satılanlar için değil!

Dikkat!

- Zeytinyağı bu kadar güzel etkisine rağmen sonuçta saf yağdır ve çok yüksek kalori içerir. Kilo almamak için sınırlı miktarda tüketin. Çok aşırı zeytinyağı tüketmek obeziteye neden olabilir.

İnsülin direnci ve metabolik sendrom için çay

- 1 tatlı kaşığı zeytin yaprağı
- 1 çubuk tarçın
- 1 tatlı kaşığı yeşil çay
- 250 cc kaynar su

Zeytinyaprağı, tarçın ve yeşil çay cam veya porselen bir fincana konulur, üzerine kaynar su eklenir. Fincanın ağzı kapatılarak 10 dakika demlenmesi beklenir. Günde 3-4 fincan içebilirsiniz. Yüksek tansiyon hastası olanlarda, yeşil çay çarpıntı ve tansiyon yüksekliği yapabilir. Bu kişiler yeşil çayı dikkatli tüketmelidir.

---

[99] Hypoglycemic activity of olive leaf. Gonzalez, M., A. Zarzuelo, M. J. Gamez, M. P. Utrilla, J. Jimenez and I. Osuna (1992). *Planta Med,* 58(6): 513-5.

[100] Olive leaf extract as a hypoglycemic agent in both human diabetic subjects and in rats. Wainstein J, Ganz T, Boaz M, Bar Dayan Y, Dolev E, Kerem Z, Madar Z. *J Med Food,* 2012 Jul;15(7):605-10.

[101] Diabetes mellitus and phytotherapy in Turkey. Parildar H, Serter R, Yesilada E. *J Pak Med Assoc,* 2011 Nov;61(11):1116-20. Review

Üçüncü Bölüm:

SAĞLIKLI YAŞAMIN TEMELLERİ

Şu anda vücudunuzda neler olduğunu biliyor musunuz?

İnsan vücudu, sağlıklı yaşamı devam ettirebilmek üzere programlanmıştır. Yaşayabileceği en sağlıklı hayatı en uzun süre devam ettirebilmek için pek çok sistemi bir arada çalıştırır.

Vücudumuzun temel amacı, yaşamı devam ettirmektir. Bu amaca uygun olarak her türlü çabayı gösterir. Ancak biz, vücudumuzun bu uğurda yürüttüğü fizyolojik faaliyetlerin çoğunun farkına bile varamayız. Bunlar bilinç düzeyimiz dışında gelişir.

Fakat yaşam tarzımız, beslenmemiz, psikolojik durumumuz vücudun yaşamsal faaliyetlerini etkiler. Belirlediğimiz yaşam tarzı ve hayata karşı tutumumuz, vücudun hastalıklara karşı savaşma gücünü destekler ya da baskılar.

Vücudun yaşama tutunma savaşını ben 'yaşam sevinci' olarak adlandırıyorum. Yaşam sevinci, sadece psikolojik bir öğe olamaz, vücudun fizyolojik çalışma süreci de varlığını devam ettirebilmek için olağanüstü bir çaba harcar. Vücut fizyolojisi ve kişinin hayata karşı duyduğu bağlılık, yaşam sevinci adı altında birleşir.

Dünya Sağlık Örgütü insan yaşamını üçe ayırıyor

- Sağlıklı dönem
- Hastalıkların belirtilerinin başladığı dönem
- Sağlığın kaybedildiği, hastalıklarla geçen dönem

İnsanoğlu, hiçbir hastalık belirtisi taşımadığı sağlıklı dönemde sağlığının kıymetini bilmez. Hiç kimse genç yaşlarında kanser veya yüksek tansiyon hastası olacağını aklına getirmez. Hayat boyunca sağlıklı, diri ve güçlü yaşayacağını sanır. Oysa belli bir yaştan sonra hastalıklar belirti vermeye başlar. Bu dönem, artık vücut sistemlerinin geriye dönüşsüz harabiyetlerinin başladığı dönemdir. Hemen arkasından da sağlıklı dönem kaybedilir, hastalıklı dönem gelir.

Sağlığı korumak adına yapılacak her şeye, hastalık belirtilerinin görülmediği sağlıklı dönemde başlamak gerekir. Oysa insanların çoğu bu dönemde sağlığını korumak için çaba harcamaz; beslenmesine dikkat etmez, kontrolsüz şekilde sigara ve alkol tüketir, egzersiz yapmaz... Oysa hastalık belirtilerinin başladığı ikinci dönemde iş işten geçmiştir, koruyucu tedbirler için artık çok geç kalınmıştır. Sağlığınızı korumak için beslenmenize dikkat ederek veya zararlı alışkanlıklarınızdan korunarak artık hastalıklardan kaçamazsınız. Ancak hastalığın yaratacağı hasarı azaltabilirsiniz. Ömrü boyunca sigara içmiş ve fazla kilolu olarak yaşamış bir kişinin, kalp hastası olduktan sonra sigarayı bırakması tabii ki gerekli ve faydalıdır, ama önemli olan kalp hastası olmadan önce sigarayı bırakıp kilo vermesidir. Bu kitabın temel amacı, ilaçlara başvurma zamanı gelmeden önce sağlığınızı korumak için neler yapmanız gerektiğini anlatmak. Hastalıkların belirtileri başlamadan önce, sağlığınızı kaybetmeden önce yapıp ettikleriniz, yaşamınız boyunca vücut sistemlerinizi etkileyecek.

Siz şu anda bu satırları okurken böbreğiniz kanınızdaki zararlı maddeleri süzdü, karaciğeriniz vücudunuzu toksinlerden arındırdı, kalbiniz en küçük hücrenizi bile kanlandırabilmek için durmaksızın kan pompaladı, bağırsaklarınızda yer alan yüz trilyon probiyotik bakteri uyum içinde çalışarak karşılaştığı binlerce yabancı maddeyi analiz etti, zararlıları yok etti, yararlıları vücudunuza almak için onay verdi. Son paragrafı okurken en az 4 kere nefes aldınız, akciğeriniz kanınıza oksijen sağladı ve kanınızın içindeki karbondioksiti attı, hatta şu anda birkaç tane kanser hücresi oluştu vücudunuzda ve bağışıklık sisteminiz bunları anında tespit edip yok etti...

Siz bu faaliyetlerin farkına bile varmadınız! Eğer sadece son okuduğunuz sayfanın başındayken bu sistemler durmuş olsaydı, şu anda çoktan ölmüştünüz. Ama yaşıyorsunuz ve nasıl olup da hayatta kaldığınızın farkında bile değilsiniz.

Yaşamınızı devam ettirebilmek için vücudunuz bilinciniz dışında her gün milyonlarca değişik çalışma yürütüyor. Bu yaşam savaşını desteklemek ve sağlıklı yaşamak için neler yapabiliriz? Basit tedbirlerle daha sağlıklı ve daha uzun yaşamak mümkün müdür? Eğer mümkünse nelere dikkat etmeliyiz? Bu bölümde işte bu sorulara yanıt vermeye çalışacağız.

Sağlıklı yaşamın 4 temeli

1. OLUMLU KİŞİLİK YAPISI

Hayata karşı olumlu düşüncelere sahip olmak ve geleceğe dair umutlar beslemek sağlıklı yaşamak için ilk şarttır.

Hayatın içinde tabii ki zorluklar var. Hatta karamsar bakış açısıyla, dünyanın yaşanmayacak hale geldiğini söylemek bile mümkün. Fakat hayattayız ve hepimiz kendi hayatlarımızı yaşamaya devam ediyoruz. Karşımıza çıkan tüm zorlukların yanında, hayatın keyifli yanlarının da tadına doyamıyoruz.

Ben hayatı, bir fili tarif eden görme özürlü beş insanın hikâyesine benzetiyorum. Eminim pek çoğunuz bu hikâyeden haberdardır.

Görme özürlü beş kişinin bir fili tariflerinin hikâyesi

Görme özürlü beş kişiyi bir filin yanına götürüp fili tarif etmeleri istenir. Her biri filin ayrı bir parçasını tutar ve filin nasıl bir hayvan olduğunu açıklamaya çalışır.

Bacağı tutan, fili 'uzun ve yuvarlak bir hayvan' olarak tanımlar.
Kulağı tutan, 'ince, düz ve yelken gibi' diyerek tanımlar.
Hortumunu tutan, 'yılan gibi' der ve tarifler böylece gider...
İşte insan hayatı da bu hikâyedeki gibidir. Hayatın neresinden tutarsanız, o tarafını görürsünüz. Zor yanlarından tutmak mümkün olduğu gibi, keyifli ve mutluluk verici yanlarından da tutmak mümkündür. Yeter ki bunu yapmaya istekli olun.

Olumlu duygusal yapı

Duygusal yapımız temel olarak 'olumlu duyuş' ve 'olumsuz duyuş' olmak üzere iki temel boyutta yer alır.

Olumsuz duygusal durumun sağlık şikâyetlerine sebep olduğu, pek çok araştırma ile ortaya konulmuştur. Olumsuz zihinsel tavır sergileyen kişiler, olumlu zihinsel tavra sahip kişilere göre daha fazla sağlık sorunu yaşarlar. Aynı zamanda, olumsuz zihinsel tavır sahibi olan kişiler, yakalandıkları hastalıkları da daha şiddetli biçimde yaşarlar. Yapılan bir araştırmada, kalp nakli olacak hastalara ameliyatlarından önce gelecekle ilgili beklentileri sorulmuş. Olumlu beklentileri olan hastalar, olumsuz beklenti sahibi hastalara göre ameliyat sonrasında yaşama daha iyi uyum göstermişler.

İyimserlik ve kötümserlik

İyimserlik ve kötümserlik yapılarının insan sağlığını nasıl etkilediğine dair pek çok tıbbi çalışma yayınlanmıştır. Bunların tamamında, iyimser insanların daha az sağlık problemi yaşadığı ve yakalandıkları hastalıklarda daha az problem yaşadıkları ortaya konulmuştur.

İyimser insanların genel fiziksel sağlığı kötümserlerden daha iyidir. Yapılan araştırmalarda, 25 yaşındayken iyimser olan erkeklerin, 45-60 yaş aralığında kötümserlere göre daha az sağlık problemi yaşadıkları gösterilmiştir.

1991 yılında yapılan bir çalışmada, iyimser insanların bağışıklık sistemlerinin daha güçlü olduğu gösterildi. Öte yandan iyimser insanlar daha fazla yaşam sevincine ve gelecekle ilgili daha fazla umuda sahiptirler, hastalandıklarında iyileşebilmek için daha çok çaba harcarlar.

Yapılan çalışmalar, kişilik yapımızı ve psikolojimizi fizyolojik yapımızdan ayrı bir varlıkmış gibi ele almanın mümkün olmadığını gösterdi.

Mizaç

Psikologlar, kişilerin gösterdiği genel davranış eğilimlerine 'mizaç' adını verirler. Mizaç, değişik şekillerde ifade edilebilen, yaşam deneyimlerine bağlı olarak farklı kişilik özelliklerine dönüşebilen, genel davranış ve duygudurum kalıplarıdır.

Yapılan çalışmalar, mizaç özelliklerinin büyük oranda kalıtımsal olduğunu göstermektedir. Yetişkin kişiliğin oluşumunda mizaç çevreyi etkilemekte, çevre de mizacın kalıcı kişilik özelliklerine dönüşümünü şekillendirmektedir. Kısaca 'insan doğası', insanoğlunun şu ana kadar hayatta kalmasını sağlamış olan psikolojik mekanizmaların tümü olarak düşünülebilir.

İnsan duygulanımında, duyguların tiplerine göre beynin farklı bölümlerinin çalıştığının ve beyin asimetrisinin tespiti, sağlıkla ilgili bilimsel düşüncelerin gelişiminde önemli bir dönüm noktası olmuştur. Vücutta salgılanan kimyasal maddelerin ve salgı bezlerinin kişilik yapısı üzerine etkileri yapılan çalışmalarla ispatlanmış ve kişiliğimizin sağlığımızı etkilediğine dair kuramın güçlü ayaklarından birini oluşturmuştur. Örneğin beyinde üretilen 'serotonin' adlı madde kişinin entelektüel faaliyetlerinin gelişiminde rol oynar. Serotonin maddesinin azlığı depresyon sebebidir ve kişilik yapımızı doğrudan etkiler. Olumsuz kişilik yapısı, hastalanmamıza sebep olur.

Kişiler eylemlerinden büyük oranda sorumludur. Davranışlarımız, o an ne yapmak istediğimizi gösteren kişisel tercihlerimizi yansıtır. Yaşamlarımızı olduğu gibi kabul etmeyi öğrenmedikçe, asla potansiyelini tam olarak kullanan kişiler olamayız. İnsanlar geçmişlerinin esiri olmamalı, hayatı şimdi ve burada, dolu dolu yaşamayı seçmelidirler.

Kendini gerçekleştirme

İnsanlar, gelişimlerini olumlu yönde sürdürmeye güdülenmişlerdir. İnsan kendi başına bırakıldığında hayatın karşısında ezilmeden kalmayı başarabilirse, kendini tatmin eden bir varoluş noktasına doğru ilerler. Bu noktaya Carl Rogers *"Potansiyelini tam kullanan kişi"* demiştir, Abraham Maslow ise, *"Kendini gerçekleştirme"* kavramını kullanmıştır. Bu noktaya giden yol, 'olabileceğimiz her şey olmaktan' geçer.

Sağlığımızı koruyabilmek adına kendini gerçekleştirmenin ilk adımı, kişinin olumlu zihinsel tavır sergileyerek hayatı ve sağlığı için sorumluluk almasıdır.

Kişilik yapısı ve sağlık

Kişilik yapısı ve sağlık arasındaki ilişkiyi gösteren ilk çalışmalar günümüzden 40 sene kadar önce yapıldı. 1970'li yıllarda yapılan çalışmalarda, bazı belirgin kişilik özelliklerine sahip kişilerin diğer insanlara göre daha fazla kalp damar hastalıklarına yakalandığı görüldü. Bulgulara göre, aceleci, çabuk öfkelenen, işlerini bir an önce yapmak isteyen, rekabetçi ve başarıya odaklanmış kişiler hayata karşı telaşsız ve sakin duran, kolay öfkelenmeyen ve rekabetçi olmayan kişilere göre daha fazla kalp damar hastalıklarına yakalanıyorlar.

Yapılan bazı çalışmalarda, bireyin kişilik yapısının, kalp damar hastalığı riski açısından kolesterol seviyesi ve sigara içmesinden daha fazla belirleyici olduğu sonucuna varılmıştır (Jenkins, Zyzanski, Rosenman, 1976).

2000 yılında yapılan bir araştırmada, 12.986 sağlıklı erkek ve kadın 4,5 yıl boyunca izlendi. İzlenenler içinde öfke düzeyi yüksek olan kişilerin kalp damar hastalığı geçirme risklerinin öfke düzeyi düşük bireylere göre iki kat daha fazla olduğu gösterildi (Williams ve arkadaşları, 2000).

Hap Bilgi

OLUMLU DÜŞÜNCE YAPISI GELİŞTİRMENİN 5 ADIMI

1. İyimser olun.
2. Olayları değerlendirirken olumlu ifadeler kullanın.
3. Kendinize pozitif hedefler koyun.
4. Sevdiğiniz insanlarla daha sık bir araya gelin.
5. Daha sık ve daha çok gülün.

2. SİGARA İÇMEMEK

Modern yaşamda, insanın sağlığını tehdit eden pek çok dış etken mevcut; çevre kirliliği, ağır metaller, kanserojen maddeler, radyasyon... Liste uzayıp gider. Tüm bu zararlı etkenlerin arasında, sebep olduğu güçlü bağımlılık, toplumsal yaygınlık ve sağlık üzerine zararlı etkileri söz konusu edildiğinde, sigara, insan sağlığına zararları açısından tartışmasız birinci sıraya yerleşir.

Dünyanın son yüzyılında yaşanan tıbbi gelişmeler sayesinde, insanoğlunun ortalama yaşam süresini neredeyse iki kat uzatmayı başardık. Bugün Japonya'da kadınlar için ortalama yaşam 84'ü buldu, ülkemizde 76 yıl. Dünya ortalamasına bakıldığında, kadın ve erkek ortalama yaşam süresi 68 yaş. Eğer son yüzyılda korkunç boyutlara ulaşan sigara bağımlılığı olmasaydı, ortalama yaşam, büyük ihtimalle 100 yılın üzerine çıkacaktı. Tabii ki bu benim kişisel yorumum, ama sigaranın yol açtığı hastalıklar ve içenlerin yarısının sigaraya bağlı sebeplerden öldüğünü bilmek, benim böyle bir yorumda bulunmama yol açıyor.

Sigara, kitlesel bir bağımlılık problemi ve sadece içenleri değil, aynı ortamda bulunan içmeyenleri de pasif içici olarak etkiliyor. Ülkemiz hiçbir alanda giremese de, sigara tüketimi alanında dünyada ilk ona girmeyi başardı. Türkiye, maalesef dünyada en fazla sigara tüketilen onuncu ülke!

Sağlık Bakanlığı, bu kötü kullanımı engellemek için çok önemli bir kampanya başlattı ve kapalı alanlarda sigara kullanımının yasaklanmasını sağladı. Bakanlık, toplumu sigaranın zararları konusunda bilgilendirmek ve sigara kullananların bırakmasını sağlamak üzere canla başla çalışıyor.

Bu çabalarını takdirle karşılıyor ve destekliyorum. Sigaranın zararları nedeniyle hastalanmış insanları her gün tedavi eden bir hekim olarak, toplumu bilinçlendirmenin ne kadar önemli olduğunu görüyorum.

Sigara içmeyin ve yanınızda içilmesine izin vermeyin. Sigaranın zararlarını artık herkes biliyor. Ancak yine de sigaranın yol açtığı hastalıkları tekrarlamakta fayda görüyorum.

Kalp damar hastalıkları

Sigara içmek, kalp damar hastalıklarına yakalanma riskini 4 kata kadar artırıyor. Öte yandan, eğer kişide aşırı kolesterol yüksekliği ve/veya yüksek tansiyon varsa, beraberinde sigara içtiği zaman kalp damar hastalığı riski katlanarak artmaktadır.

Hap Bilgi

SİGARA İÇMEYİ BIRAKMAK, KOLESTEROLLE UĞRAŞMAKTAN ÇOK DAHA ETKİLİ VE MALİYETSİZ!

Son zamanlarda kolesterol yüksekliği ile ilgili olarak toplumda bir korku halesi oluştu. İnsanlar, kolesterol yüksekliğini kalp damar hastalıkları ile bir tutuyorlar. Kolesterolleri yüksek seyredenler, kalp damar hastası olduklarını düşünüyorlar ve kolesterollerini düşürebilmek için ilaçlar kullanıyorlar. Kullanılan kolesterol düşürücü ilaçların ciddi yan etkileri var! Ayrıca bilinmeyen birtakım yan etkilere sebep olmalarından da korkuluyor. Üstelik bu ilaçların sağlıklı insanlarda kullanılmasının erken ölüm riskini azalttığına dair hiçbir bilimsel kanıt bulunmamaktadır. Sadece daha önce kalp krizi geçirmiş olan insanların statin grubu ilaçları kullanması anlamlı görünmektedir; sağlıklı insanların kolesterol düşürücü ilaçlar kullanması için bilimsel bir kanıt yoktur. Bunun yerine, yaşam tarzını ve beslenmeyi düzenlemek, sigaradan uzak durmak ve egzersiz yapmak, kalp ve damar hastalıklarına karşı korunmak için daha anlamlıdır.[102,103]

Kolesterol yüksekliği, tek başına bir hastalık değildir. Kalp damar hastalığına sebep olabilen risklerden sadece bir ta-

---

[102] Drug treatment of hyperlipidemia in women. Walsh JM, Pignone M. *JAMA*, 2004 May 12;291(18):2243-52.

[103] Use of statins in primary and secondary prevention of coronary heart disease and ischemic stroke. Meta-analysis of randomized trials. Vrecer M, Turk S, Drinovec J, Mrhar A. *Int J Clin Pharmacol Ther*, 2003 Dec;41(12):567-77.

nesidir. Örneğin sigara içmek, kalp damar hastalığı riskini 4 kat artırıyor. Üstelik kolesterol yüksekliğinin kalp hastalığı ile ilgili olduğunu savunan çalışmalar olsa da, tam tersini söyleyen çalışmalar da mevcut. Bu konuda bilim adamları tam bir anlaşmaya ulaşmış değiller. Örneğin, yapılan çalışmalarda, kalp krizi geçirenlerin yarısında kan kolesterol seviyesinin yüksek olduğu gösterilmişken, hastaların diğer yarısında ise kan kolesterolünün normal olduğu ortaya çıktı. Bu üzerinde tartışılması gereken ve açıklanmaya muhtaç bir çalışma sonucudur.
Özetle, sağlıklı insanların kan kolesterolleri yüksek olduğu için kolesterol düşürücü ilaçlar kullanılmasını gerektiren herhangi bir bilimsel bulgu bulunmamaktadır. Üstelik bu ilaçların oldukça ciddi yan etkiler göstermesi de cabası. Bunun yerine sağlıklı beslenmek ve Omega-3 takviyesi almak çok daha koruyucudur.
Sigara içmeyi bırakmak, kolesterolle uğraşmaktan çok daha etkili ve maliyetsiz... Kendinizi abartılan kolesterol korkusunun rüzgârına kaptırmak yerine sigarayı bırakın. Daha sağlıklı ve daha uzun yaşayacaksınız.

Kanser

Sigara içemek, başta akciğer kanseri olmak üzere en az 10 tür kanserde risk faktörüdür. Tüm akciğer kanseri hastalarının yüzde 90'ında kanserin nedeni sigara içmektir. İnsanlarda görülen kanserlerin üçte birinden direkt olarak sigara sorumludur.

Kronik akciğer hastalıkları

Sigara içmek, akciğerlerde yapısal değişikliklere yol açar. Bu yapısal değişiklikler kronik akciğer hastalıklarına sebep olur.

Sindirim sistemi hastalıkları

Sigara çeşitli sindirim sistemi kanserlerine neden olur. Ayrıca, dişeti iltihapları, diş çürükleri, ülser gibi hastalıkların nedenlerinden bir tanesidir.

Kemik erimesi (osteoporoz)

Sigara, özellikle menopoz sonrası dönemde kadınlarda görülen kemik erimesi hastalığını artırır.

Alzheimer hastalığı

Sigara, Alzheimer hastalığının gelişimini olumsuz yönde etkiler. Yaşlanmayla birlikte ortaya çıkan algılama sorunları sigara içenlerde daha fazla görülür.

Derinin erken yaşlanması

Sigaranın sebep olduğu dolaşım bozukluğuna bağlı olarak, sigara içenlerde deri daha erken yaşlanır.

Dünya Sağlık Örgütü, sigara bağımlılığını bir hastalık olarak kabul ediyor. Sigara içenlerin yarısı, sigaraya bağlı bir sebepten dolayı ölmektedir. Günümüzde her 6,5 saniyede bir kişi sigaraya bağlı olarak ölüyor. Siz bu son üç satırı okurken, dünyada bir insan sigara nedeniyle öldü. Her yıl dünyada 5 milyondan fazla insan sigara nedeniyle ölüyor. Ülkemizde geçen yıl yüzbin kişi sigara nedeniyle öldü. 2012 yılı içinde ülkemizde sigaradan ölenlerin sayısı, aynı sene terör ve trafik kazası nedeniyle ölenlerin sayısının toplamının 20 katından fazla!

Sağlık Bakanlığı'nın sigara içme yasaklarını ve bu konuda aldığı tedbirleri abartılı mı buluyorsunuz? Yemeğe gittiğiniz lokantada veya eğlenmeye gittiğiniz kulüpte sigara içenler için ayrı bir alan olması gerektiğini mi savunuyorsunuz? Terörün ve trafiğin ne kadar can yaktığını bir düşünün, ülkemize ne kadar büyük maliyet çıkardığı hatırlayın, sigara tek başına bunların 20 katı kadar hasara sebep oluyor.

Üstelik kapalı mekânda sigara içenler sadece kendi sağlıklarını tehlikeye atmıyor, ortamda bulunan diğer insanların da pasif içici olmasına sebep olarak sağlık tehdidi oluşturuyorlar. Hiç kimsenin benim ve sevdiklerimin sağlığını tehdit etmeye hakkı yok, buna izin veremem. Yaşam hakkı kutsaldır ve bu kutsal hakkı tehdit etmenin tek yolu kişinin başına silah dayamak değildir. Kapalı mekânlarda sigara içmek, aynı ortamda bulunan sigara içmeyen insanların yaşam hakkını tehdit etmektir.

Birkaç ay önce, ünlü bir televizyon yıldızı, ödül almak için gittiği bir üniversitenin konferans salonunda sigara içtiği için kendisini uyaran genç bir üniversite öğrencisini 'faşistlikle' suçladı ve sigara içme özgürlüğünden dem vurarak, *"Burada benim çektiğim 2 nefes sigaranın dumanı seni ta oradan hasta mı ediyor?"* diye çıkıştı.

Ünlü televizyon yıldızının yaptığı yanlışla ilgili olarak kendisini uyaran öğrenciye verdiği bu tepkiye, psikoloji bilimi saldırganlık yoluyla savunma mekanizması adını veriyor. Bu olayda, sigara içenin mi, yoksa onu uyaranın mı faşistçe davrandığı konusundaki yorum yapmak bile gereksiz. Ne zamandan beri yaşam hakkını savunmak faşizm olarak nitelendiriliyor? İnsanların şöhret sahibi olmaları, diğer insanlar üzerinde tahakküm kurma hakkını mı veriyor onlara? Asıl diğer insanları içtiği sigaranın dumanına maruz kalmaya zorlamak faşizmdir, diğer insanların bireysel özgürlük alanlarını yok saymaktır. Bir insanın şöhret sahibi olması ona diğer insanların yaşamlarına saygısızlık yapma hakkını vermez.

Sigara bağımlılığı bireysel özgürlük değildir, kişinin kendisini ve çevresindekileri ilgilendiren zararlı bir alışkanlıktır. Sigara içmeyin ve yanınızda içilmesine izin vermeyin. Çocuklarınızın sağlıklı ve uzun yaşamalarını istiyorsanız, onları sigaradan uzak tutun.

3. DOĞRU BESLENME

Sağlıklı yaşamın en temel gerekliliklerinden biri, doğru beslenmedir. Beslenme, sadece vücudun ihtiyacı olan maddeleri almak anlamına gelmez; doğru besinleri, doğru zamanda seçmeyi ve hastalıklardan korunabilmek için hedefimize uygun beslenmeyi bilmek gerekir. Beslenirken sadece vücudumuzu değil, probiyotiklerimizi de besliyoruz. Bağırsaklarımızdaki probiyotikler, bizim için çalışan ve savaşan savunma askerlerimizdir. Eğer probiyotiklerimizi desteklemezsek, bağışıklık sistemimize zarar veririz. Yetersiz beslenme bağışıklık sistemini zayıflatan en önemli sebeptir. Bunun tam tersi olan obezite de aynı şekilde bağışıklık sisteminin bozulmasına yol açar. Hastalıklardan korunmak amacıyla beslenme daha da karışık. Hangi besini ne zaman ve ne kadar yiyeceğim? Doğru beslenmenin yazılı bir kuralı var mıdır? Herkes için geçerli olan prensipler nelerdir?

Aşağıda, bu soruların cevaplarını ve kitabı okuyan her insanın rahatlıkla uygulayabileceği 40 önemli öneriyi bulabilirsiniz. Anlattıklarımız, sağlıklı yetişkin insanlar için geçerli genel prensiplerdir. Eğer herhangi bir hastalığınız veya alerjiniz varsa, doktorunuzun tavsiyelerine göre beslenmelisiniz.

Sağlıklı beslenmek için öneriler

- Dengeli ve sağlıklı beslenin. Hiçbir zaman tek taraflı beslenmeyin. En sağlıklı besin bile, aşırı miktarda tüketilirse sağlığa zarar verebilir.
- Fast food gıdaları hayatınızdan çıkarın.
- Besinlerinizi her zaman yerel tohumlarla kimyasal ilaç kullanılmadan üretimli veya organik üretilen besinlerden seçin.
- Taze sebze meyveleri mevsiminde tüketin.
- Mevsim dışında sağlıklı sebze meyve tüketmek için geleneksel saklama yöntemlerinden uygun olanı seçebilir, evde konserve, turşu, kurutma, dondurma vb yöntemleri uygulayabilirsiniz.
- Geleneksel gıda hazırlama yöntemlerini terk etmeyin. Ekşi mayalı ekmeğinizi, yoğurdunuzu, sirkenizi, salçanızı vb kendiniz yapın.

- Hazır yoğurtlar probiyotiklerinize bir fayda sağlamaz, bağışıklık sisteminizi desteklemez. Özellikle çocuklarınıza sadece ev yoğurdu yedirin.
- Her türlü hamur işinden uzak durun.
- Genetiği değiştirilmiş buğdaydan uzak durmalısınız, sadece ilkel buğday ürünlerini sınırlı miktarda tüketmelisiniz.
- Mevsimi dışında taze sebze meyve tüketmek, hastalıklara davetiye çıkarmak demektir. Hastalıklardan korunacağım derken, hasta olmayın. Fabrikasyon, işlenmiş gıdalardan mümkün olduğu kadar uzak durun!
- Çiftlik balıklarından uzak durun, doğal deniz balığı tüketin. Sadece sebzelerin değil, balığın da mevsimi vardır. Her balığın avlandığı dönemleri öğrenin ve mevsiminde avlanan taze balığı tüketin.
- Yerel üreticileri, yerel tohumları ve yerel tarım ürünlerini destekleyin. Birey olarak tavrınızı sergilemenin en iyi yolu, yerel tarım ürünlerini satın almaktır. Eğer bir ürüne talep varsa, o ürünün yetiştiği tohum yok olmaz.
- GDO'lu ürünlerin sağlığımız üzerindeki etkileri tam olarak aydınlatılamadı. Bu konu bilimsel olarak açıklanana değin, GDO'lu ürünlerden uzak durun.
- Yağ tüketiminizi azaltın.
- En sağlıklı yağ saf sızma zeytinyağıdır. Ama her şeyde olduğu gibi, burada da dengeli davranın, günde 3 yemek kaşığı zeytinyağından fazlasını tüketmeyin. Bu miktara yemeklerin piştiği yağ dâhil. Margarinleri evinizin kapısından içeri sokmayın.
- Tereyağını haftada üç gün, ceviz büyüklüğünü geçmeyecek kadar tüketebilirsiniz. Ancak organik veya doğal köy tereyağını tüketin, dikkat edin marketlerde en çok hile yapılan ürünlerden biri tereyağıdır. Organik tereyağlarını güvenle alabilirsiniz.
- Şekerli ve asitli içeceklerden uzak durun.
- Alkolden uzak durun.
- Şekeri hayatınızdan çıkarın. Şeker tüketiminizi sıfıra indirin.
- Beyaz unu hayatınızdan çıkarın.
- Fazla kilolarınızı verin.
- Öğün atlamayın. En önemli öğün kahvaltıdır, en çok atlanan öğün de kahvaltıdır. Kahvaltınızı mutlaka düzenli yapın.
- Geceleri metabolizma yavaşlar ve vücut alınan fazla kaloriyi yağ olarak depolar. Akşam yemeklerinizi her zaman çok hafif tutun. Kahvaltı ve öğlen yemeklerinizi zengin gibi, akşam yemeklerinizi fakir gibi yiyin.
- Her gün en az 2 litre su için.
- Lif oranı yüksek besinler tüketin.

- Günde 3 porsiyon sebze tüketin. Sebzeleri çok az pişirin, aşırı pişirmek besin değerini yitirmesine yol açar.
- Günde 2 porsiyon meyve tüketin.
- Günde 2 porsiyon ev yoğurdu tüketin.
- Haftada 3 gün kuru baklagil tüketin.
- Her gün bir porsiyon mor veya kırmızı renkli sebze meyve tüketin.
- Her gün bir porsiyon et tüketin.
- Tuzu azaltın, potasyumu artırın. Marketlerde satılan sodyumsuz potasyum tuzlarından kullanabilirsiniz. Tuzusuz yapamam diyorsanız, rafine tuzu hayatınızdan çıkarın, 'kristal kaya tuzu' kullanın. Ülkemiz tuz mağaraları cenneti unutmayın! Ancak kaya tuzunu ölçülü kullanın, sakın abartmayın!
- Omega-3 yağları, damar duvarındaki hasarı engeller ve bağışıklık sisteminizi destekler. Yeterli miktarda Omega-3 alabilmek için, her gün semizotu, ceviz veya keten tohumu tüketin.
- Marketten alışveriş yaparken gıdaların etiketlerini okuyun. Katkı maddesi içermeyen gıdaları tercih edin!
- Glikoz ve früktoz şurubu içeren gıdalardan uzak durun.
- Kıyma türü ile hazırlanmış şarküteriden uzak durun. Pastırma, kurutulmuş et gibi şarküteri ürünlerini haftada bir kez tüketebilirsiniz. Ama sucuk, salam, sosis gibi aşırı miktarda katkı maddesi kullanılan şarküteri ürünleri sağlığınız için tehlikeli olabilir.
- Kızartmaları hayatınızdan çıkarın.
- Her zaman zararlı olan yerine sağlıklı alternatifleri tercih edin. Beyaz ekmek yerine tam tahıl ekmeği, pirinç pilavı yerine bulgur pilavı, şeker yerine bal, çikolata yerine kuru meyve gibi...
- Daha az yiyin. Her zaman yiyebileceğinizden daha az yiyerek, tam doymadan sofradan kalkın. Beslenmede aşırıya kaçmak, insan ömrünü kısaltır. Kontrollü şekilde az gıda almanın yaşamı uzattığı ispatlanmıştır.

Yasak olan yiyecekler

- Şeker ve şekerli tatlılar
- Glikoz şurubu içeren gıdalar
- Früktoz şurubu içeren gıdalar
- Beyaz un
- Margarin
- Kızartmalar
- Şekerli ve asitli içecekler

- Alkol
- Fast food yiyecekler
- GDO'lu ürünler
- İşlenmiş gıdalar
- Sucuk, sosis türü şarküteri ürünleri
- Mevsimi dışında satılan taze sebze meyveler

Sınırlı miktarda tüketilebilecek yiyecekler

- Pastırma, kuru et türü şarküteri ürünleri (haftada bir gün, eğer sucuk türü ürünlerini kendiniz evde yapıyorsanız, bunlardan da haftada 1 gün yiyebilirsiniz)
- Tereyağı (haftada 3 gün, ceviz büyüklüğünde)
- Kırmızı et (haftada 3 gün)
- Zeytinyağı (günde 3 yemek kaşığı)
- Kristal kaya tuzu
- Peynir, zeytin gibi tuzlu gıdaları dikkatli tüketin
- Kuruyemiş (her gün yarım avuç badem, fındık veya ceviz, kavrulmamış)
- Bal (hakiki bal, sahtelerinden değil, her gün 1 yemek kaşığı)

Serbest olarak tüketilebilecek yiyecekler

- Taze sebzeler (mevsiminde olmak şartıyla her gün, mümkün olduğu kadar organik)
- Taze meyveler (mevsiminde olmak şartıyla her gün, mümkün olduğu kadar organik)
- Mor ve kırmızı renkli sebze meyveler (mevsiminde olmak şartıyla her gün, mümkün olduğu kadar organik)
- Balık (taze balık, mevsiminde, çiftlik balığı değil doğal deniz balığı)
- Kuru baklagiller (haftada 3 gün)
- Ev yoğurdu (her gün 2 porsiyon)
- Ceviz, semizotu, keten tohumu (her gün 1 porsiyon)
- Turşu (haftada 3-4 gün, bir porsiyon, tuzuna dikkat!)
- Sirke

4. SAĞLIKLI YAŞAM TARZI

Buraya kadar tüm anlattıklarımızı uygulayarak kendinize uygun bir sağlıklı yaşam tarzı belirlemek ve bunu uygulamak sizin elinizde... Sağlığınızı koruma görevi, sadece sağlık çalışanlarının veya aile hekiminizin görevi değil, en başta sizin kendi sorumluluğunuz. Eğer vücut direncinizi artırmak ve sağlıklı uzun bir yaşam sürmek istiyorsanız, yaşam tarzınızı gözden geçirmenizde fayda var.

Sigara içmeyin

Sigara hakkında tüm bu yazılıp çizilenlerden sonra, artık sigara içme konusunda ısrar etmekten vazgeçin. Sigara içerek sadece kendi hayatınızı değil, çevrenizdekilerin hayatını da tehlikeye atıyorsunuz. Her insanın en yakınında bulunan kişiler, en çok sevdiği insanlar ve ailesidir. Yani sigara içerken en sevdiğiniz insanlara ve ailenize zarar veriyorsunuz. Çocuğunuzun ilerde kanser olmasını ister misiniz? Unutmayın, sigara bir numaralı ölüm sebebidir!

Beslenmenizi düzenleyin

Öğün atlamaktan vazgeçin. Fast food'dan uzak durun. Şekeri hayatınızdan çıkarın. Genetiği değiştirilmiş buğdaydan uzak durmalısınız, sadece ilkel buğday tüketin. Yoğurdunuzu evde yapın, hazır yoğurt almayın. Bu kitapta uzun uzun sağlıklı beslenmeden bahsettik, besinlerin şifalı özelliklerinden faydalanın. Bağışıklık sistemini bozan en önemli sebep yetersiz beslenmedir, sağlıklı olmak istiyorsanız dengeli ve yeterli beslenin. İşlenmiş gıdalardan uzak durun, doğal gıdalar ile beslenin.

Fazla kilolarınızı verin

Hiç kimse kilolu olarak yaşamaya mahkûm değildir. Kilolarınızı vermeniz imkânsız değil, yeter ki isteyin ve kararlı olun. Kendi başınıza başarılı olamıyorsanız, tecrübeli bir doktor gözetiminde kilo verme programlarınıza başlayın. *"Atın ölümü arpadan olsun"* diyerek kontrolsüz yemekten vazgeçin. Zararlı gıdaları hayatınızdan çıkarın. Unutmayın, çikolata ağızda 30 saniye, midede 30 dakika, kalçada 30 yıl kalır.

Egzersiz yapın

Sağlıklı yaşamın en önemli temellerinden biri de, egzersiz yapmaktır. Hareketsiz yaşam sizi öldürür. Egzersizi bir angarya olarak görmeyin, keyifli hale getirin. Mutlaka spor salonlarına üye olmanız veya pahalı aletler almanız gerekmiyor. Keyif aldığınız yöntemi seçin. En kolay egzersiz yürüyüştür. Sahilde yürüyün, orman yolunda yürüyün, işyerinize giderken yürüyün, okuldan dönerken yürüyün, asansör kullanmayın merdiven çıkın, evde tuz bitince almak için en uzak bakkala gidin, ama her fırsatta yürüyün. Hele ki İstanbul'da yaşayanlar için yürümek hayat kurtarır! Hem egzersiz yapmış olacaksınız, hem de trafik kaosundan uzaklaşacaksınız.

Sevdiğiniz işi yapın, mutlu olduğunuz işyerinde çalışın

İnsanların vaktinin çoğu işyerinde geçiyor. Eve geldiğinizde, ailenizin yanında sadece birkaç saat uyanık kalıyorsunuz. O birkaç saati de, işin yorgunluğunu ve stresini atma çabası ile geçiriyorsunuz. Sonra yatıp uyuyorsunuz. Ailenizden çok iş arkadaşlarınızın yüzünü görüyorsunuz. İşiniz, sadece zamanınızı almıyor, hayatınızın en büyük çabasını ve konsantrasyonunu iş için gösteriyorsunuz. Zihinsel faaliyetlerinizin pek çoğu iş için sarf ediliyor.

O zaman, hayatınızda bu kadar fazla yeri olan işinizde mutlu ve huzurlu olmanız şart. Sevdiğiniz mesleği seçin, sevdiğiniz işyerinde çalışın. Ekmek parası uğruna mutsuz olduğunuz işi yapmaya devam etmeyin, ömrünüzü kısaltır. Mutlu olduğunuz işi yapmak için imkânlar oluşturun, göreceksiniz kazandığınız para da daha bereketli olacak, siz de daha uzun yaşayacaksınız.

Düzenli uyku uyuyun

Vücudunuzun yenilenebilmek için uykuya ihtiyacı var. Her insanın ihtiyaç duyduğu uyku süresi farklıdır. Yaş ilerledikçe uyku ihtiyacı azalır. Bir yaşındaki bir bebek günde 14 saat uyurken, yetişkin dönemde bu süre 7 - 8 saate düşer. Yaşlandıkça uyku ihtiyacımız daha çok azalır. Kadınlar, erkeklere göre daha çok uyku ihtiyacı hissederler.

Uykunuzu karanlık ortamda uyuyun. Karanlık uykularında, vücutta melatonin salgısı meydana gelir. Melatonin, vücudun ritmini düzenler, yaşlanmayı geciktirir; eksikliğinde depresyon gelişebilir.

Düzenli, yeterli ve karanlıkta uyunan uyku sizi depresyondan, kronik yorgunluk sendromundan ve fibromyaljiden korur. Vücudun biyoritminin düzenli şekilde çalışabilmesi için uykuya ihtiyacı vardır.

Stresle baş etmeyi öğrenin

Strese sebep olan olaylardan uzak durun. Hayatın içindeki stres kaynaklarına alışmayı öğrenin. İstanbul'da trafik yoğunluğu her gün var, bunu biliyoruz, dışarı çıkınca trafikle karşılaşacağız. Bu trafik, bizim için stres kaynağı olmamalıdır, buna alışmalı ve gerekli önlemleri almalıyız. Randevumuza yetişmek için daha erken çıkmalıyız, alternatif ulaşım yollarını kullanmalıyız. Stres doğuracak olan olay, karşıya geçerken Boğaziçi köprüsünün ortasında arabamızın lastiğinin patlamasıdır. Dolayısıyla her gün trafik stresinden bahsetmenin anlamı yok, önemli olan yoğun trafiğe uygun önlemler alabilmektir.

Stres yoğunluğunuzu azaltmak için hayatınızı düzenleyin, sizde strese sebep olan olayları ve insanları hayatınızdan çıkarın.

Mutlu olun

Mutlu olma isteği, yaşam sevincini körükleyen en canlı rüzgârdır.

Mutluluk tanımı her insan için farklıdır. Birkaç satırda mutluluğun tarifini verebilmem veya size bir mutluluk reçetesi sunabilmem tabii ki, mümkün değil. Genel anlamıyla insanların kendilerini mutlu hissedebilmeleri, yaşadıkları hayatın onları tatmin etmesiyle doğru orantılıdır. Dışarıdan bakıldığında çok başarılı görünen bir insan, içten içe yaşadığı hayattan dolayı mutsuz olabilir. İş, okul veya özel yaşamdaki başarılar her zaman mutluluk getirmeyebilir.

Bir insanın mutlu olması, yapıp ettiklerinin doğurduğu tatmin duygusuyla mümkün olabilir. Maddi kazançlar, tek başlarına mutluluk kaynağı olamazlar. Mutlaka hayatın içinde manevi doyum gerekir, psikolojik tatmin, her zaman maddi tatminden daha üstündür.

Sözün kısası, mutlu olmak için çaba harcayın, sizi mutsuz eden insanlardan ve olaylardan uzak durun. Mutsuz insanlar, daha çok depresyona girerler ve daha çok hastalanırlar. Bağışıklık sisteminizin düzenli çalışabilmesi için mutluluğa ihtiyacı var. Yaşadığımız sürece mutluluğun peşinden koşmamız gerek.

Yazının yetersiz kaldığı noktada şiir başlar. Şairler hayata dair her şeyi yazarlardan daha iyi anlatır. Can Yücel de mutluluğu çok güzel anlatmış:

"Bunca zaman bana anlatmaya çalıştığını kendimi bulduğumda anladım
Herkesin mutlu olmak için başka bir yolu varmış
Kendi yolumu çizdiğimde anladım
Bir tek yaşanarak öğrenilirmiş hayat, okuyarak dinleyerek değil
Bildiklerini bana neden anlatmadığını anladım..."

Dördüncü Bölüm:

YAŞLANMAYI GECİKTİRME (ANTIAGING)

Yaşam süremiz nasıl uzadı?

Son yüzyılda, ortalama yaşam süresi neredeyse iki katına çıktı. 1900 yılında ABD'de ortalama yaşam 45 yaş iken, bugün 80'in üstüne çıktı. Tüm dünya geneline bakıldığında, ortalama yaşam 68 yıl.

Önümüzdeki yüzyılda, insan ömrünün daha da uzaması ve 100 yaş sınırının aşılması bekleniyor. Şüphesiz ortalama insan ömrünün uzamasında tıp biliminin kat ettiği gelişme çok büyük rol oynadı. Antibiyotiklerin keşfi, aşılama faaliyetlerinin yaygınlaşması, koruyucu hekimlik faaliyetlerinin artması, bebek ölümlerinin önüne geçilmesi yaşamı uzatan önemli adımlar. Teknolojik gelişimin tıp bilimine katkıları ise yadsınamaz boyutta. Bunun yanında dünya genelindeki açlık probleminin azaltılması ve altyapı problemlerinin çözülmesi yaşamın uzamasını etkileyen faktörler. Sadece kanalizasyon sistemlerinin yapılması bile kitlesel ölümleri engelledi.

Uzayan yaşam ve yaşlanan nüfus, yanında başka problemler getirdi. Bugün tüm dünyada, kanserden ölümlerin yüzde 70'i 65 yaş ve üstünde görülüyor.

65 yaş üstündeki insanların yaklaşık olarak yüzde 60'ı yüksek tansiyon hastası. Yine yaklaşık yarısına yakını artrit, glokom, kalp hastalığı ve şeker hastalığından mustarip. Yaşlanma, beraberinde yaşlılık dönemi hastalıklarının da artmasına sebep oldu. Alzheimer ve yaşlılık bunaması (demans) hastalıklarını da daha sık duyar olduk.

Yaşamı uzatmak söz konusu olduğunda, önce neden öldüğümüze bakmak gerekir. Dünya genelinde ilk sıradaki ölüm nedeni, kalp hastalıklarıdır. İkinci sırada ise, kansere bağlı ölümler gelir.

Neden yaşlanıyoruz?

Belli bir yaşa gelene kadar genciz, güzeliz, diriyiz ama bir yaştan sonra geriye doğru gitmeye başlıyoruz. Bizi geriye götüren nedir? Ne oluyor da hücrelerimiz yaşlanıyor? Bu konudaki bilimsel bulgular, başlıca iki önemli noktaya odaklanmamızı sağlıyor. İlki, hücrelerimizde yaşlanmanın ne zaman başlayacağına ve ne kadar süre yaşayacağımıza dair bir 'genetik kodlama' mevcut olması. Sahip olduğumuz hücreler, sonsuza kadar bölünerek çoğalamıyor. Belli bir bölünme kapasiteleri var ve bir 'son'ları mevcut. Hücrelerimizde, ne kadar yaşayacaklarını gösteren genetik bir saat bulunuyor.

İkincisi, vücudun yaşadığı süre boyunca maruz kaldığı hasarın varlığı. Hücrelerimize en fazla hasarı vererek yaşlanmasına sebep olan maddeler, serbest oksijen radikalleridir.

Serbest oksijen radikalleri ve yaşlanma

Vücudumuzdaki her bir hücre başlı başına bir fabrika gibi çalışır. Bir görevi vardır, o göreve uygun şekilde üretim yapar ve genetik saatinin izin verdiği ölçüde bu üretime devam eder. Bu hücresel çalışma için temel hücre yakıtı oksijendir. Oksijen, vücudun temel ihtiyacıdır. Yemeksiz ve gıdasız günlerce yaşayabilirsiniz, ama oksijensizliğe ancak birkaç dakika dayanabilirsiniz. Vücutta oksijenin gitmediği yerde dakikalar içinde hasar oluşur, hücreler ölmeye başlar.

Oksijen hayatın devamı için şarttır, ama ironik şekilde yaşlanmaya ve hücre hasarına da sebep olur. Nasıl bir fabrika çalışırken atık maddeler oluşuyorsa, hücrelerimizin oksijen kullanarak çalışmaları sonucu da birtakım atık maddeler açığa çıkar. Bu atık maddeler, oksijen moleküllerinin toksik biçimleri olan 'serbest oksijen radikalleri'dir. Serbest oksijen radikalleri, tıpkı demirin paslanması sürecine benzer şekilde, hücrelerimizin hasar görmesine sebep olur. Hücre yıkımına neden olur ve DNA'larda hasara sebep olarak mutasyonlar oluşturur.

Vücut hücreleri bu hasara karşı savunmasız değildir. Yine fabrika örneğinde olduğu gibi, hücrelerimizde de oluşan hasarları ve arızaları tamir eden bir tamir bakım servisi mevcuttur. Bu tamir bakım servisi, hücrede oluşan hasarı an be an tamir eder. Fakat hasar sayısı arttıkça, tamir bakım servisinin kapasitesi yetmez. Oluşan hasarlar tamir edilemez ve kalıcı hasarlar yaşlanma sürecini başlatır.

Serbest oksijen radikallerinin hücrede sebep olduğu hasarları engelleyen ve hücrenin tamir mekanizmalarının gücünü artıran bileşenlere 'antioksidan' adı verilir. Yani, antioksidanlar yaşlanma sürecinin önüne geçer ve yaşamı uzatmak için kullanılacak en önemli maddelerdir.

Antioksidanlar ayrıca pek çok hastalığın gelişiminden korumak ve tedavilerine yardımcı olmak görevinden de sorumludur. Kanserden Alzheimer hastalığına, romatizmal hastalıklardan bağışıklık sistemi bozukluklarına kadar pek çok hastalık ile serbest oksijen radikalleri arasında doğrudan bir bağlantı vardır ve antioksidanlar bu hastalıkların engellenmesinde ve tedavisinde rol oynar.

Vücudumuza zarar veren ve yaşlanmamıza sebep olan serbest oksijen radikallerinin büyük çoğunluğu, vücut metabolizması sonucu açığa çıkıyor. Ama dışarıdan da serbest oksijen radikallerine maruz kalıyoruz. Dış kaynaklar arasında serbest oksijen radikallerini artıran en önemli faktör, sigara içmek. Sigaranın sebep olduğu zararların çoğu, vücuda soktuğu yüksek seviyedeki serbest oksijen radikalleri sayesinde meydana gelir. Diğer serbest oksijen radikali kaynakları arasında, radyasyon, tarım ve böcek ilaçları, kızartılmış gıdalar, mobilya cilaları ve temizlik sıvıları sayılabilir.

Şeker yaşlandırıyor

Glikolizasyon, şeker hücrelerinin hücre proteinlerine bağlanması işlemidir. Bu bağlanma, hücre proteinlerinin yapı ve fonksiyonlarında değişikliğe sebep olur, proteinler görevlerini yapamaz duruma düşerler. Sonuçta hücre fonksiyonları bozulur. Yüksek miktarda şeker tüketilmesi, aşırı glikolizasyona sebep olur ve hücre hasarını artırarak yaşlanmamıza sebep olur. Erkenden yaşlanmak istemiyorsanız şekerden uzak durun, C ve E vitamini içeren gıdaları bolca alın.

Nasıl daha uzun yaşarız?

DAHA AZ YİYİN

Aşırı kalori almak ve obezite yaşam süresini kısaltır. Sağlıklı ve uzun yaşamak istiyorsanız, daha az yemeye çalışın. Yapılan çalışmalara göre, kiloları boylarına göre ortalamanın biraz altında olan kişiler, en uzun yaşam süresine sahip kişilerdir. Aşırı obez ya da aşırı zayıf kişiler ise, en kısa yaşayan kişilerdir.

Daha az yiyin, ama daha iyi beslenin. Yediğiniz gıdaları faydalarını bilerek tüketin, zararlı yiyeceklerden uzaklaşın, doğal gıdalar tüketin ve besinlerin içindeki antioksidanlardan faydalanın.

SPOR YAPIN

Hareketli yaşamak yaşam süresini uzatıyor. Mutlaka profesyonel sporcu olmanız gerekmiyor, her türlü fırsatı değerlendirin, yaşamınızı hareketli hale getirin. Merdiven çıkın, uygun mesafelere yürüyerek gidip gelin, hareketsiz yaşamayın. Çalışmalar, düzenli yapılan egzersizin kalp damar hastalıkları ve inme riskini ciddi oranda azalttığını gösteriyor.

ANTİOKSİDAN TAKVİYESİ ALIN

Antioksidanlar, serbest oksijen radikallerinin yarattığı hasarı engelleyen bileşiklerdir. Vücutta serbest oksijen radikallerine karşı savaşan pek çok antioksidan enzim sistemi vardır. Bu antioksidan enzim sistemlerini desteklemek ve besinlerle alınan antioksidan seviyesini artırmak, yaşam süresini uzatır. Örnek vermek gerekirse, köpeklerin insanlara göre daha az yaşamalarının sebebi, hücre içindeki antioksidan düzeyinin daha az olmasıdır. Yapılan hayvan deneylerinde, antioksidan takviyesi vermenin yaşam beklentisini uzattığı gösterilmiştir. İnsanlarda antioksidan takviyesi, yaşlılıkla ilgili sağlık problemlerini azaltır. Kalp hastalığı ve kansere yakalanma riskini düşürür. Doktorunuza danışmadan antioksidan takviyeleri kullanmayın. Bu kitapta yazanlar bilgi edinmeniz içindir, doktor tavsiyesi yerine geçmez.

Yaşamı uzatmak için etkili 10 antioksidan

KAROTENOİDLER

Yaşam süresini uzatmak için kullanılan en önemli antioksidan gruplarından biridir. Çok güçlü antioksidandırlar. Kansere karşı koruyucu oldukları ve bağışıklık sistemini destekledikleri gösterilmiştir. Başlıca karotenoidler, 'alfa-karoten', 'beta-karoten', 'lutein', 'likopen' ve 'zeaksantin' olarak sayılabilir. Yeşil yapraklı sebzelerde, domateste, havuçta ve balkabağında bol bol karotenoid bulunur. Göz sağlığını korumak ve kalp hastalıkları riskini azaltmak için karotenoidler gereklidir.

FLAVONOİTLER

Bitkilere renklerini veren pigmentlerdir. Kansere karşı koruyucudurlar, antienflamatuar (iltihap önleyici) etkileri vardır, kuvvetli antioksidan aktivite gösterirler. Meyve sebze ağırlıklı beslenmek, bol miktarda flavonoit almak için önemlidir. Yapılan çalışmalarda, E ve C vitaminlerinden kat kat daha güçlü olan flavonoitler tespit edilmiştir. Flavonoitlerin pek çok türü vardır. Yeşil çayın içinde bulunan 'kateşin', üzümde bulunan 'resveratrol' ve mor meyvelerde bulunan 'antosiyaninler', flavonoit ailesine mensuptur.

C VİTAMİNİ

Kuvvetli bir antioksidandır. Suda çözünen bir vitamindir ve dışarıdan C vitamini almaya ihtiyacımız vardır. Yaşlandıkça C vitamini ihtiyacı artar. Bağışıklık sistemini destekler ve kanserlere karşı koruyucudur. Narenciyelerde ve yeşil sebzelerde bol bulunur.

E VİTAMİNİ

Yağda çözünen vitamindir. Vücutta depolanabilir. Kuvvetli bir antioksidan enzim olan süperoksit dismutazı (SOD) artırır; kanser, kalp hastalıkları ve yaşlanmaya karşı koruyucudur. Selenyum ile beraber kullanılması, antioksidan gücünü artırır. Tahıllarda, soyafasulyesinde, yumurtada ve yeşil sebzelerde E vitamini bulunur.

D VİTAMİNİ

Ağız yoluyla alındığında yağda çözünen bir vitamindir. Besinlerle alınabilir veya güneş ışığı tarafından aktive edilir. Vücutta yeterli miktarda D vitamini üretilebilmesi için günde birkaç dakika güneş ışığı altında kalmak yeterlidir.

Kemik sağlığı açısından D vitamini gereklidir. Yaşlılarda görülen kemik erimelerini engeller. Eksikliğinde raşitizm ve kemik erimeleri görülebilir. Yine eksikliğinde yaşlılığa bağlı bunama gelişebilir.

Bağışıklık sistemini desteklediği gösterilmiştir. Alerjiler, otoimmün hastalıklar ve kansere karşı koruyucudur. Serbest oksijen radikallerinin sebep olduğu hücre hasarına karşı koruyucudur. Balık ve balık yağlarında, süt ve süt ürünlerinde D vitamini bulunur. Dikkat! D vitamini vücutta depolanabilir ve aşırı kullanımı önemli zehirlenmelere yol açabilir. Doktorunuzun önerisi ve takibi dışında kullanmayınız.

MELATONİN

Serotoninden üretilen bir hormondur. Pineal bez denilen salgı bezinde üretilir. Karanlıkta üretilir, aydınlıkta baskılanır. Vücudun biyoritminden sorumludur. Hangi hormonun ne zaman salgılanacağını organize eder. Yaşlandıkça 'melatonin' seviyesi azalır. Biyoritmi düzenleyen melatonin, aynı zamanda kuvvetli antioksidan etkiye de sahiptir. Yaşamı uzattığı fare deneylerinde gösterilmiştir. Ancak, son derece dikkatli kullanılmalıdır, doktor takibi altında verilmesi şarttır.

Dikkat! Ağrılarınız için kullandığınız 'nonsteroid' grubu ağrı kesici ilaçlar melatonin seviyenizi düşürebilir. Sadece tek doz 'asetilsalisilik asit' tableti kullanılmasıyla melatonin seviyesinin yüzde 75 azaldığı gösterilmiştir.

KOENZİM Q10

Bedensel fonksiyonların etkin yürütülmesi için gereken enerjiyi sağlamakta gereklidir. Enerjiyi artırır, kalp fonksiyonlarını geliştirir ve bağışıklık sistemini destekler. Parkinson hastalığının seyrini yavaşlatmak noktasında faydalı olduğuna dair birtakım bulgular vardır. Kalp hastalıklarından korunma konusunda etkili bir antioksidandır.

SÜPEROKSİT DİSMUTAZ (SOD)

Hücreleri yeniden canlandıran çok kuvvetli bir antioksidan enzimdir. Özellikle cilt hücreleri üzerinde etkilidir. Yaşlandıkça vücudumuz daha az 'süperoksit dismutaz' üretir. Yaşın ilerlemesiyle oluşan cilt kırışıklıklarının önlenmesi ve yaşlılığın geciktirilmesi için etkili bir takviyedir. Besin olarak en iyi kaynakları brokoli, lahana ve buğday çimidir. Mide asidine dayanıksız olduğu için, süperoksit dismutaz içeren kapsüller bağırsakta açılan türden olmalıdır.

SELENYUM

E vitamini ile sinerjik etki gösterir. Yani birbirlerinin etkinliğini artırırlar. Kanser önleyici etkisi çok güçlüdür. Radyasyonun ve kimyasal maddelerin kanserojen etkilerini engeller. Kan sulandırıcı etkiye de sahiptir, artritlere karşı savaşır. Bağışıklık sistemi üzerinde dengeleyici etkisi vardır, 'Hashimato' gibi otoimmün hastalıklarda ve 'tiroid' nodüllerinde olumlu etkileri bilinir. Sarımsak, soğan ve brokolide bol selenyum vardır.

OMEGA-3

Kansere karşı koruyucudur. Ayrıca kolesterolü dengeler, damar duvar hasarını engeller ve kalp hastalığı riskini azaltır. Üstelik Omega-3 yağ asitlerinin etkileri bununla da bitmiyor; artritlerde meydana gelen inflamasyonu (iltihabi reaksiyonu) azalttığı ve romatizmal hastalıkların tedavisinde etkin rol oynadığı gösterildi. Kan sulandırıcı etkileri vardır, inme riskini düşürür.[104,105,106]

Omega-3 yağları insan vücudunda üretilemiyor. Dışarıdan alınması gerekiyor. Her ne kadar balıkların Omega-3 içerdiğine dair yaygın bir kanaat olsa da, her balık Omega-3 içermez. Çünkü balıklar da Omega-3'ü yedikleri deniz planktonlarından alırlar ve ancak doğal, soğuk deniz balıkları Omega-3 içerir. Bizim balıklarımızdan sardalya Omega-3 bakımından zengindir. En iyi bitkisel Omega-3 kaynağı olan besinler ise semizotu, ceviz ve ketentohumudur.

Alzheimer ve bunamaya çare var mı?

Yaş ilerledikçe insanların en büyük korkusu bunama (demans) ve Alzheimer hastalıklarına yakalanmak. En ufak bir unutkanlıkta bile insanlar paniğe kapılıyor ve hemen doktora koşup *"Alzheimer hastası olmak istemiyorum. Beynimi canlandırmak için ne yapmalıyım?"* sorusunu soruyorlar.

Bunama ve Alzheimer görülme riski yaş ilerledikçe artıyor. 80 yaş grubunda bunama hastalığı görülme oranı, 65 yaş grubuna göre 5 kat fazladır.

Bunama ve Alzheimer hastalıklarının neden meydana geldiği tam olarak aydınlatılamamıştır. İnsanların bir kısmında yaşlılığa bağlı zihinsel fonksiyonlarda gerileme ve bunama görülürken diğer bir kısmında gelişmemesinin sebebi nedir? Serbest oksijen radikallerinin yarattığı hücresel hasar, Alzheimer hastalığının gelişiminde önemli rol oynar. Dolayısıyla Alzheimer hastalığından korunmada antioksidan takviye son derece önemlidir.

---

[104] Association between fish consumption, long chain omega 3 fatty acids, and risk of cerebrovascular disease: systematic review and meta-analysis. Chowdhury R, Stevens S, Gorman D, Pan A, Warnakula S, Chowdhury S, Ward H, Johnson L, Crowe F, Hu FB, Franco OH. *BMJ*, 2012 Oct 30;345:e6698. doi: 10.1136/bmj.e6698. Review.

[105] The omega-3 fatty acid nutritional landscape: health benefits and sources. Deckelbaum RJ, Torrejon C. *J Nutr*, 2012 Mar;142(3):587S-591S.

[106] Nutrition and the risk of stroke. Hankey GJ. *Lancet Neurol*, 2012 Jan;11(1):66-81.

Alüminyum maruziyetine bağlı olarak kanda 'alüminyum' seviyesinin yükselmesi ve beyinde alüminyum birikmesi ile Alzheimer hastalığı arasında ilişki vardır.

Hastalarda B vitaminleri ve folik asit eksikliği olduğu gösterilmiştir. Özellikle B12 vitamini eksikliği son derece belirgindir. Toplumumuzda B12 eksikliğinin oldukça yaygın görüldüğü düşünülürse, Alzheimer açısından son derece önemli bir risktir. Alzheimer gelişiminde önemli rol oynadığı düşünülen bir başka durum, çinko eksikliğidir. Çinko, DNA hasarını tamir eden enzimlerin yapısında bulunur. Çok önemli bir antioksidan enzim olan süperoksit dismutaz için çinko vazgeçilmezdir.

Bunama ve Alzheimer başladıktan sonra birtakım tedbirler almak fazla bir değişikliğe yol açmaz, artık iş işten geçmiştir. Ancak hastalığın ilerlemesi yavaşlatılabilir. Oysa hastalıklar belirti vermeden önce, sağlıklı dönemdeyken Alzheimer'dan korunmak için yapılacaklar çok önemli olabilir.

Bunama ve Alzheimer hastalıklarından korunma için öneriler

- Sağlıklı bir beslenme bunamadan koruyucudur. Antioksidanlardan zengin gıdalar almalısınız.
- Her gün bir porsiyon mor meyve yiyin. Kuvvetli antioksidanlar içerir. Her gün 3 fincan kuşburnu çayı için. Bol antioksidan ve C vitamini alırsınız.
- Eğer yüksek tansiyon şikâyetiniz yok ise, her gün 3 fincan yeşil çay içiniz. Yeşil çayın içindeki 'gama amino bütirik asit' maddesinin hafızayı kuvvetlendirdiği gösterilmiştir.
- Alüminyum içeren ürünlerden uzak durun (bazı deodorantlar, mutfak eşyaları, alüminyum folyolar, alüminyum içeren sular vb).
- Haftada en az 3 gün egzersiz yapın.
- Senede en az bir kez doktor kontrolüne gidin. Kanda B12 ve çinko seviyelerinize baktırın, eksiklik varsa doktor kontrolünde düzenli olarak takviye alın.

Zihinsel kapasiteyi artırıcı ve Alzheimer'a karşı koruyucu 'zeki çay'

- 1 tatlı kaşığı kuşburnu
- 1 tatlı kaşığı yeşil çay
- 1 tatlı kaşığı ginkgo biloba

Bitkiler bir demliğe konulur ve üzerine kaynar su eklenir. Ağzı kapalı olarak15 dakika kaynatılır. Günde 3 fincan içebilirsiniz.

Dikkat:

Yüksek tansiyonu olanlar yeşil çayı dikkatli tüketmelidir, tansiyonu yükseltebilir.

Alzheimer ve bunamadan koruyan takviyeler

- Ginkgo biloba
- Soya izoflavonları
- Yeşil çay
- B1-B6-B12 vitaminleri
- Çinko
- Magnezyum
- Folik asit
- Omega-3
- C vitamini
- E vitamini
- DMAE (dimethylethanolamine)
- Selenyum

Doktorunuza danışarak ihtiyacınız olan uygun takviyelerden bir kombinasyon hazırlamasını isteyebilirsiniz.

Dikkat! Doktorunuza danışmadan hiçbir takviyeyi kendi başınıza kullanmayınız.

Beşinci Bölüm:

HER EVE DOĞAL BİR ECZANE

Her eve lazım 'bitkisel ilaç' dolabı

Evinizde bir ilaç dolabınız var ve belki de çok çeşitli ilaç kullanıyorsunuz. İlaçlar hakkında dolapta saklamanıza yetecek kadar bilgi sahibisiniz, peki bitkilerle ilgili böyle bir bilginiz var mı? Hangisi ağrı için iyidir, nezle olunca hangisi gerekir, evde hangi bitkinin bulunmasında fayda vardır, biliyor musunuz?

Bu bölümde size evinizdeki bitkisel ilaç dolabında neleri saklayacağınızı ve bu bitkileri hangi durumlarda kullanacağınızı anlatacağım.

Bitkisel ilaç dolabınızda bulunması gereken bitkiler

- Adaçayı
- Zencefil
- Meyankökü
- Papatya (mayıspapatyası)
- Melisa
- Propolis
- Rezene
- Anason
- Ekinezya
- Tarçın
- Tıbbi nane
- Kimyon
- Ihlamur
- Isırgan
- Şerbetçiotu
- Biberiye
- Karanfil
- Yeşil çay
- Zeytinyaprağı
- Mandalina kabuğu (kurutulmuş)
- Lavanta

Dikkat!

- Bitkilerinizi güvendiğiniz satıcılardan satın alın.
- Ambalajlı bitkileri tercih edin, açıkta satılan bitkileri almayın.
- Ambalajın üzerinde bitkinin adı, Latince ismi, son kullanma tarihi, üretici firmanın unvanı ve adresi, üretim izinleri yazılı olmalıdır, kontrol ediniz.

- İlaç dolabınız nemsiz, kuru ve ışık almayan bir dolap olmalıdır.
- Bitkileri alıp eve getirdikten sonra, hava almayan cam kavanozlara doldurun ve ağzı kapalı olarak saklayın.
- Kavanozları etiketleyin, bitkinin adını ve son kullanma tarihini etikete yazın.

Bitkilerden yararlanmanın yolları

Bağışıklık sistemini güçlendirmek için çay

- Ekinezya
- Propolis
- Mandalina kabuğu
- 250 cc kaynar su

Bitkiler porselen ya da cam bir bardağa konulur. Üzerine kaynar su eklenir. Ağzı kapatılarak 10 dakika demlendikten sonra içilir. 1 tatlı kaşığı hakiki bal ilave ederek ve 1 limon suyu sıkarak günde 3-4 fincan içebilirsiniz.

Uykusuzluk için çay

- Papatya
- Melisa
- Lavanta
- 250 cc kaynar su

Bitkiler porselen ya da cam bir bardağa konulur. Üzerine kaynar su eklenir. Ağzı kapatılarak 10 dakika demlendikten sonra içilir. Akşamları 2-3 fincan içebilirsiniz.

Hazımsızlık için çay (ağır yemeklerden sonra)

- Nane
- Anason
- Rezene
- Kişniş
- 250 cc kaynar su

Her bitkiden bir tatlı kaşığı ölçüsünde porselen ya da cam bir bardağa konulur. Üzerine kaynar su eklenir. Ağzı kapatılarak 10 dakika demlendikten sonra içilir. Akşamları 3-4 fincan içebilirsiniz.

Eklem ağrıları için ağrı giderici çay

- Isırgan
- Zencefil

- Meyankökü
- 250 cc kaynar su

Her bitkiden bir tatlı kaşığı ölçüsünde porselen ya da cam bir bardağa konulur. Üzerine kaynar su eklenir. Ağzı kapatılarak 10 dakika demlendikten sonra içilir. Günde 3-4 fincan içebilirsiniz.

Şeker hastalarında kan şekerini düşürmek için çay

- 1 çubuk tarçın
- 1 tatlı kaşığı zeytin yaprağı
- 2 parça (parmak büyüklüğünde) mandalina kabuğu
- 250 cc kaynar su

Bitkiler porselen ya da cam bir bardağa konulur. Üzerine kaynar su eklenir. Ağzı kapatılarak 10 dakika demlendikten sonra içilir. Günde 3-4 fincan içebilirsiniz.

Emziren annelerde süt artırıcı çay

- Rezene
- Anason
- Isırgan
- Kimyon
- 250 cc kaynar su

Her bitkiden bir tatlı kaşığı ölçüsünde porselen ya da cam bir bardağa konulur. Üzerine kaynar su eklenir. Ağzı kapatılarak 10 dakika demlendikten sonra içilir. Günde 3-4 fincan içebilirsiniz.

Ağız yaralarını (aftları) engelleyici gargara

- Adaçayı
- Yeşil çay
- Karanfil
- 250 cc kaynar su

Her bitkiden bir tatlı kaşığı ölçüsünde porselen ya da cam bir bardağa konulur. Üzerine kaynar su eklenir. Ağzı kapatılarak 10 dakika demlenir. Elde ettiğiniz sıvı, bitkisel bir gargaradır. Her gün taze olarak hazırlayınız.

Solunum yolu enfeksiyonlarında öksürük giderici çay

- Adaçayı
- Ihlamur
- Zencefil

• 250 cc kaynar su

Her bitkiden bir tatlı kaşığı ölçüsünde porselen ya da cam bir bardağa konulur. Üzerine kaynar su eklenir. Ağzı kapatılarak 10 dakika demlendikten sonra içilir. Günde 3-4 fincan içebilirsiniz.

Âdet sancılarını rahatlatıcı çay

• Şerbetçiotu
• Adaçayı
• Papatya
• Meyan kökü
• 250 cc kaynar su

Her bitkiden bir tatlı kaşığı ölçüsünde porselen ya da cam bir bardağa konulur. Üzerine kaynar su eklenir. Ağzı kapatılarak 10 dakika demlendikten sonra içilir. Günde 3-4 fincan içebilirsiniz.

Bulantı ve kusmalar için çay

• Zencefil
• Tıbbi nane
• 250 cc kaynar su

Her bitkiden bir tatlı kaşığı ölçüsünde porselen ya da cam bir bardağa konulur. Üzerine kaynar su eklenir. Ağzı kapatılarak 10 dakika demlendikten sonra içilir. Günde 3-4 fincan içebilirsiniz.

Öğrenciler için öğrenmeyi kolaylaştıran çay

• Lavanta
• Biberiye
• Yeşil çay
• 250 cc kaynar su

Her bitkiden bir tatlı kaşığı ölçüsünde porselen ya da cam bir bardağa konulur. Üzerine kaynar su eklenir. Ağzı kapatılarak 10 dakika demlendikten sonra içilir. Günde 3-4 fincan içebilirsiniz.

Diş ağrısı için basit bir formül

• Karanfil

Ağzınıza birkaç karanfil atarak tutunuz. Ağrınızı rahatlatacaktır.

Altıncı Bölüm:

VİTAMİN VE MİNERALLERİN ÖNEMİ

Neden vitamin ve minerallere ihtiyacımız var?

Vitaminler, vücutta gerçekleşen kimyasal reaksiyonları destekleyen maddelerdir. Bunlar yaşam için son derece gereklidir. Vücutta üretilemezler. Bu nedenle dışarıdan vitamin ve mineral almak zorundasınız. Eğer temel vitamin ve mineralleri dışarıdan yeteri kadar alamazsanız, yaşamınızı sürdürmeniz mümkün olmaz. Sağlıklı yaşamak istiyorsanız, vitamin ve minerallere ihtiyacınız var.

Hastalarımın vitaminler hakkındaki düşüncelerini duyunca, toplumda vitaminlerin ne kadar yanlış algılandığını görüyorum. Vitaminler enerji kaynağı değildir, kalori içermezler, dolayısıyla enerji vermek ve canlandırmak gibi bir etkileri yoktur. Dengesiz beslenmenin sebep olduğu problemlerden sadece vitamin alarak korunamazsınız, vitaminler besinlerin yerini tutamazlar, protein veya karbonhidrat değildirler.

Vitamin ve mineralleri nelerden alabiliriz?

Vitamin ve mineral almanın en sağlıklı yolu, sebze meyve açısından (mevsiminde) zengin şekilde, dengeli beslenmedir. Ülkemizin bir meyve deposu olduğu düşünülürse, sağlıklı ve dengeli beslenen bir erişkinin ayrıca vitamin ve mineral takviyesi almasına gerek kalmaz. Öte yandan, doğal gıdalar yerine işlenmiş gıdaların tercih edilmesi, vitamin ve mineral alımını azaltır. İşlenmiş gıdalar, vitaminler yönünden fakirleşmiş gıdalardır. Gıdaların işlenme süreçleri aynı zamanda vitamin içeriklerini kaybetmelerine sebep olur. Örneğin tahıllar, kabuklarında bol miktarda B vitamini bulundururlar. Fakat sofrada önünüze gelen ekmeğin beyaz olması için, tahılın vitamin içeren tüm kısımları uzaklaştırılır. Geriye sağlığınıza hiçbir faydası olmayan, ama bembeyaz, pofur pofur bir ekmek kalır. Tıpkı içi boş bir sünger gibi...

Üstelik her ne kadar sürekli olarak dengeli ve sağlıklı beslenmenin yeterli olduğunu söylesek bile, toplumda kaç kişi gerçekten sağlıklı beslenebiliyor? Gerçek anlamda dengeli beslenmeyi toplumumuza yerleştirebildiğimiz söylenemez. Hele ki fast food denilen belanın toplumda giderek yaygınlaşması, sağlıklı beslenme alışkanlıklarının tamamen bozulmasına yol açtı.

İşlenmiş gıdaların giderek daha fazla kullanılması ve dengesiz beslenme yöntemleri, toplumda daha sık oranda vitamin ve mineral eksiklikleri görülmesine yol açıyor. Vitamin ve mineral yetersizlikleri vücudun işleyiş mekanizmasını bozuyor ve genel sağlığımız üzerinde olumsuz etkilere sebep oluyor.

Uluslararası Bilimler Akademisi'nin Gıda ve Beslenme Kurulu, yaptığı çalışmaları düzenli olarak yayınlar ve besinlerin alınması gereken günlük miktarları belirler. Bu referans miktar tayinlerine, 'Önerilen Günlük İhtiyaç' (Recommended Dietary Allowances/RDA) adı verilir. RDA, uzun vadeli besin alımının ortalamasını gösterir. Bu kitapta alınması önerilen vitamin ve mineral değerleri, bu RDA'larda önerilen miktarlardır.

Hangi durumlarda vitamin ve mineral takviyesi yapılmalıdır?

- Kronik bir hastalığa sahipseniz,
- Sık sık enfeksiyonlara yakalanıyorsanız,
- Kanser hastalığı riski taşıyorsanız veya kansere yakalanmışsanız,
- Bağışıklık sisteminizi zayıflatan bir hastalığa sahipseniz,
- Zayıflamak amacıyla diyet yapıp kilo vermişseniz ve bunlar dışında doktorunuzun gerekli gördüğü durumlarda vitamin ve mineral takviyesi yapılmalıdır.

Hangi vitamin ve mineral takviyesini kullanmalıyım?

Tabii ki doktorunuzun sizin için uygun gördüğünü. Doktor tavsiyesi olmadan vitamin ve mineral takviyesi kullanmayınız. Bazı vitamin ve mineraller vücutta depolanabilir ve bunların aşırı birikimleri zehirlenmelere yol açabilir. Komşunuzun tavsiyesiyle vitamin ve mineral kullanmayın!

Hangi vitamin, ne işe yarar?

Her vitamin vücudumuzda ayrı bir görev üstlenir. Dolayısıyla, her birinin takviye edilmesini gerektirecek durumlar bir diğerinden farklıdır.

Bu nedenle, vitaminlerin ne işe yaradıklarını ve ne zaman takviye edilmeleri gerektiğini tek tek görmemizde fayda var.

A VİTAMİNİ

Yağda çözünen bir vitamindir. Yağda çözünen diğer vitaminler gibi vücutta depolanabilir. Erişkinlerde günde 5.000 IU (uluslararası ünite olarak bilinen bir ölçü birimi) alınması yeterlidir. Hamile kadınların daha fazla A vitaminine ihtiyaçları olur. Bu kitapta bol bol adından söz ettiğimiz 'beta-karoten', A vitamininin ön maddesidir (provitamin-A).

A vitamininin etkileri:

- Üremenin devamını sağlar.

- Bağışıklık sistemini destekler.
- Görme fonksiyonu için gereklidir.
- Gece körlüğünü engeller.
- Cilt sağlığı ve estetiği için gereklidir.
- Sivilcelerin tedavisine yardımcıdır.

A vitamini kaynakları:

- Havuç
- Yumurta
- Koyu renkli yeşil sebzeler (ıspanak, pazı, karalahana vb)
- Sarı renkli sebze ve meyveler (limon, greyfurt, muz, portakal vb)
- A vitamini yetersizliğinde görülebilecek hastalıklar:
- Gece körlüğü ve 'xeroftalmi' hastalığına neden olabilir.

Dikkat!

- Vücutta depolanabilen vitamin olduğu için, aşırı alınması özellikle küçük çocuklarda zehirlenmelere yol açabilir. Doktorunuzun tavsiyelerine uyun.

B1 VİTAMİNİ (THİAMİN)

Suda çözünür. Vücutta depolanmaz. Erişkinlerde günde 1,5 mg kadar alınması yeterlidir.

B1 vitamininin etkileri:

- Sinir sistemini destekler.
- Büyümeye yardımcı olur.
- Zihinsel kapasiteyi artırır.

B1 vitamini kaynakları:

- Tahılların kabukları
- Yumurta
- Soyafasulyesi
- Fıstık
- Balık
- Süt
- Sebzelerin çoğu

B1 vitamini yetersizliğinde görülebilecek hastalıklar:

- B1 vitamini eksikliği, 'beriberi' hastalığına sebep olur.

Dikkat!

- Yüksek ısıya ve alkole dayanıksızdır, hemen yok olur. Çiğ yenen gıdalardan yüksek miktarlarda alınabilir. Alkolün zararlarından bir tanesi, vücutta B vitaminlerinin eksikliğine yol açmasıdır.

B2 VİTAMİNİ (RİBOFLAVİN)

Suda çözünür ve vücutta depolanmaz. Erişkinlerde günde 1,5 mg kadar alınması yeterlidir.

B2 vitamininin faydaları:

- Cilt sağlığı için gereklidir.
- Büyümeye yardımcıdır.
- Görme fonksiyonu üzerinde olumlu etki gösterir.

B2 vitamini kaynakları:

- Peynir
- Yeşil yapraklı sebzeler
- Süt
- Yumurta
- Fasulye
- Sakatatlar (karaciğer, böbrek)

B2 vitamini yetersizliğinde görülebilecek hastalıklar:

- Ağız, dudaklar ve cinsel organlarda 'cilt lezyonlarına' sebep olabilir.

Dikkat!

- Işığa karşı duyarlıdır, kolayca yok olur. B1 vitamininin aksine, ısıya karşı dirençlidir. Alkol ve antibiyotik kullanıyorsanız, tüm B vitaminlerinde olduğu gibi, B2 vitamininin de bağırsaklardan emilimi bozulur.

B3 VİTAMİNİ (NİASİN-NİKOTİNİK ASİT-NİKOTİNAMİD)

Suda çözünür ve vücutta depolanmaz. Günlük önerilen miktarı, erişkinlerde 13-19 mg arasıdır.

B3 vitamininin faydaları:

- Sinir sistemini ve beyin işlevlerini destekler.
- Hormon sentezi için gereklidir. Yağların metabolize edilmesine yardımcı olur. Kilo vermek isteyenler için gereklidir.

- Kan yağlarının düşürülmesine yardımcı olur, damar sertliğini (aterosklerozu) engeller. Kalp damar sağlığı için gereklidir.

B3 vitamini kaynakları:
- Tahılların kabukları
- Fıstık
- Avokado
- Hurma
- Kuru erik
- İncir
- Balık
- Sakatatlar (karaciğer vb)

B3 vitamini yetersizliğinde görülebilecek hastalıklar
- Cilt enfeksiyonlarına ve 'pellegra' hastalığına sebep olabilir.

Dikkat!
- Yüksek doz kullanımı bazı kişilerde kızarıklığa sebep olabilir. Gut hastalığında, ürik asidin kontrolü üzerinde etkili olabilir. Gut hastası iseniz doktorunuza danışınız.

B5 VİTAMİNİ (PANTOTENİK ASİT)

Suda çözünür. Erişkinler için günlük 10 mg kadar alınması önerilir.

B5 vitaminin faydaları:
- Hücre yapımında rol alır.
- Yaraların iyileşme sürecine yardımcıdır.
- Sinir sisteminin gelişimini destekler.

B5 vitamini kaynakları:
- Tahılların kabukları
- Yeşil sebzeler
- Sakatatlar (karaciğer, böbrek vb)
- Fındık
- Kırmızı et
- Yumurta

B5 vitamini yetersizliğinde görülebilecek hastalıklar:

- Şeker düşmeleri (hipoglisemi), onikiparmak bağırsağı ülseri ve cilt lezyonları görülebilir.

B6 VİTAMİNİ (PİRİDOKSİN)

Suda çözünür ve vücutta depolanmaz. Erişkinlerde günde 1,6 ila 2 mg arasında alınması yeterlidir.

B6 vitamininin faydaları:

- Bağışıklık sistemini destekler, antikorların yapımı için gerekir.
- Sinir sistemini destekler.
- B12 vitamininin emilimi için gereklidir.
- Kan hücrelerinin yapımı için gereklidir.

B6 vitamini kaynakları:

- Tahılların kabukları
- Fıstık
- Ceviz
- Yumurta
- Soyafasulyesi
- Lahana
- Balık

B6 vitamini yetersizliğinde görülebilecek hastalıklar:

- Kansızlık (anemi) ve cilt enfeksiyonları görülebilir.

Dikkat!

- Aşırı miktarda alınırsa birtakım sinirsel bozukluklara sebep olabilir. Huzursuzluk, uyuşmalar, gözlerde seğirme gibi belirtileriniz varsa, doktorunuza başvurunuz.

B12 VİTAMİNİ (KOBALAMİN)

Suda çözünen vitamindir. Erişkinler için günlük 2 mcg. alınması gerekir.

Vücuda tam olarak faydalı olabilmesi için emilirken kalsiyuma ihtiyaç vardır. Bitkisel gıdalarda yeterli B12 vitamini bulunmaz, hayvansal besinlerden alınması gerekir. Dolayısıyla hayvansal gıda tüketmeyen vejetaryenlerde B12 eksikliği görülebilir. B12 vitamini vücutta depolanabilir. Suda çözünen vitaminler arasında depolanabilen tek vitamindir. 4-5 mg gibi önemli miktarlarda vücutta depolanır. Bu depo nedeniyle, B12 eksikliğine bağlı klinik belirtilerin görülmesi birkaç yıl alır.

B12 vitamininin faydaları:
- Kan hücrelerinin yapımını destekler.
- Enerjiyi artırır.
- Sinir sistemini destekler.
- Hafıza ve konsantrasyonu destekler.

B12 vitamini kaynakları:
- Kırmızı et
- Yumurta
- Peynir
- Süt
- Balık

B12 vitamini yetersizliğinde görülebilecek hastalıklar:
- Ölümcül olabilecek seviyede kansızlık (pernisiyöz anemi) ve nörolojik şikâyetler görülebilir.

Dikkat!
- Ülkemizde B12 vitamini eksikliğine yaygın olarak rastlanmaktadır. Ayrıca vejetaryenlerde ve sürekli alkol kullananlarda B12 vitamin eksikliği sık görülür. B12 eksikliği görülen bir başka grup, yaşlılardır.
- B12 eksikliğine bağlı olarak gelişen kansızlık hastalığında (pernisiyöz anemi), hasta folik asit ve demir ilaçları verilerek tedavi edilince kan tablosu düzelir. Fakat B12 eksikliği takviye edilmemişse, hastalarda nörolojik belirtiler oluşur. Bu durum, nörolojik ya da psikiyatrik hastalıklarla karıştırılabilir.
- Eksikliğine bağlı belirtiler olmasa ve şikâyetiniz bulunmasa da, B12 vitamin seviyelerinize baktırın. Eğer herhangi bir eksiklik varsa, B12 takviyesi almanızda fayda var.

BİOTİN (VİTAMİN H)

Suda çözünen bir B vitamini türüdür. Yetişkinler için günde 100-300 mcg kadar alınması önerilir. Vücudun ihtiyacı olan biotinin çoğu bağırsaklardaki faydalı probiyotik bakteriler tarafından sentezlenir. Probiyotikler sadece bağışıklık sisteminin savunma duvarı olarak çalışmıyor, aynı zamanda vitaminlerin sentezini de yapıyor. Biotinin yanında K vitamini de probiyotik bakteriler tarafından sentezleniyor. Çiğ yumurtanın beyazında bulunan 'avidin' isimli bir madde biotine sıkıca bağlanır ve bağırsaklardan emilmesini engeller. Çiğ yumurta tüketme alışkanlığına sahip olanlar biotin eksikliğine karşı dikkatli olmalıdır.

Biotinin faydaları:
- Cilt sağlığı için gereklidir.
- Saçların beyazlaşmasını önler.
- Kırık tırnakların tedavisine yardımcı olur.
- Saç dökülmelerini önler.

Biotin kaynakları:
- En önemli kaynak, bağırsaklarınızdaki probiyotik bakterilerdir.
- Yumurtanın sarısı
- Fıstık
- Soya
- Gıdalarda yaygın olarak bulunur, ancak gerekli biotinin çoğu probiyotik bakteriler tarafından oluşturulur.

Biotin yetersizliğinde görülebilecek hastalıklar:
- Egzama, saç dökülmeleri, iştahsızlık, aşırı yorgunluk hali ve depresyon görülebilir.

Dikkat!
- Bağırsaklardaki probiyotik bakterilerin yapısının bozulmasına sebep olan durumlar (antibiyotik kullanımı vb) biotin sentezinde azalmaya yol açabilir. Bu gibi durumlarda bağırsaklardaki probiyotik bakterilerin takviye edilmesi gereklidir.

FOLİK ASİT

Suda çözünen bir B vitamini türüdür. Vücuttaki birçok bileşiğin biyosentezi için gereklidir. Günlük olarak yetişkinlerde 180-200 mcg kadar alınması gereklidir. Özellikle hamile kadınların folik asit takviyesi almaları son derece önemlidir. Anne karnında bebeğin sinir dokusunun gelişimi için gereklidir. Eğer yeterli folik asit takviyesi alınmazsa, bebekte sipina bifida (bel bölgesinde omuriliğin açık kalması) hastalığı görülebilir.

Folik asidin faydaları:
- Sinir dokusunun gelişimini destekler, doğumsal kusurlarını engeller.

- Kan hücrelerinin yapımına yardımcı olur.
- Cilt sağlığı için gereklidir.
- Bağışıklık sistemini destekler.

Folik asit kaynakları:
- Yeşil sebzeler
- Balkabağı
- Havuç
- Avokado
- Fasulye

Folik asit yetersizliğinde görülebilecek hastalıklar:
- Kansızlık (anemi) oluşabilir.

Dikkat!
- Gebelerde en çok görülen vitamin eksikliği, folik asit eksikliğidir.
- Folik asit eksikliği son derece ciddi sonuçlar doğurduğu için, takviye edilmesinde fayda vardır.

C VİTAMİNİ (ASKORBİK ASİT)

Suda çözünen bir vitamindir, vücutta depolanmaz. Erişkiler için günlük 60 mg kadar önerilir. Çok kuvvetli bir antioksidandır. Vücut dokularının gelişimi için gerekli olan kolajenin yapımında C vitamini vazgeçilmezdir. Demirin vücuda emilmesine yardımcı olur.

C vitamininin faydaları:
- Yara iyileşmesi için gereklidir.
- Kansere ve kalp hastalıklarına karşı koruyucudur.
- Bağışıklık sistemini destekler.
- Vücut dokularının bütünlüğüne ve gelişimine yardımcı olur.
- Kolesterolün oksidasyonunu engelleyerek damar duvarını korur.
- Zararlı mikropların sebep olduğu enfeksiyonlardan vücudu korur.

C vitamini kaynakları:
- Kuşburnu (en fazla C vitamini bulunduran doğal kaynaktır)
- Yeşil sebzeler
- Turunçgiller
- Karnabahar

- Soğan
- Biber
- Acerola kirazı

C vitamini yetersizliğinde görülebilecek hastalıklar:

- C vitamini eksikliği, 'iskorbüt' hastalığına neden olur.

Dikkat!

- Yaşlılarda ve sigara içenlerde C vitamini ihtiyacı artar. Ayrıca enfeksiyonlar ve bazı ilaçların kullanımı da C vitamini ihtiyacını artırabilir.
- C vitamini takviyesi kullanmanın bazı kan değerlerini değiştirebileceğini unutmayın. Doktorunuz C vitamini kullandığınızdan haberdar değilse, tahlil istediği zaman hatırlatın.

D VİTAMİNİ (KOLEKALSİFEROL)

Yağda çözünen vitamindir. Yetişkinler için günlük 200-400 IU kadar alınması tavsiye edilir.

D vitamini ya diyetle ağızdan alınır ya da güneş ışınlarının derideki yağları etkilemesiyle vücutta oluşturulur. Aktif D vitamini formunun vücutta oluşabilmesi için düzenli güneş ışınlarına maruz kalmak gerekir.

D vitamini, kalsiyumun kan seviyelerinin korunmasında görevlidir. Bağırsaklardan kalsiyum ve fosfatın vücuda emilimini uyarır. Böbreklerden kalsiyumun atılımını ayarlar. Kemik dokunun gerektiği zaman kana kalsiyum vermesini sağlar. Böylece kan kalsiyum seviyesini dengede tutar.

Kemik ve diş sağlığı için D vitamini vazgeçilmez öneme sahiptir. Yeteri kadar anne sütü almayan bebeklerin ve yeteri kadar güneş görmeyen çocukların mutlaka günlük D vitamini takviyesi almaları gerekir.

D vitamini sadece kalsiyum ve kemik metabolizması için etkili değildir. Ayrıca, vücut sistemlerinin çalışmalarını düzenler. Kuvvetli bir antioksidandır, hücre hasarlarını engeller. D vitamini bağışıklık sistemini dengeler. Kalp damar hastalıklarına karşı koruyucudur. D vitamininin kansere karşı koruyucu olduğu da gösterilmiştir.[107,108] Yaşlılarda D vitamini eksikliği bunama (demans) hastalığına sebep olabilir. Yapılan bir çalışmada, D vitamini eksikliği olan yaşlıların dengesizlik problemi yaşayarak daha sık düştükleri gösterilmiştir.

---

[107] The epidemiology of vitamin D and cancer incidence and mortality: a review (United States). Giovannucci E. *Cancer Causes Control.* 2005 Mar;16(2):83-95. Review.

[108] Vitamin D and the mammary gland: a review on its role in normal development and breast cancer. Lopes N, Paredes J, Costa JL, Ylstra B, Schmitt F.*Breast Cancer Res.* 2012 May 31;14(3):211. Review.

D vitamininin faydaları:

- Kan kalsiyum seviyesinin dengelenmesini sağlar.
- Kemik ve diş sağlığını korur.
- Bağışıklık sistemini destekler.
- Kuvvetli bir antioksidandır.
- Vücut sistemlerinin çalışmasını dengeleyici rolü vardır.

D vitamini kaynakları:

- Balık ve balıkyağı
- Yumurta sarısı
- Ciğer

D vitamini yetersizliğinde görülebilecek hastalıklar:

- D vitamini eksikliği, raşitizm, kemik erimesi (osteoporoz), osteomalazi ve bunama (demans) hastalıklarına sebep olabilir.

Kimler D vitamini takviyesi almalıdır?

- Hava kirliliği olan bölgelerde yaşayanlar.
- Güneş ışığından mahrum kalanlar.
- Gece çalışanlar.
- Anne sütü alamayan bebekler.
- Yaşlı insanlar.

Dikkat!

- D vitamini aynı zamanda en zehirli vitamindir!
- Vücutta depolanabilir ve günlük 100.000 IU ve üstü dozunda uzun süre kullanılırsa ciddi zehirlenme tablolarına yol açabilir. Doktor takibi dışında kullanmayınız.
- Bunun yanında hayati fonksiyonlar için D vitamini takviyesi gereklidir.

E VİTAMİNİ (ALFA TOKOFEROL)

Yağda çözünen vitamindir. Erişkinlerde günde 8-10 mg kadar alınması önerilir. Çok kuvvetli bir antioksidandır. Hücreleri serbest oksijen radikallerinin sebep olduğu hasara karşı korur.

Yaşlanmanın hasarlarını azaltır, Alzheimer hastalığından korunmada etkilidir. Selenyum ile birlikte verildiğinde birbirlerinin etkinliğini artırır, vücuda hasar veren oksidasyonu engellerler. Özellikle otoimmün hastalıklara karşı bağışıklık sisteminin dengesini sağlamaya yardımcı olurlar.

Yağda emilen ve depolanabilen bir vitamin olmasına rağmen, alınan günlük E vitamininin yüzde 70'e yakını dışkı ile atılır. Bu nedenle zehirlenmelerine kolay kolay rastlanmaz.

E vitamininin faydaları:

- Serbest oksijen radikallerinin sebep olduğu hücre hasarını önler.
- Yaşlanmayı geciktirir (antiaging).
- Alzheimer hastalığı riskini azaltır.
- Kanın pıhtılaşmasını engeller.
- Kolesterolün oksidasyonunu engelleyerek damar duvarını korur.

E vitamini kaynakları:

- Tahılların kabukları
- Soya
- Bitkisel yağlar
- Yumurta
- Ciğer
- Yeşil sebzeler
- Fındık
- Brükselլahanası

E vitamini yetersizliğinde görülebilecek hastalıklar:

- Kırmızı kan hücrelerinde (eritrositler) yapısal bozukluklar ve kansızlık görülebilir.

Dikkat!

- Kan sulandırıcı ilaç kullanıyorsanız, doktorunuzun haberi olmadan E vitamini takviyesi almayın, kanınızın gereğinden çok sulanmasına sebep olabilir. Eğer bir cerrahi müdahaleye girecekseniz, bir hafta öncesinden E vitamini almayı kesin, aşırı kanamaya sebep olabilir.
- Demir hapı kullananlar E vitamini takviyelerini demir hapı ile aynı anda almamalıdır, kullanılan demir ilaçlarının bazıları E vitamininin emilimini etkileyebilir.
- 50 yaş üstünde E vitamini takviyesi almakta fayda var, yaşlanma süreçlerini geciktirici ve Alzheimer hastalığına karşı koruyucu etkisi görülüyor.

K VİTAMİNİ (MENADİON)

Yağda çözünen vitamindir. Erişkinler için günlük 70-140 mg kadar alınması önerilir. Vücutta bulunan K vitamininin çoğu bağırsaklarımızdaki probiyotik bakteriler tarafından üretilir. Yılarca modern tıp otoritelerinin görmezden geldiği ve hâlâ gereken önemi vermediği probiyotikler, bizim için hayati önem taşıyan K vitamininin çoğunu üretiyorlar. Sadece bu nedenle bile olsa, bağırsaklardaki probiyotik bakterileri korumak ve takviye etmek son derece önemli.

K vitamini, kanın pıhtılaşma fonksiyonunu dengeler. Pıhtılaşmanın uygun hale getirilmesini sağlar. K vitamini eksikliğinde, vücutta kanamaya meyil artar.

Yenidoğan bebeklerde bağırsaklardaki probiyotik bakteriler henüz tam olarak gelişmediği için K vitamini eksikliği görülebilir. Anne sütü ile yeterli K vitamini almak mümkün olmadığı için, kanama riskini azaltmak amacıyla yenidoğan bebeklere tek doz K vitamini enjeksiyonu yapmak faydalıdır.

K vitamininin faydaları:
- Kan pıhtılaşmasını dengeli hale getirir.
- İç kanamanın önlenmesine yardımcıdır.
- Pıhtılaşma faktörlerinin oluşumunda rol alır.

K vitamini kaynakları:
- En önemli kaynak, bağırsaklarınızdaki probiyotik bakterilerdir.
- Yumurta sarısı
- Lahana
- Ispanak
- Karnabahar
- Ciğer
- Koyu yeşil yapraklı sebzeler

K vitamini yetersizliğinde görülebilecek hastalıklar:
- K vitamini eksikliği çölyak hastalığı, spru ve kolit hastalıklarına neden olabilir.

Dikkat!
- Bağırsaklardaki probiyotik bakterilerin yapısının bozulmasına sebep olan durumlar (antibiyotik kullanımı, aşırı ishal vb) K vitamini sentezinde azalmaya yol açabilir. Bu gibi durumlarda K vitamini takviyesi almak yanında, bağırsaklardaki probiyotik bakterilerin takviye edilmesi gereklidir.
- Kan sulandırıcı ilaç kullananlarda, K vitamini ilacın etkisini engelleyebilir. Eğer bu tarz bir ilaç kullanmanız gerekiyorsa, K vitamini takviyesi almayın ve K vitamini içeren besinlerden uzak durun.

10 önemli mineral

ÇİNKO

Erişkinler için günde 12 -15 mg kadar alınması önerilir.

Vücudun temel iş akışını düzenler. Hücre hasarının tamir edilmesinde ve temel süreçlerin yönetiminde bir orkestra şefi gibi çalışır. DNA sentezi için çinko gerekir.

Çinkonun faydaları:

- Kas kasılmalarını dengeler.
- Hücre hasarının tamiri için gereklidir. İyileşme sürecini hızlandırır.
- Kısırlık ve prostat sorunlarının tedavisinde yardımcıdır.
- Protein sentezi için gereklidir.
- Büyümeyi destekler.
- Zihinsel fonksiyonlara yardımcıdır.
- E vitamininin kan seviyesinin dengede tutulmasına yardımcı olur.
- Saç dökülmelerini engelleyici etkisi vardır.

Çinko içeren besinler:

- Et
- Kabuklu deniz ürünleri
- Tahılların kabukları
- Kabak çekirdeği

Çinko yetersizliğinin yol açtığı hastalıklar:

- Çinko eksikliği, prostat büyümeleri ve bunama hastalığı riskinde artış yapabilir.

Öneri:

- Şeker hastaları, alkol kullananlar ve prostat riski taşıyan kişiler çinko takviyesi almalıdır.
- Bunama hastalığından korunmak için çinko ve manganez takviyesi almak faydalıdır.

DEMİR

Erişkinlerde günlük 10 -15 mg kadar demir alımı önerilir. Gebe kadınlarda bu miktar iki katına çıkar. Alınan demirin ancak yüzde 10'undan azı vücuda emilir. Kalanı bağırsaklardan atılır. Yaşam için vazgeçilmez mineraldir.

Demirin faydaları:

- Kan hücrelerinin yapımında ve enzimlerin üretilmesinde kullanılır.
- Vücudumuzda yaklaşık 4 gr civarında demir taşırız.
- Büyümeye yardımcıdır.
- Bağışıklık sistemini dengeler.
- Kansızlığı engeller.

Demir içeren besinler:

- Kırmızı et
- Pekmez
- Yumurta sarısı
- Kabuklu yemişler
- Kuşkonmaz
- Fasulye

Demir yetersizliğinin yol açtığı hastalıklar:

- Demir eksikliği anemisi (kansızlık) meydana gelebilir.

Öneri:

- Eğer et ile aranız iyi değilse demir takviyesi almanızda fayda olabilir. Fakat dikkat! Aşırı miktarda demir alınması ölümcül sonuçlara yol açabilir. Her zaman doktor kontrolünde kullanınız.

FOSFOR

Yetişkinler için günlük 800-1.200 mg kadar önerilir.

Vücudumuzun en küçük zerresine kadar işlemiştir. Faydalı olabilmesi için, vücutta bulunan kalsiyumun yarısı kadar fosfor bulunmalıdır.

Fosforun faydaları:

- Sağlıklı kemik ve diş yapısı için gereklidir.
- Sinir sistemi ve böbrek sağlığını destekler.
- Büyümeye yardımcıdır.

Fosfor içeren besinler:

- Balık
- Yumurta
- Kümes hayvanları
- Fındık

Fosfor yetersizliğinin yol açtığı hastalıklar:

- Fosfor eksikliği, raşitizm ve dişeti problemlerine yol açabilir.

Öneri:

- Fazla miktarda fosfor alınması, mineral dengesini bozarak kalsiyum seviyesini azaltabilir. Doktor kontrolü dışında fosfor takviyesi almayınız.

İYOT

Erişkinler için günlük 70-150 mcg kadar alınması önerilir.

Tiroit bezinin sağlıklı çalışabilmesi için gereklidir. Tiroit bezleri metabolizmayı kontrol eden bezlerdir. İyot mineralinin eksik alınması, metabolizmanın yavaşlamasına sebep olur. Halsizlik, enerji azlığı ve kilo alımına yol açar.

İyotun faydaları:

- Çocuklarda büyümeyi destekler.
- Zihinsel fonksiyonları canlandırır.

İyot içeren besinler:

- Deniz mahsulleri
- Sebzeler
- Soğan
- Esmer su yosunu (kelp)
- Spirulina

İyot yetersizliğinin yol açtığı hastalıklar:

- İyot eksikliği, tiroit hastalıklarına (guatr, hipotiroidi) yol açabilir.

Öneri:

- Lahana, iyot mineralinin bağırsaklardan emilimini engelleyerek iyot eksikliğine yol açar. Karadeniz Bölgesi'nde tiroit hastalıklarının sık görülmesinin sebebi, bol miktarda karalahana yenmesidir. Eğer lahanayı çok tüketiyorsanız, iyot takviyesi almanızda fayda var.

KALSİYUM

Erişkinler için önerilen günlük miktar 1.200 mg'dır.

Kalsiyumun neredeyse tamamı kemik dokuda bulunur. Vücutta en fazla bulunan mineraldir. Vücudumuzda toplamda 1 kilonun üzerinde kalsiyum bulundururuz. Kalsiyumun sağlıklı görev yapabilmesi için fosfor ile arasında

2/1 oranının korunması gerekir. Kalsiyum, fosforun iki katı olmalıdır.

D vitamini kalsiyum metabolizması açısından büyük önem taşır. Kalsiyumun bağırsaklardan emilebilmesi için D vitamini gerekir. Eğer vücuttaki D vitamini eksikse, ağızdan kalsiyum takviyeleri alınsa bile, yeterli miktarda kalsiyum emilemez. Kalsiyum takviyesi sırasında D vitaminini de takviye etmek gerekir.

D vitamini, kalsiyumun kan seviyelerinin korunmasında görevlidir. Bağırsaklardan kalsiyum ve fosfatın vücuda emilimini uyarır. Böbreklerden kalsiyumun atılımını ayarlar. Kemik dokunun gerektiği zaman kana kalsiyum vermesini sağlar. Böylece kan kalsiyum seviyesini dengede tutar.

Kalsiyumun faydaları:

- Kalsiyum vücudumuzun vazgeçilmez mineralidir.
- Fosfor ile beraber çalışarak diş ve kemik sağlığını korur.
- Magnezyum ile beraber çalışarak ise kalp damar sağlığını korur, kalp ritminin düzenli olmasına yardım eder.

Kalsiyum içeren besinler:

- Tüm koyu yeşil renkli sebzeler (dereotu, maydanoz, pazı, ıspanak, lahana ve türleri, brokoli vb)
- Süt, yoğurt, peynir
- Fıstık
- Ceviz

Kalsiyum yetersizliğinin yol açtığı hastalıklar:

- Kalsiyum eksikliği raşitizm, osteomalazi ve kemik erimesi (osteoporoz) gibi önemli kemik hastalıklarına yol açar.

Kalsiyum ve meme kanseri:

- Kalsiyum ve D vitamininin beraber alınmasının kadınlarda meme kanserine karşı koruyucu olduğu gösterildi. Çeşitli merkezlerde binlerce kadın üzerinde yapılan çalışmanın sonucuna göre, menopoz öncesinde kalsiyum ve D vitamini takviyesi kullanan kadınların daha azı meme kanserine yakalanıyor.[109,110]

---

[109] Aromatase inhibitors and calcium absorption in early stage breast cancer. Tevaarwerk A, Burkard ME, Wisinski KB, Shafer MM, Davis LA, Gogineni J, Crone E, Hansen KE. *Breast Cancer Res Treat*, 2012 Jul;134(1):245-51.

[110] Calcium and vitamin D supplements and health outcomes: a reanalysis of the Women's Health Initiative (WHI) limited-access data set. Bolland MJ, Grey A, Gamble GD, Reid IR. *Am J Clin Nutr*, 2011 Oct;94(4):1144-9.

Öneri:

- 100 gram dereotu, aynı miktardaki sütün iki katı kadar kalsiyum içerir. Kemik erimesinden korunmak istiyorsanız, bol bol yeşil sebze yiyin.
- Eğer takviye ihtiyacınız varsa, kalsiyum takviyelerinin emilimini ve çalışma gücünü artırmak için C ve D vitaminleri ile beraber alınmasını tavsiye ediyorum.
- Kalsiyumun vücutta az bulunmasının sağlık problemlerine neden olmasının yanında, aşırı miktarda alınması da (hiperkalsemi) sağlık problemleri yaratabilir. Doktor takibi dışında kalsiyum takviyeleri almaktan kaçının.

KROM

Erişkinlerde önerilen günlük miktar 50-200 mcg arasında değişir.
İnsülin hormonunun çalışma gücünü ve etkisini artırır.

Kromun faydaları:

- Kan şekerinin dengelenmesine yardımcı olur.
- Özellikle insüline bağımlı olmayan diyabet hastalığında (Tip-2 diyabet) insülin hormonunun etkinliğini artırır.
- Krom özellikle metabolik sendrom ve insülin direnci problemlerinde hastaların tedavilerine yardımcı olur, kilo vermelerini kolaylaştırabilir.

Krom içeren besinler:

- Tahıllar
- Deniz ürünleri
- Karaciğer
- Fındık
- Ceviz
- Badem

Krom yetersizliğinin yol açtığı hastalıklar:

- Krom eksikliği, insülin dengesinin bozulmasına ve insülin direncine eşlik edebilir.

Öneri:

- Metabolik sendrom, insülin direnci ve Tip-2 diyabetten şikâyetçi olan kişilerin krom desteği almalarında fayda var.

MAGNEZYUM

Erişkinler için önerilen günlük miktar, 250-500 mg'dır.

Kalsiyum, A vitamini, C vitamini, fosfor, potasyum ve sodyum ile beraber çalışır.

Magnezyumun faydaları:

- Kasların çalışmalarını düzenler, krampları engeller.
- Depresyonla mücadele eder, strese karşı etkilidir.
- Kalp damar sağlığını korur.
- Kemik ve diş sağlığını korumak için çalışır.
- Âdet öncesi şikâyetleri (PMS) azaltır.
- Tansiyonu düşürmeye yardımcıdır.

Magnezyum içeren besinler:

- Muz
- Kayısı
- Badem
- İncir
- Fındık
- Yeşil sebzeler

Magnezyum yetersizliğinin yol açtığı hastalıklar:

- Magnezyum eksikliği, kas krampları ve sinirlilik haline yol açar. Yüksek miktardaki eksiklik, kalp ritminde bozulmaya yol açabilir.

Öneri

- Sık sık tekrarlayan kas kramplarınız varsa, magnezyum takviyesine ihtiyacınız olabilir. Stresli yaşayan kişiler stresin yükünü hafifletmek için magnezyum alabilirler.
- Alkol kullananlarda magnezyumun emilimi bozulur ve doktor kontrolünde takviye etmek gerekir.

MANGANEZ

Erişkinler için önerilen günlük miktar 2-5 mg'dır.

Manganez, vücutta bulunan bazı enzimler üzerinde etkilidir.

Manganezin faydaları:

- C ve B1 vitaminleri ile biotin'i aktive eden enzimlere yardımcı olur.
- Tiroit hormonlarının oluşumunu destekler.

- Kemik sağlığı için gereklidir.
- Besinlerin sindirimi için gereklidir.

Manganez içeren besinler:
- Fındık
- Tahıllar
- Yeşil sebzeler
- Pancar
- Çay

Manganez yetersizliğinin yol açtığı hastalıklar:
- Kaslarda koordinasyon bozukluğu ve istem dışı hareketlerle seyreden 'ataksi' hastalığına sebep olabilir.

Öneri:
- Şeker hastalarında vücuttaki manganez miktarı azalır, takviye almalarında fayda vardır. Doktorunuza danışmadan manganez takviyesi almayınız.

POTASYUM

Erişkinler için önerilen günlük miktar 1.500-2.000 mg'dır.
İshaller ve şeker düşüklüğü atakları (hipoglisemi) potasyum kaybına yol açar.
Potasyum, sodyum ile birlikte çalışır, vücudun sıvı dengesini düzenlemekten, kalp ritmi ve tansiyonun dengelenmesinden sorumludur.

Potasyumun faydaları:
- Yüksek tansiyon hastalarının tansiyonlarını düşürmeye yardımcıdır.

Potasyum içeren besinler:
- Kayısı
- Muz
- Domates
- Yeşil sebzeler
- Patates
- Turunçgiller

Potasyum yetersizliğinin yol açtığı hastalıklar:
- Sıvı dengesinin bozulmasından dolayı ödem gelişir ve kalpte ritm bozuklukları görülebilir.

Öneri:

- Aşırı kahve içenlerde, aşırı alkol alanlarda, ödem için idrar söktürücü ilaç kullananlarda ve kilo vermek için uzun süre düşük kalorili diyet yapanlarda potasyum eksikliği gelişebilir. Takviye almalarında fayda vardır.

SELENYUM

İşte minerallerin kraliçesi! Selenyum vücudu koruyan mineraldir. Erişkinler için önerilen miktar, günlük 50-70 mcg'dır. E vitamini ile karşılıklı olarak birbirlerinin çalışmasını desteklerler. Çok kuvvetli bir antioksidandır. Serbest oksijen radikallerinin hücrelerde sebep olduğu DNA hasarını engeller, yaşlanmaya karşı savaşır. Vücutta üretilen en kuvvetli antioksidanlardan olan 'glutatyon peroksidaz'ın üretiminde çok önemli bir rol oynar.

Selenyumun faydaları:

- Kanserlere ve kalp hastalıklarına karşı vücudu korur.
- Bağışıklık sistemini destekler, özellikle otoimmün hastalık yaşayan kişilerde bağışıklığı düzenleyici (immünmodülatör) süreçlerde görev alır.
- Menopoz sonrasında görülen şikâyetlerin giderilmesine yardımcıdır.

Selenyum içeren besinler:

- Soğan
- Sarımsak
- Deniz ürünleri
- Tahılların kabukları
- Sakatatlar
- Domates
- Brokoli

Selenyum yetersizliğinin yol açtığı hastalıklar:

- Selenyum eksikliği vücudun genel direncinin düşmesine yol açar.

Öneri:

- Tiroit nodülü bulunan kişilere selenyum takviyesi tavsiye ediyorum.
- Daha güçlü etkinlik gösterebilmesi için E vitamini ile beraber alınması gerekir.
- Genel yorgunluk hali ve hastalıklara karşı vücut direncinizin düşüklüğünden şikâyet ediyorsanız, selenyum ve E vitamini takviyeleri kullanmanızda fayda var.

- Romatoid artrit ve sedef hastalığı gibi bağışıklık sisteminin aşırı çalışmasından kaynaklanan otoimmün hastalıklarda da selenyum takviyesi almak gereklidir.
- Ancak aşırı miktarda selenyum almak toksisiteye sebep olabilir. Doktor kontrolü dışında kullanmayınız.

Yedinci Bölüm:

RENKLERLE GELEN SAĞLIK

Bitkilerin renkleri bizi nasıl etkiliyor?

Eğer gözlerimiz renkleri ayırt edemeseydi ve dünyayı siyah beyaz görseydik ne olurdu? Tüm dünyanın eski filmlerde olduğu gibi siyah beyaz olduğunu düşünün... Acaba yaşamdan yine bu kadar zevk alabilir miydik?

Doğanın renkleri bize heyecan verir. Gökyüzünün maviliği, ağacın yeşili, çiçeğin her tondaki envai çeşit rengi bize neşe katar, yaşam sevincimizi artırır. Şiirlerimizde doğanın renklerini yazarız, sevdiklerimize verdiğimiz çiçeklere renklerine göre anlamlar yükleriz. Bitkilerin renkleri sadece duygularımıza hitap etmiyor, sağlığımızı korumamıza da yardımcı oluyor. Bitkilere rengini veren maddeler 'flavonoit' ismi altında toplanırlar. Flavonoit kelimesini bu kitapta sık sık okudunuz. Çünkü flavonoitler sağlık için son derece faydalı maddeler.

"Acaba hangi renk sağlığım için ne fayda sağlıyor?" diye düşünüyorsanız, işte size cevabı!

Morun mucizesi

Bütün mor meyve ve sebzeler 'antosiyanin' bileşiklerini taşır.

Adını son zamanlarda sıkça duyduğunuz cranberry, yabanmersini, böğürtlen, mürver meyvesi, siyah üzüm gibi siyaha çalan mor renkteki meyveler antosiyaninler açısından çok zengindir. Antosiyaninler çok kuvvetli antioksidandırlar. Mor meyveler aynı zamanda yüksek miktarda C vitamini de içerir.

Mor meyveler vücudumuza ne fayda sağlıyor?

- Serbest oksijen radikallerinin vücudumuzda sebep olduğu hücresel DNA hasarlarını engelliyor.
- Kalp hastalıklarına karşı koruyor.
- Yaşlanmayı geciktiriyor (antiaging etkisi).
- Kansere karşı koruyor.
- Kolesterolün oksidasyonunu engelleyerek damar duvarını koruyor.
- Kanı sulandırıyor.
- Kan akımını hızlandırıyor.
- Göz sağlığı için faydalı oluyor. Glokom ve şeker hastalığına bağlı göz problemlerinin önlenmesine yardımcı oluyor.

Öneri:

- Kendinizi hastalıklardan korumak ve genç kalmak istiyorsanız, günde en az bir porsiyon mor meyve yiyin.

Canlı turuncu canınızı korur

Tüm turuncu sebze ve meyveler, yüksek miktarda 'karoten' adı verilen maddeler içerirler. Karotenler, A vitamininin oluşumunda rol alan öncül maddelerdir. Çok kuvvetli antioksidan özellik gösterirler.

Havuç, portakal, Trabzon hurması ve balkabağı gibi turuncu besinlerin hepsi karotenler açısından zengindir.

Başlıca karotenler 'alfa-karoten', 'beta-karoten', 'lutein', 'likopen' ve 'zeaksantin' olarak sayılabilir.

Turuncu sebze ve meyveler vücudumuza ne fayda sağlıyorlar?

- Kansere karşı koruyucudurlar.
- Göz sağlığınızı korurlar.
- Kalp hastalığı riskini azaltırlar.
- Kuvvetli antioksidan etkileri sayesinde yaşlanmayı geciktirirler (antiaging).

Öneri:

- Sağlıklı yaşamak ve uzakları iyi görebilmek için turuncu sebze ve meyveleri bol bol tüketin.

Kırmızı olsun, beş kuruş fazla olsun!

Kırmızı renkli sebze ve meyveleri bir düşünün; domates, acı kırmızıbiber, tatlı kırmızıbiber, kırmızılahana, pancar, şalgam, nar, kırmızıturp, karpuz, çilek, kiraz, vişne... Saymakla bitmiyor!.

Kırmızıların da hepsi karotenler açısından zengindir. Her biri ayrı ayrı karoten türlerini barındırır içinde.

Kırmızı besinler vücudumuza ne fayda sağlıyor?

- Domates 'likopen' içerir. Likopenin kalp hastalıklarına karşı koruyucu olduğu ispatlanmıştır. Ayrıca iyi huylu prostat büyümelerine ve prostat kanserine karşı da koruyucudur.
- Kiraz ve çilek 'elajik asit' içerirler. Elajik asit, kansere karşı koruyucu bir maddedir.
- Nar, 'antosiyaninler' açısından zengindir. Kalp hastalıklarına ve kansere karşı koruyucudur.
- Acı kırmızıbiber, metabolizmayı hızlandırır ve kansere karşı korur. Ağrı kesici özelliği vardır.

- Tüm kırmızı besinler 'polifenolik' bileşikler açısından zengindirler.
- Bağışıklık sistemini dengelerler.
- Kalp hastalıklarına karşı korurlar.
- Kolesterolün oksidasyonunu engelleyerek damar duvarını korurlar.
- Kansere karşı vücudu korurlar.
- Metabolizmanın düzenli çalışmasını sağlarlar.

Yeşil, cennet gibidir

Yeşil besinler sağlık deposudur. Sağlığımızı koruyabilmemiz için vazgeçilmez maddeleri içerirler. Yeşil sebzeleri yemeden yaşanan bir ömürden kimseye hayır gelmez.

Yeşil besinler vücudumuza ne fayda sağlıyor?

- Çok yüksek kalsiyum içerirler. Örneğin bir demet dereotu, aynı ağırlıktaki sütün iki katı kadar kalsiyum içerir.
- Kemik erimesini engellerler.
- Bağırsakların çalışmasını düzenlerler.
- Karotenler açısından zengindirler, kansere karşı korurlar.
- Kalp ve damar hastalıklarına karşı korurlar.
- Omega-3 içerirler, kalp damar hastalıkları, kanser ve romatizmal hastalıklardan korurlar.
- Vitamin ve mineral deposudurlar, her türlü ihtiyacınızı karşılarlar.
- Bitkisel proteinler ve esansiyel aminoasitler içerirler. Bunlar vücudun yapı taşlarıdır, hücre yapımını desteklerler.
- Kilo almayı engeller, sağlıklı kiloda kalmanıza yardımcı olurlar.
- Her biri kuvvetli antioksidanlar açısından zengindir, vücudun paslanmasının ve yaşlanmasının önüne geçerler.
- Bağışıklık sistemini destekler, genel anlamda vücudun direncini artırırlar.
- Kolesterolün oksidasyonunu engelleyerek damar duvarını korurlar.
- Bağırsaklardaki probiyotik bakterileri takviye ederler.

Hap Bilgi

SOFRALAR RENKLENSİN

Sofranızı kurduktan sonra şöyle bir seyredin. Eğer her renk besinin bulunduğu rengârenk bir sofra kurmayı başarmışsanız, sofranızdan sağlık taşıyor demektir. Dengeli ve sağlıklı beslenmek için, rengârenk besinler yiyin.

Sekizinci Bölüm:

OBEZİTE

İnsanlar neden her geçen gün daha da şişmanlıyor?

Kliniğime başvuran hastalar arasında en kalabalık grubu, zayıflamak isteyenler oluşturuyor. Günümüzde obezite, insan sağlığını tehdit eden en önemli sağlık problemi haline geldi.

Dünya Sağlık Örgütü'nün verilerine göre, dünyada yaşayan insanların 1,6 milyarı fazla kilolu ve 400 milyonu ise obez. 2016 yılına kadar bu rakamın yaklaşık iki katına çıkması bekleniyor. Dünyada çocuklarda obezite oranı, 1970 yılından bu yana tam 10 kat arttı. ABD'de toplumun üçte birinden fazlası obez. Dünya Sağlık Örgütü, Avrupa'da yetişkinlerin yüzde 30 ila 80'inin fazla kilolu olduğunu bildiriyor.

Ülkemizde durum dünya ile benzerlikler gösteriyor. Yapılan çeşitli araştırmalarda, çocukluk çağında obezite oranı kızlarda yüzde 14, erkeklerde yüzde 18'e kadar çıkıyor. Yetişkinlerin yaklaşık olarak üçte biri fazla kilolu ve obez. Üstelik her geçen yıl bu oran artmaya devam ediyor.

Tarih boyunca insanoğlunun en önemli problemi açlık oldu. Binlerce yıldır karnımızı doyurmak ve açlıktan ölmemek için savaş veriyoruz. Bu durum son yüzyıla kadar bu şekilde devam etti. Bugün için hâlâ dünyanın geri kalmış bölgelerinde açlık problemi yaşanmaya devam ediyor. Ama bunun temel sebebi, gelir ve gıda dağılımındaki adaletsizliktir. Gelişen bilim ve teknoloji sayesinde artık insanoğlu açlıktan ölmeyi engelleyebilecek kadar besin üretebiliyor. Ancak bu besinlerin adaletsiz dağılımı ve vahşi kapitalist düzen nedeniyle hâlâ açlıktan ölenler var dünyamızda.

Sadece Amerika Birleşik Devletleri'nde çöpe atılan gıda ile Afrika kıtasındaki açlık problemini halletmek mümkün. Bu gerçeği bile bile insanların dünyadaki açlık problemini halletmemeleri tüm insanlığın üstündeki vebaldir.

Son yüzyıla gelene kadar insanların açlıkla savaşı devam etti. Kitlesel açlıklar ancak İkinci Dünya Savaşı sonrası engellenebildi. Kabaca hesap yaparsak, insanoğlu son 50 yılda yeterli beslenir hale geldi diyebiliriz. Bu nedenle, tarih boyunca kilolu olmak refah ve güzellik simgesi olarak kabul edildi.

Öyle ya, eğer gıdanın bu kadar az bulunduğu bir dünyada yaşayan bir kişi yeterli besin alabilecek kadar zengin olmalı ki, kilo almış olsun. Fakir insan nasıl kilo alsın? Toplumsal kültürde şişman olmak, zengin olmakla eşdeğer tutuldu tarih boyunca. Fakirliğin ve hastalığın ilk belirtisi kilo vermekti. Yaşlı insanlar hâlâ kilolu olmak isterler, kilo kaybedince üzülürler, çünkü onların gençliğinde kilolu olmak makbul bir durumdu.

İnsanoğlu her konuda olduğu gibi, beslenmeyi de abarttı. Açlık sınırından geldiğini unuttu ve o kadar çok yedi ki, artık obezite dünyanın en önemli sağlık problemi haline geldi. Düşünün, sadece 50-60 yılda dünyada yaşayan insanların dörtte biri aşırı kilolu hale geldi ve bu rakamın birkaç sene içinde ikiye katlanması bekleniyor. Obezite, baş döndürücü bir hızla artıyor.

Obezite nedir, obez olup olmadığımı nasıl anlayacağım?

Bunun için size 3 önemli ve kolay ölçümü anlatacağım.

1. Kilomuzun normal olup olmadığını anlamak için en çok BKI, yani 'beden kitle indeksi' (Body Mass Index/BMI) denilen bir ölçümü kullanıyoruz. Bu indeks, kilo cinsinden kilonuzun, metre cinsinden boyunuzun karesine ölçümü ile bulunuyor. Yani, 1,72 boyundaki ve 70 kilo ağırlığındaki bir kişinin beden kitle indeksini bulmak için, 70 rakamını boyun karesi olan rakama bölmemiz gerek.

Boyun karesi: 1,72x1,72 = 2,9584

Beden kitle indeksi: 70/2,9584 = 23,66

Bu kişinin beden kitle indeksi 23,66'dır.

Beden kitle indeksinize göre şu şekilde değerlendirilirsiniz:

- 18,5'in altında ise zayıf
- 18,5 ile 24,99 arasındaysa normal kiloda
- 25 ile 29,99 arası ise fazla kilolu
- 30'un üzerinde ise obez

2. Obezitenin bir diğer ölçümü ise, bel çevresinin kalça çevresine ölçümünü bulmaktır. Elinize bir mezura alın. Tam göbek deliği hizasından bel çevrenizi ölçün. Sonra tam kalçanın en sivri noktasından kalça çevrenizi ölçün. Bel çevrenizi kalça çevrenize bölün. Örneğin, bel çevresi 84 cm ve kalça çevresi 102 cm olan bir kadın için bu oranı hesaplarsak; sonuç 84/98 = 0,82 çıkacaktır.

Bel çevresi/kalça çevresi oranı kadınlarda 0,85'in altında; erkeklerde ise 1'in altında olmalıdır. Eğer bu oranın üzerinde ise, obezite olarak kabul edilir.

3. Sadece bel çevresi ölçümü de obezite açısından kriter olarak kullanılmaktadır. Yine mezurayı alıp, göbek deliği hizasından bel çevrenizi ölçün. Kadınlarda bel çevresi ölçüsü 80 cm, erkeklerde ise 94 cm ve altında olmalıdır. Eğer bel çevreniz bu rakamların üstünde ise, hastalık riskiniz yüksek demektir.

Neden obez oluruz?

Obezitenin en önemli sebebi, yanlış beslenme ve hareketsizliktir.

Maalesef artık doğal ve doğru beslenmiyoruz, genelde çok fazla işlenmiş gıda ve çok fazla şeker tüketiyoruz. Yediğiniz her hazır gıdada aşırı karbonhidrat yükü var. Modern toplumun getirdiği fast food tarzı beslenme geleneksel sofra ve tencere yemeği kavramının önüne geçti. Çocukluğunuzdan itibaren buna alışıyorsunuz. Dengesiz ve öğün atlayarak besleniyorsunuz.

Hareketsizlik, modern çağın oluşturduğu bir problem. Ben küçük bir çocukken arabamız yoktu. Yakın mesafelere yürüyerek gider, daha uzun mesafelere gitmek için otobüs ve dolmuşa binerdik, duraklara kadar yürürdük. Evimiz sobalıydı, senede bir kere odun kömür alınır ve depoya ailecek taşırdık. Her gün soba yakılır, sobaya odun kömür taşınırdı. Evimizin her tarafı ısınmazdı, kışın üşürdük. Yazın klimamız yoktu, terlerdik. Sokağa çıkıp oynardık, günümüz, okuldan sonra sokakta oynamakla geçerdi. Bütün bu yaşam tarzı, hatta terlemek ve üşümek bile metabolizmamızı çalıştırır, vücudumuza kalori harcatırdı. Üstelik bugüne göre daha sağlıklı besleniyorduk, besinler doğaldı, sebze meyveleri mevsiminde yiyorduk, annem turşu ve salça yapıyor, kış için sebze kurutuyordu.

Oysa bugün bu hareketliliğin onda biri bile yok hayatımızda. Arabalarımız var, hem de konforlu ve klimalı, yazın terlemiyoruz, kışın üşümüyoruz. Yürüyüşü unuttuk, her yere arabayla gidiyoruz. Evlerimiz klimalı ve kaloriferli, ne ısınmak için ne de serinlemek için çaba harcamıyoruz. Çocuklarımız dışarı çıkıp oynayamıyor, bilgisayar başında oynuyor. Televizyonlarımız bile uzaktan kumandalı, kanal değiştirmek için hareket etmiyoruz. Üstelik artık doğal gıdalar da yok, tamamen işlenmiş gıdalarla sağlıksız şekilde besleniyoruz.

Bu yaşam tarzı, kilo almanıza sebep oluyor.

Obezite hastalarının yüzde 10'undan daha azı, sahip oldukları hastalıklar sebebiyle obeziteye yakalanırlar. Geri kalanının tamamı, yanlış beslenme ve hareketsizlik sebebiyle kilo alırlar.

Obezitenin yol açtığı hastalıklar

Obezite, pek çok hastalığa sebep olarak insan sağlığına zarar veriyor.

Dünya Sağlık Örgütü'nün verilerine göre, fazla kilolu olma ve obezite, Avrupa'daki Tip-2 Şeker hastalıklarının yüzde 80'inden, kalp hastalıklarının yüzde 35'inden ve yüksek tansiyonun yüzde 55'inden sorumludur.

Her yıl sadece Avrupa'da 1 milyondan fazla insanın ölmesine sebep olmaktadır.

Obezite şu hastalıklara yol açar:

- İnsülin direnci
- Tip-2 diyabet

- Yüksek tansiyon
- Hiperlipidemi
- Koroner arter hastalığı
- Metabolik sendrom
- Kanser
- Safra kesesi hastalıkları
- Osteoartrit
- Felç
- Uyku apnesi
- Karaciğerde yağlanma
- Astım
- Âdet düzensizlikleri
- Aşırı kıllanma
- Ruhsal problemler (anoreksiya nevrosa, blummia vb)
- Kas-iskelet sistemi problemleri

İnsülin direnci nedir?

Kilo vermek isteyen insanlarda sık rastlanan insülin direnci, yanlış beslenme ve uzun süre aç kalmaktan dolayı meydana gelir. En önemli sebeplerinden biri, dengesiz diyetler ve kilo vermek adına öğün atlamaktır.

Ya kilo vermek için, ya da vakit bulamadığınız için bir sebepten dolayı öğün atlıyorsunuz. Uzun süre aç kalınca kan şekeriniz düşüyor. Kan şekeri düşüklüğü hayati tehlikedir, problemi algılayan beyin sürekli sinyal yollamaya başlıyor; "Yemek ye, yemek ye, yemek ye!" Biz bu sinyallere 'iştah' adını veriyoruz. Siz bu sinyallere direniyorsunuz. Dedim ya, ya kilo vermek istiyorsunuz, ya da vakit bulamıyorsunuz. Sonra yemek yemeye karar veriyorsunuz. Aç geçen uzun saatlerden sonra sofraya oturduğunuzda artık kan şekeriniz son derece düşük. Bu durum iki sonuç yaratıyor.

Birincisi kendinize hâkim olamıyorsunuz, yemeklere saldırıyorsunuz. Birdenbire kan şekeriniz çok hızlı bir şekilde yükseliyor.

İkincisi, yükselen kan şekerini düşürmek için, pankreastan hızla ve yüksek miktarda insülin hormonu salınıyor. İnsülin kan şekerinizi çok hızlı bir şekilde düşürüyor. Bu sefer, yemek sonrasında kan şekeriniz tekrar ve çok hızlı bir şekilde düşüyor. Sizde bir uyku hali, halsizlik ve yorgunluk meydana geliyor. Başınızı yerden kaldıramıyorsunuz. Çünkü kan şekeriniz çok düşük. Bu sefer, kan şekerinizi yükseltebilmek için beyin tekrar iştah sinyallerini yolluyor. Sizde yemekten sonra bir tatlı isteği oluşuyor ki sormayın, kendinize hâkim olamıyorsunuz.

İnsülin hormonu kan şekerini düşüren hormondur. Peki, nasıl düşürür? Şekeri alıp vücuttan dışarı mı atar? Hayır, öyle bir şey yapmaz. Vücut hiçbir şeyi ziyan etmez. İnsülin hormonu, fazla olan kan şekerini metabolik işlemlere sokarak yağa çevrilmesini sağlar. Yani, vücutta yağ yapımını artırır.

Yani siz bütün gün aç kaldığınız halde vücuttaki yağ oranınız artar ve kilo almaya başlarsınız. Diyet yapmanıza rağmen bir türlü kilo veremezsiniz.

İnsülin hormonunun fazla miktarda salınarak yağ metabolizmasını uyardığı ve kilo vermeyi engellediği duruma insülin direnci diyoruz.

İnsülin direnci olan kişilerin tamamı, diyet yapmalarına rağmen kilo verememekten şikâyet ederler.

İnsülin direncini nasıl tedavi ederiz?

İnsülin direncini yenmenin tek yolu, doktor kontrolünde dengeli diyetler yapmak ve kilo vermektir. Bu süreç, zor ve uzun bir süreçtir, diğer insanlara göre daha yavaş kilo verirsiniz. Bu dönemde mutlaka sabırlı olmanız ve doktorunuzla uyum içinde çalışmanız gerekir. Stres ve kilo veremiyorum kaygısı insülin direncinin derinleşmesine sebep olur. Stresten uzak, sakin sakin ve kontrollerinizi ihmal etmeden tedavinize devam etmelisiniz.

İnsülin direncini tedavi etmek adına verilen birtakım diyabet ilaçları bulunmakla birlikte, bunların başarı oranları son derece düşüktür. Ben hastalarıma bu ilaçları asla vermiyorum. İnsülin direnci olan hastalarımı yakından takip ederek, dengeli diyetlerle ve spor yapmalarını sağlayarak dirençlerini tedavi ediyorum.

İnsülin direnci, tedavi edilebilen bir durumdur ve ömür boyu kalmaz.

Zayıflama ilaçları

Televizyonda ve internette pek çok zayıflama ilacı satıldığını görüyorsunuz. Bu ilaçlar neredeyse 'garantili' zayıflattığı iddia edilerek satılıyor. Üstelik bitkisel kökenli ve hiçbir yan etkileri olmadığı söyleniyor. Bu reklamlara inanmayınız!

Fitoterapi uzmanı bir doktor olarak söylüyorum, garantili olarak zayıflatan bitki diye bir şey yoktur. Yan etkisi olmayan bitki diye bir şey de yoktur. Su bile sizi zehirleyebilir. Bitkiler tamamen zararsız olabilir mi?

Bitkisel ilaçlar doğru kullanılmazlarsa, tıpkı kimyasal ilaçlar gibi yan etki gösterebilirler, dikkat edin.

'Doğal zayıflama ilacı' yalanıyla satılan bu ilaçların çoğuna kaçak maddeler konmaktadır. Bu amaçla en sık kullanılan madde, 'sibutramin'dir.

Sibutramin, bitkisel değildir, kimyasal bir maddedir. Metabolizmayı aşırı hızlandırır, bu da yağ yakmayı sağlar. Ancak bunu yaparken bir yandan da kalp damar sistemine zarar verir ve ölümlere sebep olur. Bu yan etkilerinden dolayı sibutramin maddesi tüm dünyada yasaklanmıştır. Zayıflama ilaçlarının içine kaçak olarak sibutramin koyarak satmak, cinayettir.

Para kazanmak uğruna sağlığınızı tehdit eden sahtekârlara prim vermeyiniz. Falanca 'biber hapı' ile filanca 'altın meyve hapı' ile zayıflama olmaz. Bunlara vereceğiniz en büyük ceza, ürünlerini satın almamaktır.

Nasıl zayıflayacağız?

Zayıflamanın tek yolu, doktor kontrolünde sağlıklı ve dengeli diyetler yapmak ve beraberinde egzersizi artırmaktır. Bu temel noktadan hareketle çok çeşitli diyetler ve egzersiz programları oluşturulabilir. Doktorunuz sizin için uygun olan diyeti ve programı belirleyecektir.

Fakat en önemli nokta, zayıflamak isteyen hastanın düzenli takibi ve doktor ile hastanın uyum içinde çalışmasıdır. Zayıflama tedavisi, doktorun hastaya bir reçete düzenleyip gönderebileceği bir tedavi değildir. Tedavi süresince belli periyodlarla hastayı takip etmek ve diyetini hastaya uygun olarak düzenlemek gerekir. Bu da yetmez, doktor hastasıyla hemhâl olmalı, sıkıntılarını anlayabilmeli ve çözüm üretebilmelidir. Eğer sadece diyet ve egzersiz yapmak yeterli olsaydı, herkes istediği zaman kilo verirdi. Beslenme davranışı, en zor değişen davranıştır.

Zayıflamaya yardımcı tedaviler

AKUPUNKTUR

Akupunktur, zayıflama tedavilerinde çok yaygın olarak kullanılan bir tedavidir. Özellikle insülin direncinin tedavisine yardımcıdır. Akupunktur, acıkmadan, daha hızlı, mide şikâyetleri yaşamadan ve halsiz kalmadan, strese girmeden, neşeyle kilo vermenizi sağlar. Zayıflamadaki etkileri 5 maddede özetlenebilir:

İştah üzerindeki etkileri: Akupunktur, gerek abur cubur yeme isteği, gerek yemeğe saldırganlık, gerek gece yemeleri olsun, her türlü iştah bozukluğunu başarıyla düzeltir ve normale getirir. İştah diye bir probleminiz kalmaz, diyetinizi kolayca uygulayabilirsiniz ve acıkmadan kilo verirsiniz.

Metabolizma üzerindeki etkileri: Akupunktur metabolizmayı hızlandırır ve kilo vermeyi kolaylaştırır. Böylece, sadece diyet yapmaya oranla daha çabuk kilo vermenizi sağlar.

Mide şikâyetleri üzerindeki etkileri: Diyet esnasında görülebilen yanma, kazınma, ekşime gibi mide problemlerini giderir.

Halsizlik üzerine etkileri: Akupunktur, diyet yaparken halsiz kalmanızı etkiler ve kan şekerinin dengelenmesine yardımcı olur. Böylece, zayıflarken günlük işleriniz engellenmez ve sosyal hayattan kopmadan kilo verebilirsiniz.

Stres üzerine etkileri: Akupunktur stresi de engeller ve sizi sakinleştirir. Böylece güle oynaya huzurla ve daha hızlı kilo vermenizi sağlar.

ZAYIFLATAN BİTKİLER

Tekrarlıyorum, zayıflatan mucize bitki diye bir şey yoktur. Ama zayıflamanıza yardımcı olabilecek bitkiler vardır. Bunlardan belli başlılarını şu şeklide özetleyebiliriz:

Yeşil çay: Metabolizmayı hızlandırır ve yağ yıkımını artırır. Yüksek kafein içeriğinden dolayı tansiyonu yükseltebilir ve çarpıntı yapabilir. Yüksek tansiyon hastası ve kalp hastası olanlar uzak durmalıdır.

Mate: Bir Güney Amerika bitkisidir. Metabolizmayı hızlandırır. Tıpkı Yeşil çay gibi tansiyon ve çarpıntı problemi doğurabilir.

Guarana: Çok yüksek kafein içerir. Güney Amerika'da çok sevilen bir bitkidir, guaranalı gazozlar çok rağbet görür. Metabolizmayı hızlandırır. Kafein içeriğinden dolayı yüksek tansiyon ve kalp hastalığı olanlar dikkatli kullanmalıdır!

Ananas: Bromelain isminde bir enzim içerir. Sindirimi kolaylaştırır ve bağırsakları çalıştırır. Zayıflamaya yardımcıdır.

Turunç kabuğu: Sinefrin isminde bir madde içerir. Bu madde, metabolizmayı çok güçlü bir şekilde hızlandırır. Üstelik bunu yaparken kalp damar sisteminde yan etkiler de yapmaz. Mis gibi kokusu da cabası...

Acı kırmızıbiber: Acı kırmızıbiber yemek metabolizmayı hızlandırıyor ve yağ yakmanızı artırıyor. Ne kadar acı olursa, o kadar iyi. Fakat unutmayın, piyasada satılan ve zayıflattığı iddia edilen haplara karşı uyarıyorum sizi, sakın doktor önerisi olmadan kullanmayın!

Greyfurt: İnsülin hormonu üzerinde baskılayıcı etkisi olduğu düşünülüyor. Greyfurt yemek de, yağ yakmayı artırıyor.

Kuşburnu: Vücuttaki yağ oranını azaltıyor, yağ yakmayı artırıyor. Fakat iştah üzerine etkili değil.

Metabolizma hızlandırıcı ve zayıflamaya yardımcı çay

- 1 tatlı kaşığı yeşil çay
- 1 tatlı kaşığı mate
- 1 parça (parmak büyüklüğünde) turunç kabuğu

- 2 adet acı kırmızıbiber
- 250 cc kaynar su

Bitkiler porselen ya da cam bir bardağa konulur. Üzerine kaynar su eklenir. Ağzı kapatılarak 5-10 dakika demlendikten sonra içilir. Günde 3-4 fincan içebilirsiniz.

Yüksek tansiyon ve kalp hastaları yeşil çay ve mateyi sınırlı tüketmelidir.

Tatlı isteğini azaltan çay

- 1 tatlı kaşığı rezene
- 1 parça (parmak büyüklüğünde) meyankökü
- 1 çubuk tarçın

Bitkiler porselen ya da cam bir bardağa konulur. Üzerine kaynar su eklenir. Ağzı kapatılarak 5-10 dakika demlendikte sonra içilir. Günde 3-4 fincan içebilirsiniz.

Dr. Ümit Aktaş'ın zayıflama diyeti

KAHVALTI
Şekersiz çay-bitki çayı veya kahve
Bir bardak süt (haftada 3 gün, kaymaksız)
Dört parmak büyüklüğünde peynir (sevdiğiniz peyniri yiyebilirsiniz)
5 adet zeytin
Haftada 2 gün haşlanmış yumurta
Mevsim yeşillikleri

ARA ÖĞÜN
10-12 adet badem veya fındık (kavrulmamış)

ÖĞLEN
Avuç içi büyüklüğünde ızgara et (kırmızı et veya tavuk ya da balık/ haftada 5 gün)
Kuru baklagil (haftada 2 gün)
Salata (1 yemek kaşığı limon/nar ekşisi/sirke ve 1 tatlı kaşığı zeytinyağı kullanabilirsiniz)
1 kâse yoğurt (ev yoğurdu)

ARA ÖĞÜN
1 porsiyon mevsim meyvesi

AKŞAM

1 tabak sebze yemeği (1 yemek kaşığı zeytinyağı ile)

Salata (1 yemek kaşığı limon/nar ekşisi/sirke ve1 tatlı kaşığı zeytinyağı kullanabilirsiniz)

1 kâse yoğurt (ev yoğurdu)

ARA ÖĞÜN

1 porsiyon kuru erik (7-8 adet)

DİKKAT!

- Liste harici hiçbir gıda tüketmeyiniz.
- Öğünlerin saatlerini kendi yaşam tarzınıza göre ayarlayabilirsiniz. Ancak akşam yemeğini 21.00'dan önce yiyiniz.
- Günde en az 2-2,5 lt. su içilmelidir.
- Öğlen ve akşam öğünleri değiştirilebilir.
- Mevsiminde, haftada en az 3 öğün semizotu salatası yenmelidir.
- Yukarıdaki diyet sağlıklı yetişkinler içindir. Eğer herhangi bir sağlık probleminiz varsa, doktorunuza danışınız.
- Diyetinizin yanında haftada 4 gün, günde 1 saat tempolu yürüyüş yapınız.
- Günlük yaşamınızı hareketli hale getiriniz. Asansör kullanmayın, merdiven çıkın, yürüyebileceğiniz her yere yürüyerek gidin, hareket etmek için her fırsatı değerlendirin.

Dokuzuncu Bölüm:

HANGİ HASTALIKTA NE YAPMALIYIM?

Sık sorulan sorular

SORU: "37 yaşında bir erkeğim. Birkaç kilo fazlam var ve günde 10 tane kadar sigara içiyorum. Çok hareketli yaşamıyorum, muhasebeciyim, masa başında çalışıyorum. Evliyim ve 4 yaşında bir kızım var. Ailemdeki erkeklerde sık görülen bir gizli kalp hastalığı var. Babam ve amcam hiçbir şikâyetleri yokken, genç yaşta geçirdikleri ilk kalp krizlerinde öldüler, ikisi de 55 yaşını göremedi. Ben kızımın büyüdüğünü görmek istiyorum, kendimi korumak için ne yapmalıyım?"

CEVAP: Kalp ve damar hastalıkları çoğu zaman belirti verse de, kimi zaman hiç belirti vermeden ani ölümlere yol açabilir. Eğer ailenizde kalp hastalığı öyküsü varsa korunmanız gerekir.

Öncelikle, sigarayı bırakın. Yanınızda bile içilmesine izin vermeyin. Pasif içicilerin sigara içenler kadar risk altında olduğu gösterildi.

Fazla kilolarınızı verin, ancak hızlı bir şekilde değil. Dengeli ve sağlıklı diyetlerle, doktor kontrolünde ve yavaşça kilo vermelisiniz. Dengesiz diyetler uygulayarak kısa sürede hızla kilo kaybetmek kalp krizinden ölüm oranlarını artırıyor.

Bir an önce egzersiz yapmaya başlayın. Haftada en az 3 gün ve günde en az 1saat egzersiz yapın. Ağırlık kaldırmak vb egzersizleri tavsiye etmiyorum, haftada bir halı sahada maç yapmak da tavsiye etmediklerim arasında. En kolay ve en etkili egzersiz yürüyüştür. Her yerde, her zaman yürüyebilirsiniz. Önce kısa yürüyüşlerle başlayın, her hafta 5 dakika artırarak 1 saatlik yürüyüşlere kadar uzatın. Spor salonlarına kapanmak yerine açık havada yürümenizi tavsiye ediyorum. En çok keyif aldığınız güzergâhlarda yürüyün, sahilde, doğada, sevdiğiniz caddede...

Günlük hayatınızı hareketli hale getirin. Yürüyebileceğiniz her yere yürüyerek gidin, asansör yerine merdiven kullanın, her türlü egzersiz imkânını değerlendirin.

Kolesterol yüksekliği kalp hastalığı riski açısından anlamlı görünüyor. Ancak tek risk faktörü değil. Kolesterol düşürücü ilaçları hastalarıma mecbur kalmadıkça önermiyorum. Bu tarz ilaçların çok ciddi yan etkileri var. Kalp hastalığı riskini azaltacağım diye hastaları başka yan etkilere maruz bırakmak anlamlı değil. Bunun yerine beslenmeyi düzenlemek, fazla kiloları vermek, sigarayı bırakmak ve düzenli egzersiz yapmak çok daha önemli.

Margarinleri ve trans yağları evinizden içeri sokmayın. Yağ olarak sadece saf sızma zeytinyağını kullanın, onu da günde 3 yemek kaşığından fazla tüketmeyin.

Rafine tuzu hayatınızdan çıkarın. Kristal kaya tuzu veya artık marketlerde bile satışı yapılan potasyum tuzlarını tercih edebilirsiniz. Potasyum içeren kayısı, muz gibi besinleri bolca tüketin.

Şekeri hayatınızdan çıkarın. Şeker zehirdir, damar harabiyetine yol açar.

Bol sebze tüketin. Kırmızı eti haftada iki seferden fazla tüketmeyin.

Yeterli miktarda su için. Kriteriniz idrar renginiz olmalı. Eğer idrarınız su rengi ise, yeterince su içiyorsunuz demektir. Koyu renk ise, daha çok su içmelisiniz.

Her gün en az bir porsiyon mor meyve tüketin.

Her gün 1 yemek kaşığı ketentohumu tüketin. Ketentohumunu öğütülmüş almayın, kendiniz öğütüp hemen tüketin.

Her gün 1.000 mg Omega-3 takviyesi alın. Kalp damar hastalığı riskini azaltacaktır.

Her gün likopen takviyesi alın. Likopen, domatesin içinde bulunan bir maddedir. Cambridge Üniversitesi'nde yapılan bir çalışmada, likopenin kalp krizi ve inme riskini azalttığı gösterildi.

Hiçbir şikâyetiniz olmasa bile, en azından senede bir kere doktor kontrolüne gidin ve doktorunuzun tavsiyelerine uyun.

Ve son olarak, stresten uzak yaşayın. Sevdiklerinizle beraber huzurlu ve sevgi dolu bir yaşam sürmeye gayret gösterin. Stres ve mutsuzluk kalp hastalığı riskini artırıyor.

Size kızınız ve eşiniz ile beraber uzun bir ömür diliyorum.

Kalp ve damar hastalıklarından korunmak için çay

- 1 tatlı kaşığı alıç
- 1 tatlı kaşığı yeşil çay
- 1 tatlı kaşığı kuşburnu
- 1 tatlı kaşığı zeytin yaprağı
- 250 cc kaynar su

Bitkileri cam veya porselen bir demliğe koyun, üzerine kaynar su ekleyip ağzını kapatarak demlenmesi için 5-10 dakika bekletin. Sakın kaynatmayın. Her gün 3- 4 fincan içebilirsiniz.

Dikkat:

Eğer yüksek tansiyon hastası iseniz, yeşil çay kullanmayınız. Tansiyonunuzu yükseltebilir ve çarpıntı yapabilir!

SORU: "19 yaşında bir genç kızım. Üniversite 2. sınıfta okuyorum. İlk defa 12 yaşında âdet gördüm ve o günden bu yana her ay âdet dönemim kâbus gibi geçiyor. Âdet görmeden 3-4 gün önce şikâyetlerim başlıyor. Şiddetli bir karın ağrısı ve gerginlik hali yaşıyorum. Tüm vücudumun balon gibi şiştiğini hissediyorum ve aşırı sinirli oluyorum. Yaptığım hiçbir işe konsantre olamıyorum, etrafımdaki insanlarla sürekli kavga ediyorum. Sınavlarım âdet haftalarıma denk gelmesin diye dua ediyorum. Tüm bunlar her ay tekrarlanıyor. Hayatım boyunca bunları tekrar tekrar yaşayacağımı düşününce perişan oluyorum. Bunun bir çaresi yok mu? Artık bıktım, lütfen bana yardım edin."

CEVAP: Premenstrüel sendrom (PMS/Adet Öncesi Sendrom) denilen âdet öncesi şikâyetler dizisi genç kadınların neredeyse yarısı tarafından yaşanır. Her kadında şiddeti farklı olmakla birlikte, kimi hastalar gerçekten de bu kadar şiddetli sıkıntılar yaşayabilirler.

Premenstrüel sendromu bu kadar şiddetli yaşayan kadınlarda tiroit bezinin az çalıştığından şüpheleniriz (hipotiroidi). Teşhisi çok basittir, sadece bir kan tahlili ile teşhis koyabiliriz. Tahlilde tiroit hormonlarının seviyesine bakmak yeterli değildir, otoimmün tiroid hastalıkları için antikorlara da bakmak gerekir. Size tavsiyem, öncelikle doktorunuza başvurarak tiroit testlerinizi yaptırmanız. Eğer hipotiroidi hastalığı tespit edilirse, tedavi edildiği zaman âdet dönemindeki şikâyetleriniz de düzelecektir. Ayrıca cinsiyet hormonlarınızın da seviyelerine bakmak gerekir. Eğer herhangi bir hormonal dengesizlik varsa, tedavi edilmediği sürece şikâyetleriniz düzelmez.

Bu dönemde vücut su tutmaya başlar ve ödem oluşur. Bunu engellemek için âdet döneminden 1 hafta önce tuz almayı bırakın ve maden suyu veya soda tarzı içeceklerden uzak durun, daha az şiştiğinizi göreceksiniz.

Beslenmenizde sebzelere ağırlık verin. Özellikle kereviz ve havuç gibi sebzeler ödemin çözülmesine yardımcı olacaktır. Et ve hayvansal protein içeren besinler almayın.

Ketentohumu ve maydanoz gibi bitkisel östrojen içeren besinler tüketin.

Şeker yemeyin.

Âdet dönemini rahat geçirebilmek için, hayatınızın her döneminde düzenli egzersiz yapın. Spor yapmak endorfinleri salgılatır. Endorfinler, vücutta salgılanan ağrı kesicilerdir, insana mutluluk verir ve stresten korur.

Huzursuzluk hissi, gerginlik ve sinirlilik hali için uyarıcı içeceklerden kaçının: Çay ve kahveyi azaltın. Bunların yerine adaçayı ve sakinleştirici papatya, melisa gibi bitki çaylarını tercih edin.

Kalsiyum takviyeleri almak premenstrüel sendrom (PMS) şikâyetlerini azaltıyor. Ayrıca *Evening primrose* ve hayıtotu (*Vitex agnus castus*) premenstrüel sendrom tedavisinde son derece etkili bitkilerdir.

B6 vitamini, E vitamini, çinko ve magnezyum takviyeleri almak, şikâyetlerinizin azalmasına yardımcı olacaktır. Tüm bu takviyeler için doktorunuza başvurunuz. Sınavlarınızda başarılar diliyorum.

Premenstrüel sendrom (âdet öncesi sendrom) çayı

- 1 çubuk meyankökü
- 1 tatlı kaşığı adaçayı
- 1 tatlı kaşığı papatya
- 250 cc kaynar su

Bitkileri cam veya porselen bir demliğe koyun, üzerine kaynar su ekleyip ağzını kapatarak demlenmesi için 5-10 dakika bekletin. Sakın kaynatmayın. Âdet döneminde ve öncesinde her gün 3- 4 fincan içebilirsiniz.

SORU: "43 yaşındayım ve iki çocuk annesiyim. Bugüne kadar önemli bir sağlık problemi yaşamadım. Hamileliklerim normal geçti. Son hamileliğimde aldığım kiloları bir türlü veremediğim için doktoruma başvurdum. Doktorum beni bir diyet programına aldı. Programın başında bazı kan tahlilleri ve tiroit ultrasonu istedi. Tiroit ultrasonunda 2 tane nodül görüldü. Doktorum kan tahlilinde tiroit hormonları normal olduğu için herhangi bir tedavi başlamaya gerek olmadığını, takip etmenin yeterli olacağını söyledi. Fakat ben tedirginim. Tiroidimde nodül olduğunu bile bile hiçbir şey yapmamak beni rahatsız ediyor. Kötü bir hastalığa çevirmesinden korkuyorum. Bu nodüller benim sağlığımı etkiler mi? Ben ne yapabilirim?"

CEVAP: Tiroitte görülebilen nodüller, her zaman tiroit bezinin fonksiyonunu etkilemez. Çoğu zaman tiroit fonksiyonları etkilenmemiştir, tiroit bezi normal çalışmasına devam ediyordur. Tiroidin fonksiyonlarını etkilemeyen bu nodüllere 'soğuk nodül' adını veriyoruz.

Anlaşılan sizin sahip olduğunuz nodüller de soğuk nodül, tiroit bezinin çalışmasını etkilememiş ve meslektaşım herhangi bir tedaviye gerek görmemiş.

Öncelikle kaygılarınızı giderip sizi rahatlatayım. Her tiroit nodülü kötü bir hastalığa dönmez. Tam tersine, tiroit nodüllerinin kötü hastalığa dönme ihtimali çok düşüktür. Tüm tiroit nodüllerinin sadece yüzde 5'inden daha azı kansere dönüşebilir. Yani nodüllerin yüzde 95'i iyi huyludur. Kötü bir hastalığa dönüşmesinden korkmanıza gerek yok, rahatlayın.

Tiroit bezinin çalışmasını etkilemeyen ve kanser şüphesi taşımayan sizin sahip olduğunuz tarzdaki soğuk nodüllerde, ben hastalarımı düzenli kontrollere çağırıp takip ediyorum. Size de doktor kontrollerinizi ihmal etmemenizi tavsiye ediyorum.

Kilolarınızı vermek için çaba harcamanızı ve bu amaçla bir doktor kontrolünde diyet programına girmenizi takdir ediyorum. Bu sayede haberiniz olmayan tiroit nodüllerinize teşhis konulmuş, gereken takipler planlanmış. Tüm kilo verme programları doktor kontrolünde yapılmalıdır.

Peki, bunların haricinde ne yapılabilir?

Tiroit hastalıklarında iyot eksikliği son derece önemlidir. Düzenli ve yeterli iyot kullanmanızda fayda var.

İyot içeren besinleri bu kitabın 'Vitamin ve Mineraller' bölümünde anlattım. Deniz ürünlerinde, sebzelerde ve soğanda iyot mevcut, bol bol tüketebilirsiniz. Özellikle dereotunu her gün sofranızdan eksik etmeyin.

Tiroit nodüllerinde, selenyum minerali kullanımını her zaman tavsiye ediyorum. Selenyum vücut fonksiyonlarımız için çok önemli bir mineral. Selenyumun gücünü artırmak için E vitamini ile beraber kullanmanız gerekir. Ayrıca, doğal selenyum kaynakları olarak soğan ve sarımsak tüketmek de faydalı olacaktır.

Çinko, tiroit için çok önemli bir mineraldir. Tiroit bezi, hormon üretimi için çinkoya ihtiyaç duyar. Sağlıklı tiroit çalışması için C vitamini ile beraber çinko takviyesi almanızı öneriyorum.

Her ne kadar soğuk tiroit nodüllerinin kansere dönüşme ihtimali çok düşükse de, yine de korunmakta fayda var. Kanser engelleyici etkisi olduğu için her gün Omega-3 takviyesi almanızı öneriyorum. Kullanacağınız Omega-3'ün dozu ve seçimi konusunda doktorunuza başvurmanız gerekecek. Piyasada bulunan Omega-3 takviyelerinin çoğu istenilen kalitede değil maalesef. İnsan vücudunda faydalı olabilmesi için, içindeki EPA ve DHA yağ asitleri oranının 3/2 olması gerek. Bu orana bağlı kalarak rakam ne kadar yükselirse, Omega-3'ün vücuttaki biyoyararlanımı o kadar artıyor. Omega-3 takviyeleri, kilo vermenizi de kolaylaştıracaktır.

Tiroit nodüllerinden korkmayın. Doktor kontrollerinizi ihmal etmeyin, beslenmenize dikkat edin, takviyelerinizi düzenli almayı unutmayın. Kötü bir hastalığa dönüşür korkusunu kafanızdan atın, kaygıyla yaşamak sağlığınızı ve huzurunuzu bozar. Çocuklarınızla beraber uzun bir ömür yaşayacaksınız.

SORU: "34 yaşındayım. Ailemde meme kanseri çok sık görülüyor. Annemi ve teyzemi meme kanserinden kaybettik. Teyzemin kızı benden 16 yaş büyük, geçen sene meme kanseri teşhisi konuldu. Ben ve ailemdeki tüm kadınlar meme kanseri korkusuyla yaşıyoruz. Meme kanserinden korunmak için ne yapabiliriz?"

CEVAP: Başınız sağ olsun, kayıplarınız için çok üzüldüm.

Meme kanseri kadınlarda en sık görülen kanser tipidir. Son rakamlara göre, neredeyse her 10 kadından biri meme kanserine yakalanıyor. Ailesinde meme kanseri olanlarda meme kanseri olma riski artıyor, korkmakta haklısınız.

Ama çaresiz değilsiniz, meme kanseri olmak kaderiniz değil. Birtakım tedbirler alarak bu riski azaltabilirsiniz. Öncelikle kendi kendinizi muayene etmeyi öğrenin. Memelerinizi düzenli aralıklarla muayene edin. Herhangi bir kitleden şüphelenirseniz hemen doktorunuza başvurun.

İkinci olarak, senede bir kere herhangi bir şikâyetiniz olmasa bile doktorunuza başvurarak meme muayenesi yaptırın. Ailesinde meme kanseri olan tüm kadınlara tavsiye ediyorum bunu.

Çocuk doğurmayan ve emzirmeyen kadınlarda meme kanseri daha sık görülüyor. Çocuk doğurun ve çocuğunuzu emzirebildiğiniz kadar emzirin. Emzirmek sadece çocuğunuzun sağlığını korumaz, sizi de meme kanserinden korur.

Menopoz sonrası şikâyetlerini gidermek için kullanılan hormon tedavileri meme kanseri riskini artırıyor. Menopoz sonrasında hormon tedavileri kullanmayın! Eğer çok fazla menopoz şikâyeti yaşıyorsanız, bununla ilgili bitkisel çözümler var, fitoterapi uzmanı bir doktora başvurun.

Radyasyona maruz kalmak meme kanseri riskini artırıyor. Sizin ailenizde meme kanseri öyküsü olduğu için radyasyon almanıza sebep olacak görüntüleme yöntemlerinden ve tedavilerden özellikle kaçınmanızı öneriyorum.

Obezite meme kanseri riskini artırır. Fazla kilolarınızı verin ve normal kiloda kalabilmek için beslenmenize dikkat edin, hareketli yaşayın, egzersizi ihmal etmeyin. Meme kanseri açısından bilinen en yüksek risk alkol kullanımıdır. Alkolden uzak durun, hayatınızdan çıkarın.

Gelelim beslenmeyle ilgili önerilere... Beta-karoten meme kanserine karşı koruyor. Beta-karoten açısından zengin yiyecekleri bol bol tüketin. Karalahana, havuç, balkabağı, şeftali ve bildiğiniz tüm turuncu ve kırmızı sebze meyveler sizi meme kanserinden koruyucu etkiye sahip. Yiyebildiğiniz kadar yiyin.

Omega-3 meme kanserinden koruyor. Omega-3 açısından zengin olan ketentohumu, ceviz, semizotu ve balıkları her zaman sofranızda bulundurun. Sizin ailenizde meme kanseri sık görüldüğü için, sadece gıda olarak almanız yetmez, ayrıca size günde 1.000 mg Omega-3 takviyesi almanızı tavsiye ediyorum.

Brokolide bulunan 'sülforafan' ve 'indol' bileşikleri meme kanserine karşı koruyor. Bol bol brokoli, brüksellahanası ve lahana türleri yemenizi tavsiye ediyorum.

Soyafasulyesi de meme kanserine karşı koruyor. Bolca soya tüketen Uzakdoğu toplumlarında meme kanseri daha az görülüyor. Fırsat buldukça soya tüketin. Tabii ki GDO'suz soya olması koşuluyla!

C vitamini kansere karşı koruyucu etkiye sahip. Meme kanserinden korunmak için C vitamini takviyesi almanızı tavsiye ediyorum.

Selenyum meme kanserine karşı da koruyor. Mutlaka E vitamini ile beraber kullanmalısınız, daha güçlü koruyacaktır.

Sadece beslenmenize dikkat ederek meme kanserinden korunamazsınız. Ama bu yazdığımız önerilere dikkat ederek ve doktor kontrollerinizi aksatmayarak riski çok aşağılara çekebilirsiniz.

SORU: "7 yaşında bir kızım var. Bu sene ilkokul 1. sınıfa gidiyor. Okullar açıldı açılalı hastalıktan kurtulamıyor. Sürekli burnu akıyor ve öksürüyor. Bağışıklık sistemini kuvvetlendirmek için ne yapmalıyım?"

CEVAP: Okul çağı, gözünüzden sakınarak büyüttüğünüz çocuğunuzun kalabalık sınıflara girmesiyle, bol bol mikropla karşılaştığı dönemdir. Eğer biraz da beslenme problemi varsa ve bağışıklık sistemi zayıflamışsa, yakası hastalıktan kurtulmaz artık.

Çocuğunuzun mikroplarla karşılaşıp hastalanmasından korkmayın. Bağışıklık sisteminin mikropları tanıyarak savunma geliştirebilmesi için bu gerekli. Önemli olan, bağışıklık sisteminin dengeli çalışmasını sağlamak, o zaman hastalıklardan korkmanıza gerek kalmayacak.

Bağışıklık sisteminin desteklenmesinin ilk kuralı, probiyotik bakterileri takviye etmektir. Probiyotikler, bizim bağırsaklarımızda bulunan faydalı bakteriler. Bağışıklık sisteminin ilk savunma duvarını probiyotikler oluşturur. Eğer probiyotiklerinizin yapısında bozulma varsa, bağışıklık sisteminiz zayıflar, sık sık hasta olursunuz. Sağlıklı ve güçlü probiyotik bakteri yapısının üst ve alt solunum yolu enfeksiyonlarına karşı koruyucu olduğu gösterildi. Probiyotiklerinizi desteklemeniz son derece önemli.

Probiyotik takviyeleri için doktorunuza başvurabilirsiniz. Kızınız için uygun probiyotik takviyesini yazacaktır. Burada en önemli konu, kullanacağınız probiyotik takviyelerinin bağırsakta çözünen kapsül formunda olmasıdır. Eğer bağırsakta değil midede çözünüyorsa, aldığınız probiyotik bakterilerin çoğu mide asidinde ölür ve vücudunuza hiçbir fayda sağlamaz.

Probiyotikleri desteklemek için probiyotik yoğurdunuzu evde yapın ve turşu kurun. Çocuğunuza ev yoğurdu ve turşusunu sevdirin. Probiyotik yoğurt yapımı için bu kitabın 1. Bölümünde'ki tarifimizi kullanabilirsiniz.

Omega-3 bağışıklık sistemini destekliyor. Önemli nokta, kullandığınız Omega-3 takviyesindeki EPA/DHA oranının 3/2 oranında olması. Kızınız için günde 500 mg Omega-3 yeterlidir. Uygun Omega-3 için doktorunuza başvurunuz.

Arıların ürettiği 'propolis' bağışıklık sistemini destekliyor. Kızınız için propolis takviyeleri de kullanabilirsiniz.

C vitamini enfeksiyonlara karşı vücut direncini artırıyor. Her gün 1 portakal veya C vitamininden zengin olan soğan, yeşil sebzeler gibi besinler çocuğunuzun bağışıklık sistemini destekler.

Dengesiz beslenme, bağışıklık sistemini zayıflatan en önemli faktör. Çocuğunuzun beslenmesine özen gösterin. Öğün atlamamasını sağlayın. Her gün protein alması ve mevsimsel sebze meyve ağırlıklı beslenmesi gerekiyor.

Çocuklarda sebze yemeye karşı bir isteksizlik oluyor. Bunu aşmak için sakın ısrarcı olmayın. Yemekle ilgili ödül ve ceza vermeyin. Ama ara öğünlerde abur cubur atıştırmasına da izin vermeyin. Sadece yemekte ne varsa onu yiyeceğini bilmeli. Yemeklerini çocuğunuzun seveceği şekilde, renkli ve süslü bir tarzda servis edin. Tabak çocuğunuz için cazip olsun. Unutmayın, bebekliğinden itibaren nasıl bir beslenme alışkanlığı verirseniz, öyle gider. Anne baba olarak çocuğunuza örnek olmalısınız. Çocuğunuzun nasıl beslenmesini istiyorsanız, siz de öyle beslenmelisiniz. Fast food yiyen bir anne babanın çocuğu sebze âşığı olamaz.

Tüm besinleri mevsiminde yedirin. Yazın domates, kışın portakal yiyin. Eğer çocuğunuzu mevsimi dışında besinlerle beslerseniz, çocuğunuzun ileride kanser olmasına sebep olursunuz. Kışın domates, salatalık satın almayın.

Çocuğunuza işlenmiş gıda yedirmeyin. İşlenmiş gıdalar probiyotiklerin yapısına zarar veriyor. Bağışıklık sistemini olumsuz etkiliyor. Doğal gıdalardan şaşmayın. Bulabiliyorsanız, organik gıda satın alın. GDO'lu gıdaları evinize sokmayın. Şeker, şekerli gıdalar ve asitli içecekler bağışıklık sistemine zarar veriyor. Şeker zehirdir, çocuğunuza yedirmeyin.

Bağışıklık sistemini dengelemek ve hastalıkları kolay atlatmasını sağlamak için aşağıda tarifini verdiğim çayı içirmenizi tavsiye ediyorum.

Soğuk algınlığı için çay

- 1 tatlı kaşığı adaçayı
- 1 tatlı kaşığı kuşburnu
- 1 tatlı kaşığı ıhlamur
- 250 cc kaynar su

Bitkileri cam veya porselen bir demliğe koyun, üzerine kaynar su ekleyip ağzını kapatarak demlenmesi için 5-10 dakika bekletin. Sakın kaynatmayın. Günde 3-4 bardak içirebilirsiniz. Kızınıza sağlıklı ve başarılı bir öğrenim hayatı diliyorum.

SORU: "49 yaşında bir kadınım. Menopoza giren arkadaşlarımın yaşadığı sıcak basmalarını gördükçe kaygılanıyorum. Sıcak basmalarından ve kemik erimesinden korunmak için ne yapmalıyım?"

CEVAP: Menopoz, doğal bir süreçtir. Kadınların âdetten kesildiği döneme menopoz adı verilir. Bu dönemde, yumurtalıklarda bulunan yumurtalar tükenmiş ve doğurganlık dönemi sona ermiştir. Buna bağlı olarak 'östrojen' ve 'progesteron' adı verilen kadınlık hormonlarında azalma meydana gelir.

Menopozun başlangıç dönemlerinde menopoz sonrası şikâyetleri denilen birtakım problemler oluşur. En sık görülen şikâyetler sıcak basması, gerginlik ve sinirlilik hali, baş ağrıları, ani terlemeler, unutkanlık, konsantrasyon eksikliği ve sık görülen idrar yolu iltihaplarıdır.

Menopoz şikâyetleri, menopoza giren kadınların tümünde meydana gelmez. Bazı kadınlar çok şiddetli yaşadığı gibi, bazı kadınlar da bu dönemi çok daha hafif atlatırlar. Yapılan çalışmalar, Batı toplumlarında menopoz şikâyetleri çok şiddetli yaşanırken, özellikle Uzakdoğu ve Asya toplumlarındaki kadınlarda menopoz şikâyetlerinin son derece az görüldüğünü göstermiştir.

Özellikle Çin ve Japonya'da menopoz şikâyetleri yok denecek kadar azdır. Hatta Japonca'da 'sıcak basması' teriminin karşılığı dahi bulunmaz. Burada ırksal ve toplumsal özelliklerin yanında, beslenme en önemli faktör olarak görülmüştür. Yüksek miktarda soyafasulyesi tüketmek kadınları menopoz şikâyetlerine karşı koruyor.

Menopoz döneminde hormon salgılarının azalması, uzun dönemde kemik erimesine yol açar. Menopoz sonrası yaklaşık olarak her dört kadından birinde kemik erimesi görülür. Kemik erimeleri, kemik kırıkları ve buna bağlı komplikasyonlara yol açar. Menopoz sonrası, kadınların kemik erimesine karşı korunmaları gerekir.

Menopoz sonrası sıcak basması şikâyetleri ve kemik erimesini engelleyebilmek için uygulanan en yaygın tedavi, hormon tedavisidir. Hormon tedavilerinde, menopoz sonrasında kadının vücudunda eksilen östrojen ve progesteron hormonları ilaç olarak verilir. Böylece menopoz şikâyetleri ve kemik erimesi engellenmeye çalışılır.

Hormon tedavisinin önemli yararları olabilir. Ancak, bu yararları sağlarken, bir yandan da çok önemli birtakım yan etkilere sebep oluyor. Özellikle kanser riskini artırdığı gösterildi. En çok meme kanserini tetikliyor.

Hormon tedavileri sadece kanser riskini artırmıyor. Ayrıca kanın pıhtılaşmasını artırarak damar tıkanıklıklarına sebep oluyor, safra taşı riskini artırıyor, depresyona sebep olabiliyor, karaciğer problemlerine sebep olabiliyor, rahimde miyomları artırabiliyor, vücutta su tutarak ödem oluşturuyor ve daha pek çok yan etkiye sahip.

Tıp biliminin ilk prensibi, 'önce zarar verme' şeklinde ifade edilir (*Primum nihil nocere*). Herhangi bir tedaviyi seçerken, hastanız için en az yan etki yaratacak, en az zarar verecek tedaviyi seçeceksiniz.

Bu kuralı her zaman doktorluk mesleğinde ilk kural olarak benimsedim. Bu sebeple, menopoz şikâyetleri için hormon tedavileri kullanılmasına karşı çıkıyorum. Bu kadar fazla yan etkiye sebep olan bir tedaviyi hastaya uygulamak konusunda ısrarcı olmak benim doktorluk anlayışıma sığmıyor.

Hormon tedavileri yerine bugün dünyada uygulanan önemli bitkisel tedaviler var. Black cohosh (*Cimicifuga racemosa*/Karayılanotu) olarak adlandırılan bitki, dünyada menopoz şikâyetlerini tedavi etmek için yaygın olarak kullanılıyor ve oldukça başarılı. Aynı şekilde, soyafasulyesinden elde edilen izoflavon bileşikleri, meyan kökü ve hayıtotu da olumlu sonuçlar veriyor. Bu bitkilerden faydalanmak için doktorunuza başvurabilirsiniz.

Bunlar dışında kendi kendinize alabileceğiniz birtakım önlemler var.

Beslenmenizde ketentohumu bulundurmak sizi rahatlatacaktır. Ketentohumu bitkisel östrojenler ve Omega-3 içerir. Sizi menopoz şikâyetlerinden korur.

Her gün bir avuç dolusu kuru erik yiyen kadınlarda kemik erimesi riskinin daha düşük olduğu gösterildi. Kemik erimesinden korunmak için kuru erik tüketebilirsiniz.

Kalsiyum ve magnezyum almak menopoz döneminde çok önemli, kalsiyum kaynağı olarak yeşil yapraklı sebzeleri tercih etmenizi öneriyorum. Dereotu, aynı miktardaki sütün iki katı kadar kalsiyum içeriyor.

Soyafasulyesi bitkisel östrojenler içerdiği için menopoz şikâyetleri ve kemik erimesinden koruyor. GDO'suz soya bulabilirseniz, her gün birkaç yemek kaşığı tüketmenizi öneririm.

Her gün en az 30 dakika yürüyüş yapmanızı öneriyorum. Menopoz sonrasında metabolizma yavaşlar ve kas dokusu zayıflar. Egzersiz sizi sağlıklı kılacaktır. Yürüyüşünüzü açık havada yapmanızı ve güneş ışınlarından faydalanmanızı tavsiye ediyorum. Güneş ışığı D vitamini yapımını artırır ve sizi kemik erimesine karşı korur.

Kahve, alkol ve sigara, kalsiyum kaybına neden olurlar uzak durunuz.

Kemik erimesini engelleyici diyet

Şunları her gün mutlaka tüketiniz:

- 1 kâse haşlanmış soyafasulyesi (organik ve GDO'suz, bulabilirseniz)
- 8-10 adet siyah kuru erik (mürdüm eriği)

Aşağıdaki besin gruplarından her gün 4 porsiyon tüketiniz:

- 1 su bardağı süt (kaymaksız)
- 1 kâse ev yoğurdu (kaymaksız yerinden)
- 4 parmak büyüklüğünde peynir (az yağlı)
- 1 yemek kaşığı, taze öğütülmüş ketentohumu
- Yarım demet dereotu
- Yarım demet maydanoz
- Yarım demet roka
- Yarım demet pazı, ıspanak veya karalahana
- Yarım demet semizotu
- Yarım demet çiğ brokoli (rondoda parçalayabilirsiniz)

SORU: "52 yaşındayım. İdrar ile ilgili sıkıntılarım olunca, bir üroloji uzmanına muayeneye gittim. Doktorum, prostat bezimde bir büyüme olduğunu söyledi. Yapılan tahliller sonucu bunun iyi huylu bir prostat büyümesi olduğu ortaya çıktı. Bu durum prostat kanserine yol açar mı? Doktorum prostat büyümesi için bir ilaç verdi, ama ben doğal yöntemlerle ne yapabilirim?"

CEVAP: İyi huylu prostat büyümeleri 50 yaş üstü erkeklerde sık görülen bir sağlık sorunu. Prostat, mesanenin altında bulunan, idrar yolunu bilezik gibi çevreleyen bir salgı bezidir. Büyümeleri idrar yoluna baskı yaptığı için hastalarda idrar sıkıntılarına yol açar. Özellikle geceleri sık idrara çıkma ve idrar yapma güçlüğü yaratabilir.

Öncelikle sizi rahatlatayım; iyi huylu prostat büyümeleri, prostat kanseri anlamına gelmez. Çok nadir hastada ilerleyen evrelerde prostat kanseri görülebilir. Bu riski ortadan kaldırmak için senede bir kere doktorunuza kontrole gitmenizi ve PSA seviyelerinize baktırmanızı tavsiye ediyorum.

Domatesin içinde bulunan 'likopen' maddesinin prostat kanserine karşı koruyucu olduğu gösterildi. Yeterli likopen alabilmek için mevsiminde bol bol domates yiyin. Kış sezonu için domates konserveleri hazırlayın. Doğal domateslerden hazırlanmış ev salçası likopen deposudur, çok az miktarda kristal kaya tuzu ile yapılmış olması kaydıyla bol salça tüketin. Kabakçekirdeği prostat büyümelerine karşı etkili. Fakat aynı zamanda çok yüksek kalori içerir. Kilo almamak için kabak çekirdeğini kontrollü tüketin.

Sawpalmetto bitkisi iyi huylu prostat büyümelerine bağlı belirtileri azaltıyor ve prostat sağlığını koruyor. Kullanmanızda fayda var.

Sizde prostat büyümesi zaten başlamış olduğu için bu beslenme önerileri yanında, likopen ve sawpalmetto içeren takviyeleri kullanmanızı tavsiye ediyorum. Bu takviyeleri mutlaka doktor kontrolünde kullanın ve prostat muayenesi için doktor kontrollerinizi lütfen aksatmayın. Şifalar diliyorum.

SORU: "56 yaşındayım. 4 sene önce 'romatoid artrit' hastalığına yakalandım. Doktorlarım kortizon ve ağrı kesici ilaçlara başladılar. Bu ilaçların pek çok yan etkisi olduğunu biliyorum. Kullanmak istemiyorum, fakat ilaç almadığım zaman ağrılar beni perişan ediyor. Doğal yöntemler kullanarak ne yapabilirim? Bu hastalıktan kurtulma şansım var mı? Nasıl beslenmeliyim?"

CEVAP: Romatoid artrit ya da genel tabiriyle iltihaplı romatizma, son yıllarda artış gösteren bir hastalık. Toplumda yaygın bir şekilde görülüyor.

Romatizmal hastalıklar, otoimmün hastalıklar sınıfına girer. Yani hastalığın sebebi bağışıklık sisteminin aşırı ve yanlış çalışmasıdır. Bu hastalarda, bağışıklık sistemi vücudun dokularını yabancı doku olarak algılar ve vücut dokuları ile savaşmak için antikorlar üretir. Romatoid artritte bağışıklık sistemi sürekli olarak eklemlere saldırmaya devam eder. Bu saldırı sonucunda eklemlerde iltihabi reaksiyon (enflamasyon) ve harabiyet meydana gelir.

Romatizmal hastalıkları kontrol altında tutmak için kullanılan ilaçların tamamı ciddi yan etkilere sahiptir. Gerek kortizon, gerekse bağışıklık sistemini baskılayan ilaçlar ciddi yan etkilere sebep olurlar. Ağrı kesici ilaçlar ise hiç de masum değildir; karaciğer harabiyeti, kanama bozuklukları ve mide yan etkilerinin dışında, ağrı kesicilerin sürekli kullanılmasının romatizmal iltihabı artırdığı gösterildi.

Yani siz romatizmal ağrılarınız için sürekli olarak ağrı kesici alıyorsunuz, ilaç ağrınızı kesiyor, fakat sürekli kullanımda bir süre sonra romatizmal iltihabı daha çok artırıyor. Romatizmal iltihap arttığı için daha çok ağrınız oluyor, daha çok ağrı kesici alıyorsunuz ve iltihap daha çok artıyor! Tamamen bir kısır döngünün içine giriyorsunuz. Ne ağrı kesicileri bırakabiliyorsunuz, ne de hastalığınız iyileşiyor. Ağrı kesicilere bağımlı, ağrılarla dolu bir hayat yaşıyorsunuz.

Öncelikle romatizmal hastalıklardan sıkıntı yaşayan herkesi uyarıyorum, ağrı kesici ilaçları kullanmayı bırakın! Ağrı kesici ilaçlar hastalığınızı daha çok artırıyor. Peki, başka ne yapılabilir?

Beslenme, romatizmal hastalıklarda çok önemli. Patlıcan, domates, patates ve biber gibi sebzelerin tümü aynı bitki ailesine mensuptur (*Solanaceae* ailesi). Bu grupta bulunan sebzelerin tüketilmesinin romatizmal iltihabı (inflamasyonu) artırdığı gösterildi. Romatizmal hastalığı olanlar domates, patlıcan, biber ve patatesten uzak durmalılar.

Gereğinden fazla beslenmek romatizmal şikâyetleri artırıyor. Romatizmal hastalığınız varsa, her zaman sofradan tam doymadan kalkmalısınız. Besin kısıtlaması sadece romatizmal şikâyetleri azaltmıyor, aynı zamanda ömrü de uzatıyor. Az besin tüketenlerin daha uzun yaşadıkları ispatlandı.

Romatizmal hastalıklar alevlenmeler ve sönmelerle ilerler. Hastalar bazı dönemlerde çok rahat ve ağrısız dönemler geçirirken, belli dönemlerde ise hastalıkları alevlenir, çok şiddetli ağrılar yaşarlar.

Romatizmanızın alevlendiği dönemlerde, bu kitabın 8. bölümünde bahsettiğimiz zayıflama diyetini ve çayını yapmanızı tavsiye ediyorum. Tabii bu diyeti yaparken yukarıda bahsettiğimiz domates, patlıcan, biber ve bu gruptan olan sebzelerden uzak durmalısınız.

Beslenmenizde özellikle kereviz, rezene, maydanoz, tam tahıllar ve ketentohumu olmasına özen gösterin. Bu besinleri bol bol tüketmek hastalığınıza karşı savaşma gücünüzü artıracaktır. Zerdeçal kökünün romatizmal iltihap üzerinde iyileştirici (antienflamatuar) etkisi olduğu ispatlandı. Her gün baharat olarak zerdeçal kullanmanızı tavsiye ediyorum.

Isırgan tıpkı zerdeçal gibi romatizmal hastalıklarda son derece etkili bir bitki. Isırganın yemeklerini ve salatalarını bol bol yemenizi tavsiye ediyorum. Taze ısırganı yakı olarak haricen de kullanabilirsiniz, çok faydasını göreceksiniz.

Romatizmal hastalıklarda 'ozonterapi' son derece başarılı tedaviler yapmamızı sağlıyor. Üstelik herhangi bir yan etki yaratmadan faydalı etkilerini görüyoruz. Hastalığınız için ozonterapi uygulayan bir hekime danışmanızı tavsiye ediyorum.

Spirulina bir su yosunu. Bağışıklık sistemini dengeleyici ve vücutta biriken zehirlerin yok edilmesini sağlayıcı (detoks) etkiye sahip. Romatizmal hastalıklarda tavsiye ediyorum. Tüm bu takviyeler için fitoterapi uzmanı bir hekime danışmanızı tavsiye ediyorum. Ama aşağıda vereceğim yakı ve çay tarifini evde hazırlayıp kendiniz de uygulayabilirsiniz.

Romatizmal hastalık, hastanın hayatı boyunca yanında dolaşan kötü huylu bir arkadaş gibidir. Onunla yaşamayı öğrenmeniz ve bütün hayatınızı ona göre planlamanız gerekir. Eğer hastalığınızı kabullenip yaşamınızı hastalığınıza göre planlamazsanız, sıkıntılarınız daha çok artar.

Yaşamınız zorlu geçecek, ama yaşam sevincinizi kaybetmeyin ve her şeye rağmen mutlu olmaya gayret gösterin. Mutluluk ve huzur ağrılarınızı azaltır.

Romatizmal hastalıklar için ısırgan yakısı

Yarım demet kadar taze ısırgan yaprağını ağrılı ekleminizin üzerine koyun. Sakın ısırganları çıplak elle tutmayın, elinizi dağlar. Temiz bir tülbentle ısırganları çok sıkı olmayacak şekilde sarın. 15 dakika bu yakı ile bekleyin. Sürenin sonunda tülbendi açın, ağrılı bölgeyi temiz bir bezle silin. Her gün 3 kere bu yakıyı uygulayabilirsiniz. Dikkat! Isırgan alerjisi olanlar ısırgan yakısını uygulamamalıdır.

Romatizma için çay

- 1 tatlı kaşığı ısırgan
- 1 tatlı kaşığı zencefil
- 1 çubuk meyankökü

Bitkiler 1 bardak suyla 2-3 dakika kadar kaynatılır. Süzülerek içilir. Günde 3-4 fincan içebilirsiniz.

SORU: "Kanser oldum. Etrafta çok fazla kanser olduğunu biliyordum, ama bir gün benim başıma da geleceğini hiç düşünmezdim. Sağlığıma çok dikkat ederim. Her sene muhakkak kontrollerimi yaptırır, doktoruma muayene olurum. Doktorum bu seneki rutin muayeneden sonra ultrason istedi. Aynı gün ultrason sonucu çıktı ve pankreasımda 2cm'lik bir tümör olduğunu öğrendim. Doktorum pankreas kanseri olduğumu söyledi. Sanki dünya başıma yıkıldı. Hiçbir şikâyetim yok. Ne ağrım var, ne kilo kaybım. Ama bir anda kanser teşhisi konuldu. Doktorlar ameliyat ve sonrasında kemoterapi önerdiler. Etrafımda kanser olup kemoterapi alan pek çok arkadaşım oldu. Neler yaşadıklarını gördüm. Onların yaşadıklarını yaşamak istemiyorum. Bu yüzden kemoterapiyi reddettim. Fakat kanseri de yenmek istiyorum. Henüz 58 yaşındayım ve çocuklarımla beraber daha uzun süre yaşamak istiyorum. Hayatta yapmak istediklerim bitmedi. Bu hastalığı yenmem gerek. Kanseri yenmek için ne yapabilirim?"

CEVAP: Öncelikle yaşam sevinciniz ve azminiz için sizi kutluyorum. Siz zaten böyle kararlı davranarak tedavinin yarısını hallettiniz, kanseri yenmeye başladınız. Kanseri yenmek için yapılacak ilk şey, hastanın dik durması ve kanseri yenmeye kararlı olarak hayata dört elle sarılmaya devam etmesidir.

Kanser çağımızın vebası, fakat bana göre kanserden daha büyük bir problem var. O da kanserde uygulanan tedaviler. Artık kanseri tedavi etmek üzere uygulanan kemoterapilerin bilimsel anlamda sorgulanmalarının vakti geldi de geçiyor.

Kitabın önceki sayfalarında yazdım, tekrar yazayım. Tıp biliminin ilk prensibi, 'önce zarar verme' şeklinde ifade edilir (*Primum nihil nocere*). Biz doktorlara tıp fakültesinde hocalarımızın öğrettiği ilk kural budur. Herhangi bir tedaviyi seçerken hastanız için en az yan etki yaratacak, en az zarar verecek tedaviyi seçeceksiniz. Hastanızda zarara yol açacak toksik tedavilerden kaçınacaksınız. Dünyanın neresinde olursa olsun, bir doktorun ilk prensibi hiçbir zaman hastasına zarar vermemek olmalıdır. Bu kuralı her zaman doktorluk mesleğinde ilk kuralım olarak benimsedim. Benim için tedavi sanatının vazgeçilmez kuralı hastaya zarar vermemek için çaba harcamaktır.

Bu sebeple, kanser hastalarına kemoterapi uygulanmasına karşı çıkıyorum. Bu kadar fazla yan etki yaratan bir tedaviyi hastaya uygulamak konusunda ısrarcı olmak, benim doktorluk anlayışıma sığmıyor. Yaşadığımız her gün vücudumuzda kanser hücreleri meydana gelir. Bu hücrelerin meydana gelmesi, bizi her gün kanser hastası yapmaz. Bağışıklık sistemi, oluşan bu kanser hücrelerini yakalar ve yok eder. Yani kanserden korunmada ve kanser tedavisinde en önemli nokta, bağışıklık sistemini desteklemek ve düzenli çalışmasını sağlamaktır.

Peki, kemoterapi ne yapıyor? Bağışıklık sistemini çökertiyor! Kemoterapi alan hastada bağışıklık sistemi diye bir şey kalmıyor, hasta her türlü hastalığa açık hale geliyor, hatta sık sık enfeksiyonlara yakalanıyor ve bu enfeksiyonlar kimi zaman hastanın ölmesine sebep oluyor. Kanserde en önemli savunma mekanizması bağışıklık sistemiyse, bizim kanseri tedavi etmek amacıyla kemoterapi uygulayıp bağışıklık sistemini çökertmemiz yanlış değil mi?

Size 'kanser teşhisi' konulmuş olması, sizin 'kanser hastası' olduğunuz anlamına gelmez.

Hastalık nedir? Hasta olduğunuz zaman ne olur? Hangi hastalığa yakalanırsanız yakalanın, birtakım ortak hastalık belirtileri vardır. Ağrınız olabilir, ateşiniz olabilir, sarılık gelişebilir, kilo kaybedebilirsiniz, mideniz bulanabilir, kusabilirsiniz, ishal ya da kabız olabilirsiniz ve bunlar gibi birtakım belirtiler gelişir.

Sizde bu belirtilerin hiçbirinin olmadığını yazmışsınız. Yani hiçbir hastalık belirtiniz yok, ama pankreasınızda bir kitle var. Bu sizin hasta olduğunuzu mu gösterir? Hayır, siz şu anda kanser hastası değilsiniz. Sadece sizin pankreasınızda bir kitle olduğu teşhisi konulmuş. Henüz bu kitle sizde bir hastalık yapmamış. İleride tabii ki hastalık yapabilir, ama şu anda bir hastalık gelişmemiş.

Peki, bu 'henüz' gelişmemiş hastalık için size ne öneriliyor? Bağışıklık sisteminizi mahvedecek tedaviler. Eğer bu tedavileri kabul edip kemoterapi alırsanız, sizde şu yan etkiler gelişecek; kilo kaybedeceksiniz, saçınız dökülecek, mideniz bulanacak, kusacaksınız, bağışıklık sisteminiz baskılanacak ve tüm hastalıklara açık hale geleceksiniz. Yani, hasta olacaksınız. Sizi hasta eden bir tedavi!

Kemoterapinin bu yan etkileri kemoterapi uygulanan tüm hastalarda meydana geliyor. Sadece hastaların bir bölümünde değil, hepsinde!

Bir tedavi uygulandığında, bütün hastalarda bu şiddetli belirtiler meydana geliyorsa, bu belirtiler 'yan etki' olarak adlandırılabilir mi? Hayır, bu etkiler yan etki değil, kemoterapinin 'yan' olmayan direkt etkileridir.

Bu satırlara gelecek olan itirazları duyar gibiyim, "Kemoterapi kanserli hücreleri öldürüyor. Hastaları kanserden kurtarıyor" diyecekler.

Kemoterapi, kanserli hücreleri nasıl öldürüyor? 'Toksik' etki yaparak. Yani Türkçesi, hücreleri zehirleyerek yok ediyor. Kemoterapi, 'sitotoksik' (hücre öldürücü) tedavidir. Peki, kemoterapi sadece kanserli hücreleri mi öldürüyor? Hayır, kemoterapi sadece kanserli hücrelere saldırmıyor, vücuttaki tüm hücrelere saldırıyor. Kanserli hücrelerin yanında sağlıklı hücreleri de öldürüyor. Bu yüzden bağışıklık sistemini mahvediyor, kilo kaybına sebep oluyor, sizi hasta ediyor.

Hastalığı tedavi etmek için verdiğiniz bir ilaç sağlıklı hücreleri de yok ediyorsa ve bu etkiyi verilen her hastada meydana getiriyorsa, bu ilacın sağlığa faydalı bir ilaç olduğundan bahsedilebilir mi?

Gelelim kemoterapinin kanser tedavisindeki etkinliğine. Her kanseri kendi içinde değerlendirmek gerekir, tek tip bir kanserden bahsetmek mümkün değil. Hepsinde ayrı tedavi oranları ve ortalama yaşam süreleri mevcut. Ama ben sizin hastalığınızdan örnek vereyim.

Kemoterapi ve cerrahinin, pankreas kanserindeki 5 yıllık hayatta kalma şansını artırdığına dair hiçbir tıbbi kanıt yok!

Hastanın hayatta kalma şansını artırmayan ve bu kadar fazla yan etki yaratan bir tedavi neden uygulanıyor, bana bunu izah edebilecek kimse var mı?

İzahı aslında son derece açık: Kanser tedavisi, ilaç endüstrisinde en hızlı büyüyen pazar! Sadece 2006 yılında dünyada 37 milyar dolarlık kanser ilacı satıldı. Bu rakam her sene katlanarak büyüyor.

Dünyada kanser tedavisi üzerine sürdürülen çalışmaların çoğunluğu kanser ilacı üreten ilaç firmaları tarafından finanse ediliyor. İlaç firmalarının tıbbi araştırmaları finanse etmeleri engellenmediği sürece, insanlar bu sıkıntıyı yaşamaya devam edecek. Kanserin doğru şekilde tedavi edilebilmesi için bağımsız bilimsel araştırmalar yapılması gerekiyor. Dünyadaki bağımsız araştırmaların tümü, kemoterapi kullanmadan kanseri tedavi etmenin yollarını araştırıyor. Bu konuda epey yol alındı ve ilerlememiz gereken daha çok yolumuz var. Bitkilerle tedavi uzmanı olduğum için kliniğime pek çok kanser hastası başvuruyor. Hastalarıma her zaman aynı bilgileri veriyorum, hastalıkları için uygun tedavileri düzenliyorum ve tedavi seçenekleri konusunda onları özgür bırakıyorum. Hastalığının tedavisi konusunda farklı seçenekler sunulması ve bu seçeneklerden dilediğine karar verebilmesi, insanların en doğal hakkıdır. Biz doktorlara düşen görev, tedavilerin olumlu ve olumsuz yanlarını siz hastalarımıza izah etmektir. Tedavinizi seçmek sizin kararınız ve en doğal hakkınızdır.

Kanser hastası olan her hasta için aşağıda yazacağım önerilerim geçerlidir. Ancak bunlar tedavi yerine geçmez, kanser tedavisi yakın takip gerektiren önemli bir süreçtir, doktorunuzu seçiniz, ona güveniniz ve takibinden çıkmayınız. Tek başınıza veya doktor olmayan kişilerin tavsiyeleriyle bilimsel olmayan tedavilere başvurmayınız. Unutmayın, kanser son derece hızlı ilerleyen bir hastalıktır ve tedavi için vaktiniz son derece kısıtlıdır. Vaktinizi ispatlanmamış tedavilerle harcamayın.

Tekrarlıyorum, kanseri yenmek için ilk şart, yaşam sevincinizi ve umudunuzu yitirmeden hayata dört elle sarılmanızdır. Sizde zaten bu azmi görüyorum, yazdığınız satırlar ne kadar umut dolu olduğunuzu ifade ediyor.

Hastalığınız ile ilgili bir müjde vereyim. Dünyada pankreas kanserini tedavi edebilmek için pek çok araştırma yapılıyor. Bu çalışmalarda özellikle üzerinde durulan bitki, zerdeçal. Amerika'nın en önemli kanser merkezi olan MD Anderson Kanser Merkezi'nde, zerdeçal ile ilgili pek çok çalışma yayınlandı ve pankreas kanserinde tedavi edici etkisi olduğu gösterildi. Baharat olarak bol bol zerdeçal tüketmenizi öneriyorum. Fakat zerdeçalın gıda olarak alındığında bağırsaklardan emilimi çok düşüktür, tedavi amaçlı olarak zerdeçal kullanmak için doktorunuza başvurmalısınız. Bağışıklık sisteminin kanser üzerindeki etkisinden bahsettim. Bağışıklık sisteminizi desteklemeniz hayati önem taşıyor. Bağışıklık sisteminizi desteklemek için propolis ve C vitamini tavsiye ediyorum. Arılar propolisi kovanlarını korumak için üretirler. Propolis, sadece arı kovanlarını korumuyor, sizin vücudunuzu da kansere karşı koruyor.

Reishi ve shiitake mantarlarının kanserde etkili olduğu gösterildi. Hatta Japonya'da reishi içeren bir ürün, kanser tedavisinde kullanılmak üzere ruhsat aldı. Bu mantarları tedavinizde kullanabilmek için doktorunuza başvurun.

Mutlaka doktor takibinde kalın. Beslenmenizin ve tedavinizin düzenlenmesi son derece önemli, kaybedecek vaktiniz yok. Şekeri hayatınızdan çıkarın. Şeker zehirdir ve kanser hücrelerini besler. Bol sebze ve meyve tüketin. Ama mevsiminde ve organik tarım ürünü olmalarına dikkat edin.

Her gün açık havada yürüyüş yapın. Hem kaslarınızı canlı tutar, hem de sizi hayata bağlar. Sevdiğiniz insanlarla beraber olun. Sevmediğiniz ve sizi mutsuz eden insanlardan uzak durun. Hayatınızı daha neşeli ve daha huzurlu hale getirin. Taşıdığınız yüklerden kurtulun.

Tüm günlerinizi gülerek ve eğlenerek geçirmeye gayret edin. Yalnız kalmayın. Sık sık sevdiklerinizle, ailenizle, arkadaşlarınızla buluşun, hep beraber yemek yiyin. Kalabalık sofralar iyileşmenize yardım edecektir.

Size ailenizle beraber uzun ve sağlıklı bir ömür diliyorum. Eminim kanseri yeneceksiniz, şansınız hiç de az değil. Zaten azminiz ve yaşama arzunuz ile yolun yarısını geçtiniz bile.

Okuma listesi

1. Yeşilada, Erdem: *İyileştiren Bitkiler*. Hayykitap, İstanbul, (2012).
2. Güveloğlu, Elif: *Kansere Karşı Savunmasız Değilsin*. Postiga Yayınları, İstanbul, (2012).
3. Özen, Metehan: *Sağlıklı Kalmak İçin Probiyotikler Prebiyotikler Anlatılmayan Tarihçe*. Nobel Tıp Yayınları, İstanbul, (2011).
4. Moynihan, Ray; Cassels, Alan: *Satılık Hastalıklar*. Hayykitap, İstanbul, (2006).
5. Yeşilada, Erdem: *Doğadan Gelen Sağlık: Bitki Çayları*. Era Yayınları, İstanbul, (2010).
6. Şahin, Emine: *Gerçek Ekmek ve Ekmekle İlgili Tüm Gerçekler*. Hayykitap, İstanbul, (2012).
7. Burger, Jerry M.: *Kişilik - Psikoloji Biliminin İnsan Doğasına Dair Söyledikleri*. Kaknüs Yayınları, İstanbul, (2006).
8. *Mayo Clinic-Book of Alternative Medicine*. Mayo Foundation for Medical Education and Research, (2010).
9. Armstrong, Liz; Duncey, Guy; Wordsworth, Anne: *Kanser - Salgını Önlemek İçin 101 Çözüm Önerisi*. Alfa Yayınları, İstanbul, (2010).
10. İnaltong, Tijen: *Mutfaktaki Yaban Anadolu'nun Yenen Otları*. Yapı Kredi Yayınları, İstanbul, (2008).